Rasmus Hougaard
Mindful Business

RASMUS HOUGAARD

MINDFUL BUSINESS

Wie Sie mit Achtsamkeit wertvolle Zeit gewinnen, erfolgreich arbeiten und zufrieden leben

Das Trainingsprogramm von Potential Project

Aus dem Amerikanischen von Anja Siepmann

ARISTON

Die Originalausgabe erschien 2016 unter dem Titel
One second ahead bei Palgrave Macmillan.

Bibliografische Information der Deutschen Bibliothek

Die Deutsche Bibliothek verzeichnet diese Publikation in der Deutschen Nationalbibliografie; detaillierte bibliografische Daten sind im Internet unter www.dnb.de abrufbar.

FSC www.fsc.org
MIX
Papier aus verantwortungsvollen Quellen
FSC® C014496

Verlagsgruppe Random House FSC® N001967

Aus dem Amerikanischen von Anja Siepmann

Redaktion: Maria Koettnitz
Umschlaggestaltung:
Hauptmann & Kompanie Werbeagentur, Zürich
Satz: Satzwerk Huber, Germering
Druck und Bindung: GGP Media GmbH, Pößneck
Printed in Germany

ISBN: 978-3-424-20183-3

Inhalt

Vorwort

Ehrlich gesagt, bin ich wahrscheinlich der Letzte, von dem man erwartet, dass er das Vorwort zu einem Buch über Mindfulness schreibt. Doch vor zwei Jahren, gelangte ich zu grundlegenden Einsichten, die meinen Blick auf dieses Thema maßgeblich veränderten.

Erstens begriff ich, dass mein Gehirn absolut voll war – angefüllt mit Dingen, die damit zu tun hatten, dass ich in meinem Leben enorm unter Druck stand, extrem schnell getaktet war und hohen Anforderungen standhalten musste. Zweitens erkannte ich, dass ich wie selbstverständlich davon ausging, dass es unvermeidbar war, ein volles Gehirn« zu haben, erst recht, wenn man ein erfolgreicher Manager in einer der größten Beratungsfirmen der Welt sein wollte. Jedenfalls entdeckte ich eine vollkommen andere Art zu arbeiten, die nicht nur Kapazitäten in meinem Gehirn freisetzte, sondern mich wesentlich effektiver, kreativer, weniger gestresst und vor allen Dingen sehr viel umgänglicher machte. Diese Erkenntnisse gaben mir den Anstoß zu diesem Vorwort.

Es klingt vielleicht seltsam, aber ich mag es eigentlich nicht, Mindfulness zu »üben«. Zehn Minuten am Tag still zu sitzen, ist für mich eine ziemliche Herausforderung, doch ich fand heraus, dass sich durch diese Übungen meine Führungsqualitäten, meine Leistungen und meine Lebensqualität deutlich verbessern.

Ich möchte Ihnen erzählen, wie das alles anfing. Ich leite schon seit einigen Jahren ein extrem engagiertes und leistungsstarkes SWAT-Team, das sowohl in Europa als auch in Afrika und Lateinamerika im Einsatz war. Dieses Team ist darauf spezialisiert hochkomplexe Projekte für globale Topunternehmen umzusetzen. Wir reisen viel, haben lange Arbeitstage und managen sehr schwierige Herausforderungen für sehr anspruchsvolle Kunden. Es ist eine großartige Arbeit, die uns viel Anerkennung einbringt. Aber sie hat ihren Preis. Wenn man zu der ohnehin anspruchsvollen Arbeit, die wir erbringen, auch noch den Umstand hinzurechnet, dass wir permanent von einer Datenflut überrollt werden, unter extremem Zeitdruck arbeiten und dass die modernen Technologien dazu führen, dass wir rund um die Uhr verfügbar sind, ist es kein Wunder, dass selbst die besten, gescheitesten, mental stärksten und talentiertesten Leute da manchmal an ihre Grenzen kommen. Durch ein einschneidendes Erlebnis erkannte ich, dass Stress regelrecht krank machen und einen Menschen außer Gefecht setzen kann. Darauf war ich nicht vorbereitet, und ich war über die Auswirkungen fassungslos.

Wachgerüttelt durch dieses Erlebnis, suchte ich nach Werkzeugen, die unsere Leistung nachhaltig förderten, Methoden, die mir und meinen Leuten helfen würden, unsere geliebte Arbeit auf höchstem Niveau zu leisten, ohne dafür Wohlbefinden und Lebensqualität zu opfern.

Auf meiner Suche begegnete ich immer wieder dem Begriff Mindfulness«, doch zunächst wirkte er viel zu soft und fluffig, und ich war überzeugt, dass es mich meine Reputation kosten werde, wenn ich Mindfulness in mein Unternehmen einführen würde. Ich dachte an die vielen Skeptiker, die einen Business Case fordern würden, bevor sie sich auf so etwas einließen. Es würde natürlich auch weise« Kollegen und Kolleginnen geben, die keinen Anlass sahen, irgendwelche Veränderungen einzuleiten. Und ich war mir sicher, dass diejenigen Einwände erheben würden, die immer in Aktion sein müssen – in ihren Augen bedeutete Runterschalten und Verlangsamen den Tod.

Zufällig begegnete ich in dieser Zeit Rasmus Hougaard und hörte von seinem internationalen Trainer- und Beraterteam und ihren sagenhaften Erfolgen in großen Unternehmen überall auf der Welt. Rasmus hatte über Jahre die Expertise von Managern, Wissenschaftlern und Mindfulness-Experten zusammengeführt und ein Programm entwickelt, das sich entgegen meinen Vorurteilen ganz gezielt an Unternehmen richtet, die wie wir extrem schnell getaktet sind.

Wir haben zusammen ein Programm entwickelt, das auf mein Team und unser spezielles Setting zugeschnitten war. Die Ergebnisse waren überragend: Wir verzeichneten eine Konzentrationssteigerung von 30 Prozent, die Fähigkeit, Prioritäten effektiv zu setzen, verbesserte sich um 23 Prozent, unproduktives Multitasking reduzierte sich um 25 Prozent, die Schlafqualität stieg dagegen um 30 Prozent an, auch die Gedächtnisleistung verbesserte sich um 31 Prozent und mentale Müdigkeit und Stressempfinden nahmen um 19 Prozent ab.

Es ist mir daher eine wirklich große Freude, Ihnen dieses Buch zu empfehlen. Ich hoffe, dass Sie die Midnfulness-Arbeitsmethoden und die mentalen Strategien ausprobieren. Für mich persönlich waren sie bahnbrechend – im Job, als Führungskraft, in meinem Privatleben –, aber für die Menschen in meinem Team haben sie ebenfalls eine extrem positive Veränderung mit sich gebracht. Und ich bin überzeugt, dass auch Sie von Mindfulness profitieren können.

Robert Stembridge
Managing Director, Accenture Technology

Einleitung

Alles fing mit einem Desaster an. Anfang 2005 hatte ich zum ersten Mal Gelegenheit, Mindfulness in einem Unternehmen vorzustellen. Zu diesem Zeitpunkt praktizierte ich Mindfulness seit über zehn Jahren und wusste aus eigener Erfahrung, dass mir Achtsamkeit zu mehr Konzentration, Klarheit und Effizienz im Berufsleben verhalf. Und nun gab es zum ersten Mal die Chance, dieses Geschenk an die Angestellten in einem europäischen Dienstleistungsunternehmen weiterzugeben. Seit Wochen hatte ich mich auf diesen Tag vorbereitet. Ich war bereit. Ich war voller Leidenschaft: Den gesamten Vormittag bis zur Mittagspause erzählte ich Geschichten, erklärte und führte die Gruppe an die Praxis heran. Ich war total begeistert und absolut sicher, dass die Teilnehmerinnen und Teilnehmer es auch waren. Aber ich lag falsch – ganz falsch. Nach dem Mittagessen wollte ich voller Energie und Tatendrang fortfahren, die Gruppe allerdings nicht. Niemand kehrte aus der Mittagspause zurück.

Dieser Moment war hart – wurde aber zu einem wichtigen Wendepunkt für mich. Mir wurde klar, dass es vollkommen naiv gewesen war, etwas sehr Persönliches in einem professionellen Kontext zu präsentieren. Offensichtlich hatte ich den Zusammenhang zwischen Mindfulness und Arbeit nicht schlüssig hergestellt, zwischen »Bewusstsein für den Augenblick« und »Erfolg am Arbeitsplatz«. Da ich selbst aber davon überzeugt war, dass die Verbindung von Mindfulness und Arbeit so viele Vorteile bringt, nahm ich mir fest vor, eine gangbare Brücke zwischen diesen beiden Feldern zu suchen. Dieses Buch ist das Ergebnis dieser Suche.

Das Berufsleben hat sich in den letzten Jahrzehnten radikal verändert. Früher waren die Menschen in der Lage, ihre Aufmerksamkeit jeweils auf *eine* Aufgabe zu richten. Heute versuchen sie, sich auf ihre Arbeit zu konzentrieren, während sie gleichzeitig mit einem endlosen Strom an Textnachrichten, E-Mails, Anrufen, Meetings und Fristen kämpfen. Unser Gehirn, das mit dieser unendlichen Flut von Informationen und Ablenkungen konfrontiert wird, versucht, alles auf einmal zu verarbeiten. Mit anderen Worten: Wir bemühen uns, die Dinge durch Multitasking zu bewältigen. Forscher haben aber herausgefunden, dass Multitasking der schlechteste Umgang mit Informationsüberlastung ist. In einem McKinsey-&-Company-Bericht ist zu lesen, dass »Menschen durch Multitasking weniger produktiv und weniger kreativ sind und weniger in der Lage, gute Entscheidungen zu treffen«[1]. Tatsächlich haben verschiedene Studien gezeigt, dass das moderne Büroleben dazu führt, dass sich kompetente Berufstätige fieberhaft abrackern, aber dennoch hinter den Leistungserwartungen zurückbleiben.[2] Das ist eigentlich keine große Überraschung. Viele von uns stehen permanent unter Druck (pressure), sind stets verfügbar (always on), versinken in einer Informationsflut (information overload) und arbeiten in einer Umgebung, die jede Menge Unterbrechungen und Ablenkungen mit sich bringt (distracted).

PAID Reality/Bezahlte Realität

P	A	I	D
Pressure Druck	**A**lways on Stets verfügbar	**I**nformation Overload Informations- überflutung	**D**istracted Abgelenkt

Aufgrund dieser *PAID Reality* mögen eventuell auch Sie kaum in der Lage sein, lange genug aufmerksam zu bleiben, um diese Einführung zu Ende zu lesen. Es ist möglich, dass Ihre Gedanken, noch bevor Sie die Seite zu Ende gelesen haben, zu Dingen wandern, die Sie später erledigen müssen. Wegen der *PAID Reality* verlieren wir heute mehr und mehr die Fähigkeit, unsere Aufmerksamkeit bewusst zu lenken. Aber sind wir dazu verdammt, unseren Verstand permanent, unaufmerksam und unkonzentriert umherwandern zu lassen?

Die Antwort lautet ganz klar »Nein«. Es ist nämlich möglich, das Gehirn mithilfe von Mindfulness so zu trainieren, dass es auf die ständigen Unterbrechungen der heutigen Zeit anders reagiert.

Einfach ausgedrückt heißt Mindfulness zunächst »geschulte oder trainierte Aufmerksamkeit«. Innerhalb von vielen Jahrtausenden, in denen Menschen Mindfulness praktiziert haben, sind Methoden entstanden, die Menschen befähigen, ihre Aufmerksamkeit zu steuern, ihre Wahrnehmung zu verbessern sowie ihre Konzentration und Klarheit zu schärfen.

Mindful Business schildert, wie Sie Methoden der Achtsamkeit in Ihrem beruflichen Alltag anwenden können. Basierend auf einem Mindfulness-Training, das von Potential Project entwickelt wurde und auf die Anwendung in Unternehmen zugeschnitten ist, präsentiert Ihnen dieses Buch

Trainingsbeispiele aus Unternehmen, die Mindfulness umfassend in ihre Organisation integriert haben, und bietet Einblicke in verschiedene Fallstudien. Das Training wurde sorgfältig in verschiedenen Branchen in Nordamerika, Europa, Asien und Australien getestet und hat nachweislich zu einem Anstieg von Produktivität, Effizienz, Jobzufriedenheit und anderen positiven Parametern geführt.

Für die Konzeption dieses Programms, habe ich führende Persönlichkeiten aus Wirtschaft, Forschung und Mindfulness-Training hinzugezogen. Sie haben entscheidend daran mitgewirkt, eine Brücke zwischen der Berufswelt und Mindfulness zu bauen. Nach Jahren der Entwicklung wurde das Programm unter anderem bei weltweit angesehenen Firmen wie Microsoft, Accenture, Roche, Nike, American Express, General Electric, Citrix, Google, Sony, Société Générale, KLM, IKEA, Royal Bank of Canada, Ogilvy und Carlsberg umgesetzt. Unabhängige Wissenschaftler haben aberdies bescheinigt, dass die Ergebnisse dieses Trainings unter anderem eine höhere Konzentration und Effizienz, eine verbesserte Lebensqualität, Stressreduktion und eine Zunahme des Wohlbefindens umfassen.

Auf der individuellen Ebene hat das Programm dazu beigetragen, dass Menschen mühelos und schnell ihre Effektivität und Selbstwirksamkeit verbessern konnten. Vielen hat das zu einem klaren Vorsprung beim Abwägen kritischer Entscheidungen verholfen. Im heutigen Geschäftsleben ist eine Sekunde bereits ein messbarer Vorteil. »Geschwindigkeit siegt«, sagen wir oft. Wir Menschen wollen Informationen grundsätzlich jetzt sofort; wir wollen jetzt in diesem Moment handeln. Sofern wir die Wahl haben, entscheiden wir uns für einen Anbieter, der schneller liefert als die Konkurrenz. Es gibt einen Grund, warum Google seine Suchzeiten angibt. Es gibt einen Grund, warum wir zunehmend auf Analysemethoden wie Big Data zurückgreifen, um augenblicklich Zugriff auf Informationen zu haben, die unser Geschäft ankurbeln.

Eine Sekunde macht etwas aus.

Sogar so viel, dass wir heute von den »Geschwindigkeiten der Geschäftsvorgänge« sprechen. Und wie schnell ist das genau? An der Wall Street wurde der Handelsvorteil einer Millisekunde auf einen Wert von circa 20 Milliarden Dollar pro Jahr geschätzt. Aus kognitiver Sicht schlägt sich der Vorsprung von einer Sekunde in Effektivität und Produktivität nieder. Sie verschafft uns Raum und Freiheit, um unsere mentale Energie bewusst zu steuern, indem wir entscheiden, wovon wir uns wann ablenken lassen.

Wir können nicht jederzeit kontrollieren, was in unserem Leben passiert, aber wir können uns ganz bewusst und mit Bedacht entscheiden, wie wir auf die Ereignisse reagieren.

Viktor Frankl überlebte das Konzentrationslager der Nazis und schrieb: »Zwischen Reiz und Reaktion gibt es einen Raum. In diesem Raum liegt unsere Macht, unsere Reaktionen zu wählen. Unsere Reaktionen machen unser Wachstum und unsere Freiheit aus.«[3] Trotz der extremen Bedingungen im Lager schaffte er es, seine Antwort auf diese Situation selbst zu bestimmen, statt zum Opfer seiner Impulse zu werden. Dieses Buch schenkt Ihnen die Freiheit, in herausfordernden Situationen Ihre passenden Antworten zu finden: wenn Sie im Büro sind oder im Konferenzraum, während eines Verkaufsgesprächs oder bei einer wichtigen Präsentation.

Eins möchte ich vorausschicken: Die Methoden – ebenso wie die Mindfulness-Praxis selbst – sind nicht nur dazu geeignet, mehr Geld zu verdienen oder die Karriereleiter aufzusteigen, sie erfüllen zudem einen höheren, einen wichtigen

Zweck. Nach meinem großen Misserfolg vor zehn Jahren war das erste Unternehmen, das mich einlud, unternehmensbasiertes Mindfulness-Training anzubieten, eine große skandinavische Versicherung. Thomas, der Vertriebsleiter, war mein Auftraggeber. Er initiierte das Programm in der Hoffnung, Effizienz und Konzentration zu verbessern – sowohl bei sich persönlich als auch bei seinen Mitarbeitern. Er war Zeuge, dass genau das passierte, und er erlebte noch etwas anderes. Etwas Entscheidendes. Ungefähr einen Monat nach Beginn des Trainings sprach er mit den Menschen in seiner Abteilung und mit mir über diese Erfahrung. Seine Worte werde ich nie vergessen. Er sagte: »Ich habe bemerkt, dass wir alle sehr viel effizienter und produktiver geworden sind, und darüber bin ich sehr erfreut. Aber ich beobachte noch etwas viel Wichtigeres. Ich habe das Gefühl, dass wir bessere Menschen werden – gütiger, freundlicher und glücklicher.«

Und am Ende geht es bei Mindfulness genau darum: Im besten Sinne wir selbst zu sein und im täglichen Leben mehr von unserem Potenzial zu verwirklichen. Menschen die konzentrierter, mental klarer und zugewandter sind, sorgen für bessere Unternehmen. Und viele bessere Organisationen sorgen für eine bessere Welt. Stellen Sie sich eine Welt vor, in der bessere Leistungen mit mehr Güte und Freundlichkeit Hand in Hand gehen. Und eine Welt, in der Freundlichkeit ebenso hoch bewertet wird wie Effizienz und Effektivität; in der Zugewandtheit ebenso hoch geschätzt wird wie Gewinne für Anteilseigner und ein funktionierender Cashflow. Vielleicht klingt das sehr optimistisch, aber ich kann zusehen, wie genau das geschieht, jeden Tag in den vielen Unternehmen, mit denen wir auf dem gesamten Globus zusammenarbeiten.

Dieses Buch wurde als ganz praktisches Handbuch für Berufstätige geschrieben, die bei starkem Stress und großer Hektik anders arbeiten wollen als bisher. Es enthält wissenschaftlich getestete Methoden, die in einigen der hochrangigsten Unternehmen der Welt erfolgreich eingesetzt werden. Auch wenn sich Führungskräfte vielleicht besonders angesprochen fühlen, ist dieses Buch doch so angelegt, dass die hier beschriebene Mindfulness für alle Menschen auf allen Ebenen einer Organisation wertvoll und anwendbar ist. Thematisiert werden typische Probleme und Anforderungen im heutigen Arbeitsleben, zum Beispiel E-Mails schreiben, Meetings abhalten, Priorisieren und Planen, und bietet genau darauf zugeschnittene Arbeitsmethoden. Jede Methode, die in einem Kapitel erläutert wird, ist in sich abgeschlossen und kann leicht umgesetzt werden, sodass Sie damit sofort Ergebnisse erzielen können.

Mindful Business bezieht sich auf die Weisheit und die Methoden einer mehrere Tausend Jahre alten Tradition, die als Mindfulness oder auch Achtsamkeitspraxis bekannt geworden ist. Sie hat tiefe Wurzeln. Dass sie heute in anderen, weitreichenden kulturellen Zusammenhängen in Erscheinung tritt, ist eine recht junge Entwicklung. Und obwohl die Medien die Vorzüge von Mindfulness von allen Dächern posaunen, haben bislang nur wenige Menschen Mindfulness in ihr Leben integriert. Viele wissen auch gar nicht richtig, wie sie es anstellen sollten.

Dieses Buch will das ändern und fängt da an, wo viel beschäftigte Leute wie Sie sofort Unterstützung benötigen: Bei den täglichen Aufgaben, die Energie absaugen und die Produktivität vermindern. Sobald Sie bei diesen Aufgaben Erfolg verzeichnen, können Sie tiefer gehende Mindfulness-Interventionen erkunden. Sie zielen darauf ab, mentale Qualitäten wie Präsenz, Geduld, Freundlichkeit und Akzeptanz zu entwickeln. Von da aus ist es nur noch ein kleiner Schritt, ihr Leben mithilfe regelmäßiger Mindfulness-Praxis und den dazugehörigen wesentlichen Prinzipien wie Konzentration und offenem Gewahrsein zu verwandeln.

Der erste Teil des Buches beschäftigt sich mit Mindfulness im Arbeitsumfeld. Er beginnt mit einem Kapitel über die Grundlagen des Mindfulness-Konzepts. Darin werden sowohl allgemeine Vorteile als auch Statistiken hinsichtlich der Effektivität von Mindfulness präsentiert und notwendiges Grundlagenwissen vermittelt, um mit den arbeitsbezogenen Methoden beginnen zu können. Die Methoden werden in sechzehn bündigen Modulen beschrieben und sind so angelegt, dass Sie sie ganz leicht bei täglichen Arbeiten anwenden können. Die Methoden integrieren Mindfulness in das Berufsleben, sodass Sie in puncto Produktivität und Leistungsvermögen unmittelbar profitieren werden.

Im zweiten Teil werden Strategien skizziert, mit denen Sie negative Denkmuster, die Sie davon abhalten, Ihr volles Potenzial zu entfalten, verändern beziehungsweise ersetzen können. Die mentalen Strategien helfen Ihnen, Ihr Gehirn neu zu verschalten und – wie oben beschrieben – wirkungsvolle Geisteshaltungen zu entwickeln. Das Gehirn neu zu verschalten beziehungsweise zu trainieren, wird Ihnen helfen, mit unvorhergesehenen Problemen am Arbeitsplatz achtsam umzugehen, anstatt in negative, wenig hilfreiche Gewohnheiten zu verfallen.

Der dritte Teil des Buches bietet Ihnen einen tiefen Einblick in die zwei wesentlichen Praktiken im Mindfulness-Training: Gebündelte Aufmerksamkeit und offenes Gewahrsein. Diese beiden Trainingsformen helfen Ihnen, einen ausgeglichenen und dabei höchst leistungsfähigen Geist zu entwickeln. Mit zunehmendem Verständnis und bei entsprechender Trainingsdisziplin werden Sie feststellen, dass sich Ihre Fähigkeiten, sich zu konzentrieren, bewusst wahrzunehmen und achtsam zu sein, exponentiell erhöhen. Sie werden auch entdecken, wie Sie Mindfulness abseits des Arbeitsplatzes anwenden können und dadurch mehr Frieden und Wohlbefinden in allen Lebensbereichen erfahren.

Wenn Sie mit Ihrem Training tiefer gehen möchten und von der vollen Bandbreite der Vorzüge durch Mindfulness profitieren wollen, finden Sie im letzten Kapitel des dritten Teils einen Trainingsplan, mit dem Sie systematisch Tag für Tag, Mindfulness in Ihr Leben integrieren können. Dabei beantwortet dieses Kapitel auch allgemeine Fragen – das Wie, Wann und Wo – der täglichen Praxis. Es schließt mit Überlegungen, wie Mindfulness in einer Organisation eingeführt werden kann. Sie finden Ratschläge und Tipps, wie man ein unternehmensweites Programm aufsetzen kann, und werden dadurch von den Erfahrungen der vielen anderen Organisationen profitieren, die mit unserer Unterstützung unternehmensbasiertes Mindfulness-Training bereits erfolgreich umgesetzt haben.

Jeder Teil zielt darauf ab, Ihnen Fähigkeiten zu vermitteln, die direkt anwendbar sind, und Ihnen tiefe Einblicke und Klarheit zu verschaffen. Im Kern handelt es sich bei diesem Buch um eine praktische Ressource: eine, die umgehend Resultate liefert. Es soll darüber hinaus aber auch ein inspirierender Ratgeber sein, um besser zu arbeiten, zu denken und zu leben.

Ich habe mich bemüht, das Buch so aufzubauen, dass Sie den Nutzen von Mindfulness unmittelbar erfahren können. Es mag widersprüchlich klingen, mit der Praxis statt mit der Theorie zu beginnen. Meiner Erfahrung nach sind vielbeschäftigte Menschen erpicht, Werkzeuge an die Hand zu bekommen, die ihnen sofort in ihrem Alltag nützlich sind.

Bücher über Mindfulness werden häufig wegen zu viel Mythischem und zu viel Theorie kritisiert. Ich stelle die drängenden praktischen Informationen voran, denn ich habe die Hoffnung, dass Sie, wenn Sie Mindfulness erst einmal täglich erfolgreich angewendet haben, auch für die umfassende Auswirkung des Mindfulness-Trainings aufgeschlossen sind und Ihre Kenntnisse vertiefen wollen.

Um Ihnen bei dieser Entwicklung behilflich zu sein, habe ich einige Features und Arbeitshilfen in das Buch einfließen lassen. Unter anderem:

- Werkzeuge und Methoden um Mindfulness am Arbeitsplatz einzusetzen und dadurch Konzentration, Klarheit und Erfolg zu fördern.
- Tipps und Überlegungen hinsichtlich der Möglichkeit, Ihr Denken über Menschen und Dinge am Arbeitsplatz mehr in Richtung Gelassenheit, Klarheit, Kreativität und Freundlichkeit zu lenken.
- Detaillierte, dennoch einfache Anleitungen für ein systematisches Mindfulness-Training.
- Geschichten und Anekdoten aus der Unternehmenswelt, die zentrale Lernerfahrungen veranschaulichen und zum Nachdenken anregen.
- Anleitungen für ein zehnminütiges tägliches Mindfulness-Programm, das Ihr Leben garantiert verändert – sowohl am Arbeitsplatz als auch zu Hause.
- Einen Link zu einer Trainings-App, die Sie beim Üben unterstützt.

Das Buch ist von Zigtausend Menschen inspiriert worden, die diese Methoden und Strategien genutzt und mit dem täglichen Mindfulness-Training begonnen haben. Ihre Geschichten von persönlicher Transformation und individuellem Erfolg haben mich veranlasst, das Buch zu schreiben und diese Vorgehensweise einem größeren Publikum nahezubringen. Ich werde auf den nächsten Seiten einige der persönlichen Geschichten schildern. Bitte bedenken Sie, dass sie alle wahr sind, auch wenn mit Rücksicht auf die Privatsphäre manche Namen geändert wurden.

Obwohl *Mindful Business* einem in sich schlüssigen Verlauf folgt, ist es so aufgebaut, dass Sie mit den Abschnitten beginnen können, die Sie am meisten interessieren. Das heißt, Sie können von einem Teil zum anderen springen oder von einer Methode zu einer Strategie und sich das herausziehen, was Sie gerade benötigen.

Hier ein Beispiel. Wenn Sie das Buch in die Hand genommen haben, weil Sie neugierig sind, wie Mindfulness im Arbeitsalltag angewendet werden kann, beginnen Sie mit dem ersten Teil. Falls Sie lieber sofort tiefer in das Mindfulness-Training für Fortgeschrittene eintauchen wollen, springen Sie zum dritten Teil. Sollten Sie eine Führungskraft sein, die mit dem Gedanken spielt, Mindfulness in ihrem Unternehmen einzuführen, wollen Sie vielleicht geradewegs zum letzten Kapitel des dritten Teils gehen.

Unabhängig davon, wie Sie das Buch nutzen, hoffe ich, dass Sie nachhaltig von ihm profitieren. Auch wenn Sie die Übungen nur wenige Minuten am Tag praktizieren, können Sie zielführende mentale Gewohnheiten entwickeln, die Ihnen auch in angespannten Wettbewerbssituationen und unter großem Druck Erfolg verschaffen. Das Wichtigste ist, dass *Mindful Business* dazu gedacht ist, Sie – und andere vielbeschäftigte Menschen – zu stärken, indem es Ihnen eine Landkarte anbietet, mit der Sie Ihre Leistungsfähigkeit durch bessere Konzentration, mehr Bewusstheit und Klarheit steigern können.

Das Buch ist nur aus einer Perspektive geschrieben. Dennoch enthält es die gesammelten Einsichten, Weisheiten und Erfahrungen von mir selbst, meinen Co-Autoren und unseren Kolleginnen und Kollegen bei Potential Project. Von daher sollten Sie wissen: Auch wenn Sie »ich« lesen, spiegelt das Buch unser aller Bemühen wider, den Nutzen von Mindfulness in die globale Arbeitswelt zu tragen.

Teil I
Methoden

Wie und wo wir unserer Arbeit nachgehen, hat sich seit der Verbreitung des Internets und mit der Zunahme mobiler Endgeräte verändert. Wir müssen nicht mehr zur Arbeit gehen – die Arbeit kommt zu uns. Und wenn gleich wir von neun bis achtzehn Uhr ins Büro gehen, suchen uns die beruflichen Probleme Tag und Nacht heim, selbst im Restaurant und auf dem Sportplatz.

Unsere Gehirne haben sich aber über zigtausend Jahre zum Zweck einer anderen Art der Arbeit entwickelt. Historisch gesehen, haben Menschen vor allen Dingen durch körperliche Arbeit als Jäger, Bauern oder auch für eine kurze Zeit als Industriearbeiter überlebt. Die Menschen lebten als Selbstversorger, und ihre Arbeitsaufträge waren klar und eindeutig: Töte ein Tier, sammle Feuerholz, pflüge das Feld. Sogar an den Fließbändern von Henry Ford und Frederick Taylor waren die Arbeitsschritte klar definiert – X Bolzen in Y Stunden einschlagen.

Es gab jahrtausendelang nur einen Punkt, auf den man sich bei der Arbeit konzentrieren musste. Und es gab überdies eine klare Grenze zwischen dem Arbeitsplatz Feld, Wald, Fabrik und dem eigenen Heim. Das heißt, dass unser Gehirn nicht dafür gemacht ist, um in unserer neuen digitalen Realität gut zu funktionieren.

In der heutigen Arbeitswelt, die vor allen Dingen von Informationen gesteuert wird, geht es oft hektisch und nicht immer eindeutig zu, und die Grenzen zwischen Arbeit und Heim verwischen sich mit jeder neuen App zur persönlichen Arbeitserfassung mehr und mehr. Und so erstaunt es nicht, dass die Weltgesundheitsorganisation prognostiziert, dass arbeitsbezogener Stress, Burn-out und Depression spätestens 2020 zu den weltweit am weitesten verbreiteten Krankheiten gehören werden, gemeinsam mit den Dauerbrennern Herzinfarkt und Diabetes.[1]

Das ist eine Herausforderung: Einerseits ist das Arbeitsleben hochinteressant, anregend und komplex. Es ist schnell, dynamisch und voller Möglichkeiten. Auf der anderen Seite hat sich unser Gehirn in einer Zeit gebildet, in der das Leben wesentlich schlichter war. Aber zum Glück können wir etwas unternehmen, um die Herausforderungen der Moderne zu meistern und den Anforderungen und Verantwortlichkeiten dieser informationsbeladenen Welt einen Wimpernschlag voraus zu sein. Der erste Teil des Buches untersucht verschiedene Methoden, die Ihnen helfen, der schnelllebigen Realität mit Energie, Enthusiasmus und Gelassenheit zu begegnen. Die Methoden wurden in leicht verdaulichen, in sich geschlossenen Modulen kurz und knapp aufbereitet, sodass Sie sie bei der Fahrt zur Arbeit oder in der Mittagspause lesen können. Jede der sechzehn Methoden beschäftigt sich mit Möglichkeiten, die eigenen mentalen Ressourcen optimal zu nutzen und Wohlbefinden zu fördern, während Sie konkrete Herausforderungen am Arbeitsplatz meistern. Je mehr Methoden Sie geschickt in Ihren Arbeitsalltag integrieren, umso größer ist der Nutzen für Sie selbst und die Menschen, mit denen Sie zusammenarbeiten.

Behalten Sie dabei im Hinterkopf, dass diese Anwendungsmethoden nur einen sehr pragmatischen Aspekt von der insgesamt sehr viel größeren und weiter gefächerten Mindfulness-Tradition abbilden. Der eigentliche Schlüssel zu Mindfulness und zu einem achtsamen Leben liegt in der täglichen Übungspraxis, wie sie im dritten Teil näher beschrieben wird. Meine große Hoffnung ist, dass Sie, sobald Sie mit diesen schnellen, praktischen Methoden erste Erfolge haben, den Mut finden, sich für die tiefen Schichten zu öffnen und eine eigene tägliche Übungspraxis aufbauen.

Doch zunächst sollen wir erstmal starten und herausfinden, was Mindfulness für unser Leben, sei es im Alltag oder für unseren Job, zu bewirken vermag.

Kapitel 1
Den eigenen Geist beherrschen – erste Schritte

Jakob war ein hochrangiger Manager in einem Europäischen Finanzdienstleistungsunternehmen. Wie die meisten seiner Kollegen war er immer verfügbar – immer auf die eine oder andere Weise mit dem Büro verbunden, den ganzen Tag, sieben Tage die Woche. Tagein, tagaus musste er einen ununterbrochenen Strom von E-Mails und einen übervollen Kalender in Schach halten. Selbst wenn er mal einen freien Moment hatte, wurde er garantiert von einem Anruf unterbrochen: eine dringende Angelegenheit, die sofort seine Aufmerksamkeit verlangte.

Als ich Jakob das erste Mal traf, erzählte er mir, dass er das Gefühl hatte, sein Leben nicht unter Kontrolle zu haben. Er renne allem immer hinterher, sei permanent von fremden Mächten – Menschen und Aufgaben – gefordert, die ihm seinen Tagesablauf diktieren. Er lebe auf Autopilot, ohne Sinn oder Richtung zu spüren. Klingt das vertraut?

Wie viele von uns sehnte sich Jakob nach mehr Kontrolle. Einer seiner Freunde hatte vor Kurzem einen Workshop bei mir besucht und ihm empfohlen, mich anzurufen. Bereits im ersten Treffen entschied er sich, an einem viermonatigen Training teilzunehmen, das auf den gleichen Methoden und Strategien basiert, wie sie hier präsentiert werden. In dieser Zeit trafen wir uns zehnmal für eine Stunde, darüber hinaus widmete Jakob zehn Minuten täglich seinem Mindfulness-Training. Obwohl dieses Programm relativ einfach und nutzerfreundlich konzipiert war, bedeutete es angesichts von Jakobs ziemlich voller Arbeitswoche eine beträchtliche Investition an Zeit. Nachdem die vier Trainingsmonate um waren, fragte ich Jakob, welchen Nutzen er für sich gewonnen habe.

Seine Antwort: »Eine Sekunde.«

Zuerst war ich überrascht. Vier Monate Einsatz und tägliches Training, nur um eine Sekunde zu gewinnen? Das klang nach einer mageren Ausbeute. Aber dann erklärte er es näher. »Früher habe ich automatisch reagiert, wenn etwas passiert ist. Immer wenn eine E-Mail reinkam, habe ich sie gelesen. Wann immer ich eine Textnachricht erhielt, habe ich sie beantwortet. Sobald in mir ein Gedanke kam oder ein Gefühl aufflammte, habe ich ihm Aufmerksamkeit geschenkt und zugelassen, dass dadurch meine Konzentration von den Dingen abgezogen wurde, mit denen ich gerade beschäftigt war. Ich war ein Opfer meiner eigenen automatischen Reaktionen. In diesen vier Monaten des Trainings habe ich eine Sekunde gewonnen, die einen mentalen Raum zwischen dem, was passiert, und meiner Antwort darauf schafft. Es fühlt sich so an, als hätte ich eine Sekunde Vorsprung, sodass ich meine Antworten und Reaktionen eher selbst bestimme, als Opfer automatischer Reaktionen zu sein. Ich kann zwar nicht immer kontrollieren, was in meinem Leben geschieht, aber ich habe die Freiheit gefunden, meinen Umgang mit den Geschehnissen in Eigenregie zu steuern.«

Jakobs Geschichte spiegelt wider, was Millionen von arbeitsamen Menschen jeden Tag erleben. Aber eine Sekunde? Was kann sich in einer Sekunde verändern? Alles.

Eine Sekunde kann darüber entscheiden, ob Sie den Zug erwischen oder zu spät zur Arbeit kommen. Sie macht den Unterschied, ob man die Gelbphase an der Ampel noch erwischt oder über Rot fährt. Sie entscheidet darüber, ob man gerade noch knapp davonkommt oder in einer Katastrophe landet.

Bei den olympischen Spielen kann eine Sekunde darüber entscheiden, ob man Gold gewinnt und unsterblich wird oder als Letzter ins Ziel kommt und von niemandem beachtet wird.

In unserer Welt, die kein Warten mehr kennt, ist Geschwindigkeit der entscheidende Faktor in jeder Konkurrenzsituation – im Sport, in der Politik und ganz besonders in der Wirtschaft. Das ist heute zutreffender als je zuvor. Im Hochfrequenzhandel wechseln innerhalb einer Millisekunde oft Millionen Dollar den Besitzer. Das ist ein Zehntel der Zeit, die wir brauchen, um einmal zu blinzeln. Während das Tempo der Geschäftswelt allmählich Lichtgeschwindigkeit erreicht, bringt eine Sekunde den Unterschied zwischen Bewältigung und Hochleistung. Jakob konnte aufgrund dieser einen Sekunde seine Gedanken und Handlungen kontrollieren – und was noch bedeutender war: Er konnte sein Leben wieder selbst steuern.

Dieses Kapitel will Ihnen den erforderlichen Anstoß für Ihre eigene Transformation geben, damit Sie in Ihrem eigenen Leben diesen Vorteil erlangen. Wir werden natürliche, menschliche kognitive Muster untersuchen und erkunden, welchen Effekt diese Muster auf unsere Produktivität haben. Und Sie werden ein paar einfache, aber extrem wirksame Regeln zur Steigerung Ihrer mentalen Effektivität kennenlernen.

Wer hat die Kontrolle?

Im Leben geht es um Ergebnisse, Resultate, Erfolge. Ergebnisse resultieren aus unseren Handlungen. Unsere Handlungen basieren darauf, welche Entscheidungen wir treffen. Unsere Entscheidungen treffen wir auf der Grundlage unserer Gedanken.

Unsere Gedanken bilden die Grundlage für alles, was wir im Leben erreichen. Und daher ist es extrem wichtig, dass wir unseren Geist, unsere Gedanken steuern können. Am ehesten können wir das, wenn der Geist klar, ruhig und konzentriert ist. Das gilt für alle Lebensbereiche, aber vor allen Dingen für die Arbeitswelt.

Forscher sagen, dass unser Geist die Hälfte unserer wachen Zeit auf Wanderschaft ist.[1] Wir denken ständig über Ereignisse nach, die in der Vergangenheit oder Zukunft liegen, statt dass wir für das gegenwärtig sind, was in diesem Moment geschieht. Und das schränkt uns dabei ein, Sinnvolles zu erreichen.

Trifft das auch auf Sie zu? Mit diesem kleinen Test können Sie es herausfinden.

1. Stellen Sie einen Wecker auf fünfundvierzig Sekunden.
2. Sammeln Sie Ihre Aufmerksamkeit bei einem Gedanken – einer E-Mail, einem Meeting oder bei etwas anderem.
3. Konzentrieren Sie sich auf diese eine Sache und auf nichts anderes.
4. Schenken Sie anderen Gedanken oder Geräuschen keinerlei Beachtung, bis die Zeit abgelaufen ist.

Waren Sie in der Lage, sich auf eine Sache zu konzentrieren? Wenn es Ihnen so ging, wie es die meisten Menschen erleben, ist Ihr Geist in dieser kurzen Zeit zu anderen Gedanken abgeschweift. Keine Angst, das ist absolut normal.

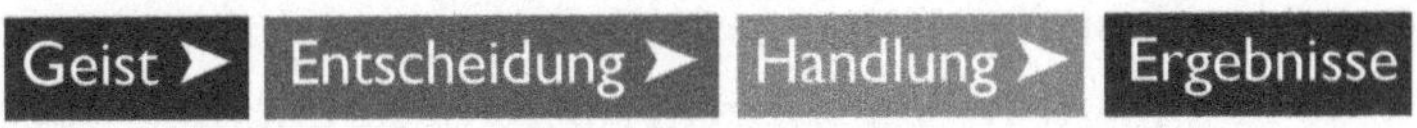

Abb. 1

Wenn Sie mit diesem Experiment etwas anfangen können, wird Ihnen möglicherweise bewusst, dass Ihr Geist manchmal oder möglicherweise sehr häufig »seinen eigenen Kopf« hat. Mit anderen Worten: Es kann relativ schwierig sein, die Gedanken zu kontrollieren und zu bestimmen, worauf Sie Ihre Aufmerksamkeit richten. Doch wenn es wahr ist, dass unsere Gedanken unsere Zukunft formen, wir aber unsere Gedanken gar nicht im Griff haben, wirft das die alles entscheidende Frage auf: Wer trifft in unserem Leben die Entscheidungen?

Viele Menschen können das immer weniger beantworten. Die naturgegebene Tendenz unseres Geistes, auf Wanderschaft zu gehen, hat sich in den vergangenen Jahrzehnten verstärkt. Bevor es PCs, Smartphones oder das Internet gab, war es wesentlich leichter, seine Aufmerksamkeit auf die Sache zu richten, mit der man gerade beschäftigt war. Aber innerhalb einer relativ kurzen Zeitspanne haben wir uns vom Tippen der Schreibmaschine verabschiedet und jonglieren nun E-Mails, Tweets, Kalkulationstabellen, Berichte, Abgabefristen und vieles mehr zur gleichen Zeit. Es gibt Tonnen an Beweisen und stapelweise Studien, Artikel und Bücher darüber, welchen nachteiligen Effekt es auf unsere Konzentrationsfähigkeit und Produktivität hat, wenn wir tiefer und tiefer in die digitale Welt abtauchen.

Willkommen in der Aufmerksamkeitsökonomie

Das Berufsleben hat sich innerhalb der letzten Jahrzehnte radikal verändert. Wir hatten es normalerweise mit Arbeitsbedingungen zu tun, bei denen wir uns auf eine konkrete Aufgabe konzentrieren konnten. Heute sind wir permanent Ablenkungen, Unterbrechungen und einer ungeheuren Informationsflut ausgesetzt. Unsere mobilen Telefone, Laptops und Tablets fordern unsere Aufmerksamkeit ohne Unterlass. Tom Davenport, ehemaliger Direktor vom Accenture Institute for Strategic Change hat es einmal so ausgedrückt: »Aufmerksamkeit zu begreifen und zu lenken, ist heute die einzig wichtige Determinante für Geschäftserfolg.«[2]

Wir leben in einer Aufmerksamkeitsökonomie, in der unsere Fähigkeit zur Aufmerksamkeitssteuerung sowie die Qualität unserer Aufmerksamkeit der Schlüssel zum Erfolg sind. Aber wir haben ein Problem, weil im digitalen Zeitalter unsere Fähigkeit, aufmerksam zu sein, massiv leidet. Wie groß ist dieses Problem? Forscher, die das Abschweifen des Geistes untersucht haben, haben berechnet, dass er zu 46,9 Prozent auf Wanderschaft ist.[3] Mit anderen Worten: Wenn wir am Arbeitsplatz sind, sind wir gedanklich nur zu 53,1 Prozent bei der Sache. In der restlichen Zeit sind wir mit anderen Dingen beschäftigt. Aus Sicht von Human Ressources liegt hier jede Menge Potenzial brach. Bereits eine geringfügige Zunahme der Zeit, in der die Menschen wirklich bei der Sache sind, würde in vielen Arbeitsbereichen enorme Verbesserungen mit sich bringen, zum Beispiel hinsichtlich der Produktivität, dem Kundenservice, der Sicherheit, der Zusammenarbeit und jeglichen anderen Bereichen, die von mehr Konzentration und Aufmerksamkeit profitieren.

Aufmerksamkeit stellt eine neue Variable hinsichtlich des Leistungsvermögens im Berufsleben dar. Traditionell versuchte man, die Geschäftsproduktivität dadurch zu erhöhen, dass man, Zeitmanagement, Zielsetzungs- und Priorisierungsfertigkeiten und andere Qualifikationen gefördert hat. Aufmerksamkeit ist im digitalen Zeitalter ein neuer Faktor für berufliche Leistungsfähigkeit. Willkommen in der Aufmerksamkeitsökonomie.

Wissenschaftler haben herausgefunden, dass das Gehirn im digitalen Zeitalter standardmäßig eine bestimmte Methode wählt, auf den gnadenlosen Ansturm von Ablenkungen zu reagieren: Es versucht sich allem gleichzeitig zu widmen. Standardmäßig schaltet es auf Multitasking. Und wer wäre nicht liebend gern in der Lage, viele verschiedene Dinge gleichzeitig zu erledigen und somit viel mehr in viel kürzerer Zeit zu erreichen? Einige Firmen erheben »gut in Multitasking« sogar zu einem relevanten Kriterium in ihren Stellenausschreibungen. Aber sobald wir versuchen, Dinge im Multitasking-Modus zu erledigen – das haben Studien gezeigt –, machen wir mehr Fehler, benötigen mehr Zeit und verbrauchen wesentlich mehr mentale Energie.

Multitasking ist ein Mythos

Viele Menschen sind davon überzeugt, dass sie mehreren Dingen gleichzeitig Aufmerksamkeit schenken können. Sie telefonieren beim Autofahren, lesen E-Mails, während sie an einem Meeting teilnehmen, oder schreiben inmitten einer Unterhaltung eine Textnachricht. Natürlich können wir viele Dinge tun, ohne dabei aufmerksam sein zu müssen – also ohne darüber nachzudenken, zum Beispiel gehen und dabei sprechen. Erfahrene Autofahrer können im Autopilotmodus verschiedene Aspekte des Fahrens gleichzeitig erledigen, etwa den Gang wechseln und dabei das Lenkrad bewegen. Aber aus neurologischer Sicht sind wir nicht in der Lage, unsere Aufmerksamkeit auf zwei Dinge gleichzeitig zu richten. In jenen Momenten, wenn wir meinen, Multitasking zu betreiben, springen wir in Wahrheit von einer Aufgabe zur nächsten und wieder zurück. Wir verteilen rasch unsere Aufmerksamkeit zwischen zwei oder mehreren Angelegenheiten. Wenn wir zum Beispiel beim Autofahren telefonieren, nehmen wir in einer Sekunde bewusst wahr, was im Verkehr geschieht, und in der nächsten Sekunde nehmen wir das Gespräch wahr. Manchmal wechseln wir so rasend schnell hin und her, dass wir der Illusion erliegen, beiden Dingen gleichzeitig Aufmerksamkeit zu schenken. Aber das tun wir nicht wirklich.

Das Gehirn ist kein Computer

Der Begriff »Multitasking« kommt aus der Computerwelt und beschreibt die Fähigkeit des Computers, verschiedene Daten parallel zu verarbeiten. Moderne Computer können ohne Probleme eine Kalkulationstabelle aufrufen und dabei gleichzeitig ein Video abspielen, E-Mails empfangen und senden und den Rechner auf Viren untersuchen. Der entscheidende Unterschied zwischen einem Computer und einem Menschen ist: Ein Computer hat mehrere Prozessoren, die gleichzeitig laufen, aber der Mensch hat nur ein Gehirn und eine Aufmerksamkeit.

Gerade wenn wir viele Dinge zu erledigen haben, versuchen die meisten, effektiv und effizient zu sein, indem sie mehr als eine Angelegenheit gleichzeitig bearbeiten. Aber egal wie großartig und stark unsere Gehirne auch sind, wir sind einfach nicht in der Lage, unsere Aufmerksamkeit auf zwei Dinge gleichzeitig zu richten.

Wissenschaftler haben das Multitasking-Verhalten im Kontext der Arbeitswelt untersucht und herausgefunden: Multitasking-Experten sind Meister darin, sich mit Unbedeutendem zu befassen, sie lassen sich von allem Möglichen ablenken.[4] Sie haben vielleicht auch schon mal die Erfahrung gemacht, irgendwie von dem abgekommen zu sein, was Sie eigentlich tun wollten, auch wenn es nur eine einfache Sache war und Sie die klare Absicht hatten, sich darum zu kümmern. Nehmen wir an, Sie wollen Ihrer Mutter ein Geburtstagsgeschenk schicken und suchen im Netz nach etwas Passendem, das ihr gefällt. Während Sie bei Amazon nach Büchern schauen, entdecken Sie einige Bücher, die Sie zu Ihrer eigenen Wunschliste hinzufügen. Und dabei fällt Ihnen vielleicht in einem der Kommentare zu diesen Büchern ein Link zu einem interessanten Artikel auf. Sie klicken also auf diesen Link und beginnen zu lesen und dabei stoßen Sie auf einen Link zu einem spannenden Video auf YouTube. Eine Stunde später ertappen Sie sich dabei, wie Sie immer noch Videos anschauen und dabei vollkommen aus dem Blick verloren haben, was Sie eigentlich tun wollten.

Studien haben übrigens auch gezeigt, dass Multitasking dazu führt, dass Menschen mit Ihrem Job weniger zufrieden sind, dass persönliche Beziehungen darunter leiden, die Gedächtnisleistung negativ beeinflusst wird und die Gesundheit Schaden nimmt.[5] Viele dieser Studien haben außerdem veranschaulicht, dass Multitasking weniger effizient ist, weil es länger dauert und gehäuft zu Fehlern führt. Und das liegt unter anderem daran, dass es einfach Zeit in Anspruch nimmt, wenn wir unsere Aufmerksamkeit von einer Angelegenheit zu nächsten verlagern. Je nachdem wie komplex die neue Aufgabe ist, kann es zwischen ein paar Sekunden und mehreren Minuten dauern, bis wir wieder voll aufmerksam sind. Dieses Phänomen wird Umschaltzeit (*shift time*) genannt. Sie saugt unsere mentale Energie ab und belastet unsere Produktivität.

Darüber hinaus haben Wissenschaftler von der Harvard Business School entdeckt, dass Multitasking Kreativität verhindert.[6] Sie haben neuntausend Angestellte untersucht, die sich mit Projekten beschäftigten, in denen Kreativität und Innovation gefordert waren. Dabei haben sie einen bemerkenswerten Abfall des kreativen Denkens bei den Probanden bemerkt, die Multitasking anwenden, sowie eine Steigerung der Kreativität bei denjenigen, die sich jeweils immer nur auf eine Aufgabe konzentrieren.

In der Summe heißt das, dass wir bei Multitasking weniger effizient sind, mehr Fehler machen und weniger konzentriert und kreativ sind. Aber warum üben so viele Menschen Multitasking aus, wenn es doch so schlechte Auswirkungen hat? Warum machen wir alle immer weiter damit?

Weil es süchtig macht. Zwischen verschiedenen Dingen rasch hin und her zu wechseln fühlt sich aufregend an – auch wenn es körperlich stresst und müde macht.[7] In einer anderen Studie haben Forscher an der Harvard-Universität entdeckt, dass Multitasking dem Gehirn einen Schuss Dopamin verpasst.[8] Dopamin ist ein im Körper natürlich produzierter Neurotransmitter, der auch eine Bedeutung bei Suchtverhalten hat. Wenn der Botenstoff im Gehirn ausgeschüttet wird, verursacht er unmittelbar ein Gefühl von Vergnügen und Belohnung. Gerade dieser unvermittelten Belohnung wegen sucht das Gehirn ununterbrochen nach dem nächsten Dopaminkick – und schnell und leicht zu erfüllende Aufgaben verschaffen ihn. Durch Multitasking trainieren wir unser Gehirn darin, Ablenkungen willkommen zu heißen, ungeachtet aller negativen Implikationen.

Die gute Nachricht: Es gibt eine Möglichkeit, mit dieser schlechten Angewohnheit zu brechen.

Fitness für unser Gehirn

Bei Mindfulness geht es um Sie. Es geht darum, die Falle des Multitasking zu umgehen und in der Aufmerksamkeitsökonomie dem abschweifenden Geist und jeglichen externen Ablenkungen immer eine Sekunde voraus zu sein. Es geht darum, die beste Version von Ihrem Selbst zu sein, und zwar jeden Tag. Es geht darum, mental effektiv zu sein, sodass Sie Ihr volles Potenzial entfalten können – professionell *und* persönlich. In diesem Kontext heißt Effektivität, fähig zu sein, Ziele zu erreichen, im Leben dahin zu kommen, wo Sie hinwollen.

Mindfulness-Training wurde über zweitausend Jahre hinweg entwickelt. In den letzten Jahrzehnten hat es sich im Westen mit den verschiedensten Auslegungen und Methoden stark ausgebreitet. In unserer Arbeit orientieren wir uns an einer Definition, die eng an die alten Schriften angelehnt ist. Demnach beschreibt Mindfulness einen ausgeglichenen Geist, der die Realität klar erkennt und ethischen Werten folgt. Ein ausgeglichener Geist ist entspannt, konzentriert und klar, betrachtet Realität als veränderlich, als pures Potenzial, und kennt den Unterschied zwischen wahrem Glück und flüchtigem Vergnügen. Ethischen Werten zu folgen, heißt, ständig zu unterscheiden, was heilsam und förderlich ist und was nicht.

Alte Weisheiten, modernes Arbeiten

In der Aufmerksamkeitsökonomie geht es bei Mindfulness darum, Herr beziehungsweise Herrin über die eigene Aufmerksamkeit zu sein. Wenn Sie lernen, Ihre Aufmerksamkeit zu beherrschen, dann lernen Sie auch, Ihre Gedanken zu beherrschen. Sie lernen, die Konzentration bei dem zu halten, was Sie gewählt haben – egal ob es um diese Buchseite geht, eine E-Mail, ein Meeting, Ihren Lebensgefährten oder Ihre Kinder. Mit anderen Worten: Üben Sie sich darin, im Hier und Jetzt präsent zu sein.

Ich habe in den vielen Jahren, in denen ich mit Tausenden von Menschen überall auf der Welt gearbeitet habe, miterlebt, wie das formale Mindfulness-Training Menschen geholfen hat, ruhiger und mental klarer zu werden. Mit klarem und ruhigem Geist sind Menschen in der Lage, ihr Leistungsvermögen, ihre Effizienz, ihre Fähigkeit zur Zusammenarbeit, immens zu steigern, einen klaren Blick auf ihr Leben und anstehende Entscheidungen zu gewinnen.

Aber glauben Sie nicht nur meinen Worten. Auch die wissenschaftliche Welt hat in vielen kontrollierten Studien den weitreichenden Nutzen von Mindfulness-Training entdeckt. Mindfulness hat eine positive Wirkung auf unsere Physiologie, auf unsere mentalen Prozesse und unser berufliches Leistungsvermögen. Bezüglich der körperlichen Auswirkungen haben Forscher bewiesen, dass Mindfulness-Training das Immunsystem stärken[9], den Blutdruck regulieren[10] und die Herzfrequenz senken kann.[11] Menschen schlafen besser[12] und fühlen sich weniger gestresst[13].

Mindfulness-Training erhöht die Dichte der grauen Zellen in der Großhirnrinde, dem Cortex cerebri, wo rationales Denken und Problemlösungen stattfinden.[14] Kognitive Funktionen verbessern sich und führen zu erhöhter Gedächtnisleistung[15], zu mehr Konzentration[16], schnelleren Reaktionszeiten[17] und reduzieren mentale Rigidität[18]. Daher erstaunt es nicht, dass Menschen, die Mindfulness praktizieren, insgesamt von einer höheren Lebensqualität berichten.[19]

All diese Ergebnisse sind natürlich auch im Unternehmenskontext von Nutzen und können dort in relativ kurzer

Zeit realisiert werden. Unser Mindfulness-Training, das wir bei Carlsberg – einem internationalen Brauereikonzern, und bei if, einer großen schwedischen Versicherung, durchgeführt haben, wurde seinerzeit von einem Forscher der Singapore Management University auf seine Effektivität hin evaluiert. Er konnte deutliche Verbesserungen in der Konzentration, Wahrnehmung, Gedächtnisleistung, im allgemeinen Leistungsvermögen und in der Jobzufriedenheit nach nur neun Wochen Training nachweisen. Die Angestellten berichteten außerdem von weniger Stress und einer verbesserten Work-Life-Balance.[20] Auch andere Wissenschaftler haben bei Mindfulness-Trainings in Unternehmen ähnliche Resultate erzielen können, darunter:

- erhöhte Kreativität und Innovation[21],
- verbesserte Beziehung zwischen Arbeitgeber und Arbeitnehmer[22],
- weniger Abwesenheit aufgrund von Krankheit[23],
- Zunahme von ethisch begründeten Entscheidungen.[24]

Mindfulness-Training ist ein besonders wirksames Werkzeug, um einen hochgradig effizienten und optimal funktionierenden Geist zu entwickeln. Und es ist großartig, dass wissenschaftliche Untersuchungen aus den letzten drei Jahrzehnten untermauern, dass neben Aufmerksamkeit noch viele andere Gehirnfunktionen trainiert werden können.

Das anpassungsfähige Gehirn

Wir können unser Gehirn aufgrund seiner Neuroplastizität – so der wissenschaftliche Begriff – trainieren. Neuroplastizität beschreibt die strukturelle Flexibilität des Gehirns, zum Beispiel die Fähigkeit, durch Üben und Wiederholen neue neuronale Pfade anzulegen. Neurowissenschaftler beschreiben es in dem einfachen Satz: »Neuronen, die miteinander feuern, verbinden sich auch.« (Neurons that fire together, wire together.) Es ist wissenschaftlich erwiesen, dass unser Gehirn auch im Erwachsenenalter noch über eine ausgeprägte Neuroplastizität verfügt. Die neuronale Anpassung erfolgt durch das Erlernen neuer Fähigkeiten, ob es Jonglieren, Golf oder Banjospielen ist oder eben das Trainieren der Aufmerksamkeit durch Mindfulness-Übungen. Was immer wir tun, wird durch Wiederholung einfacher, weil unser Gehirn, immer wenn wir es tun, neue und immer stärkere neuronale Verbindungen knüpft. Das sollte für uns alle eine gute Neuigkeit sein. Wir sind nicht auf die Fertigkeiten und Fähigkeiten beschränkt, die wir bisher entwickelt haben, sondern wir können unser gesamtes Leben lang lernen und unser Gehirn wirksam neu verschalten. Und wir können einige der für unsere Aufmerksamkeit wirklich schädlichen Nebenwirkungen des modernen Lebens ausschalten.

Das führt uns zu den Grundlagen des Mindfulness-Trainings.

Grundlagen des Mindfulness-Trainings

Die zentralen Merkmale von Mindfulness sind *gebündelte Aufmerksamkeit* und *offenes Gewahrsein*. Gebündelte Aufmerksamkeit bedeutet, sich auf einen Punkt zu konzentrieren - auf ein Objekt unserer Wahl, so lange, wie wir es wollen, und mit minimaler Anstrengung. Wenn wir gebündelte Aufmerksamkeit trainieren, können wir für andere Menschen oder bestimmte Aufgaben vollkommen präsent sein. Offenes Gewahrsein dagegen bedeutet, ganz klar zu erkennen, was in unserem Denken und in unserer Wahrnehmung vor sich geht, und eine weise Entscheidung darüber zu fällen, worauf wir unsere Aufmerksamkeit richten. Durch das Training von offenem Gewahrsein gewinnen wir Klarheit. Das ganze Durcheinander in der äußeren Welt und in unserem eigenen Geist lichtet sich. Die schwierigsten Probleme erscheinen weniger komplex, und wir können leichter mit ihnen umgehen, je mehr Klarheit wir gewinnen. Wir werden effektiv, wenn wir unsere Konzentration auf einen Punkt richten können und dabei gleichzeitig offen wahrnehmen, was in uns und um uns herum geschieht. Das ist der Kern von Mindfulness und das Ziel, dem Sie sich mithilfe dieses Buches nähern können.

Um den Geist zu diesem Erkenntnisniveau zu führen, braucht es natürlich Zeit, Bemühen und den Willen zur Praxis. Ich hoffe, dass Sie im Laufe des Buches beginnen, Mindfulness in allen Bereichen Ihres Lebens anzuwenden, sowohl bei der Arbeit als auch zu Hause. Aber zunächst konzentrieren wir uns auf die kleinen Schritte, die Sie unternehmen können, um Ihr Leistungsvermögen und Ihre Erfolge am Arbeitsplatz sofort zu steigern. Versuchen Sie nachzuvollziehen, was mit Konzentration und Wahrnehmung praktisch gemeint ist, und wenden Sie die zwei Regeln für mentale Effektivität an.

Die zwei Regeln für mentale Effektivität

Es gibt zwei Grundregeln, die Ihnen helfen, Ihre Konzentration und Wahrnehmung bei allen Aktivitäten so einzusetzen, dass Sie höhere Effektivität, weniger Stress, mehr Jobzufriedenheit und ein insgesamt gesteigertes Wohlbefinden erlangen. Diese Regeln helfen Ihnen außerdem, die Neigung Ihres Gehirns zu Multitasking zu drosseln. Diese zwei Regeln basieren auf dem Grundlagentraining für Mindfulness, wie es in den Kapiteln 2 und 3 näher beschrieben wird.

Regel 1: Konzentrieren Sie sich auf das, wofür Sie sich entschieden haben

Die erste Regel für mentale Effektivität ist, mit der Konzentration bei dem Objekt Ihrer Wahl zu bleiben. Mit Konzentration sind Sie effektiver, produktiver und wesentlich müheloser bei der Arbeit. Ein konzentrierter Geist unterlässt Multitasking: Stattdessen ist er vollkommen für die anwesende Person oder die vorliegende Aufgabe präsent.

Lassen Sie uns das mit folgendem Szenario veranschaulichen: Sie kommen am Montagmorgen zur Arbeit und bekommen eine Aufgabe übertragen, die nach dreißig Minuten erledigt sein muss. Um die Frist einzuhalten, machen Sie diese Aufgabe zum Objekt Ihrer Aufmerksamkeit. Ein Kollege führt neben Ihnen ein Telefonat. Normalerweise würde Ihre Aufmerksamkeit zu der Unterhaltung Ihres Nachbarn wandern. Aber Sie folgen nun der Regel 1 und bleiben auf Ihre Aufgabe konzentriert. Das gelingt Ihnen, weil Sie die Unterhaltung als Ablenkung erkennen und dadurch eine Wahlmöglichkeit haben. Sie können sich entweder auf die Ablenkung konzentrieren oder Ihre volle Aufmerksamkeit weiterhin auf die vorliegende Aufgabe richten.

Kurze Zeit später poppt eine E-Mail auf. Sie zieht Ihre Aufmerksamkeit magisch an. Sie spüren ein starkes Verlangen danach zu prüfen, von wem die E-Mail stammt. Aber stattdessen treffen Sie die bewusste Entscheidung, ganz bei der vorliegenden Aufgabe zu bleiben. Also lösen Sie sich von der Ablenkung und bleiben bei der Sache. Für die nächste halbe Stunde, so lange bis Sie Ihre Aufgabe erledigt haben, fahren

Sie fort und treffen noch weitere bewusste Entscheidungen dieser Art.

Um auf das Objekt unserer Wahl konzentriert bleiben zu können, ist es erforderlich zu erkennen, dass die Mehrheit der über uns hereinbrechenden Ablenkungen vollkommen irrelevant sind und für den Moment unbeachtet bleiben können. Eigentlich könnten fast alle Ablenkungen unbeachtet bleiben. Die Komponente der Wahrnehmung macht Ihnen im Mindfulness-Training deutlich, dass die meisten Ihrer Gedanken mentaler Müll sind. Ihre Umgebung ist ebenfalls mit Dingen vollgestopft, denen Sie momentan keine Beachtung schenken müssen. Indem Sie bewusst entscheiden, worauf Sie Ihre Aufmerksamkeit richten, vermeiden Sie es, ein Opfer der Ablenkungen zu werden. So simpel es klingt, Regel 1 ist eine wirksame Methode, um Produktivität und Effektivität zu erhöhen.

Natürlich gibt es einige Ablenkungen, für die wir sofort aufmerksam sein sollten. Stellen Sie sich zum Beispiel vor, Ihre Chefin tritt an Ihren Schreibtisch heran, während Sie vollkommen auf eine Aufgabe konzentriert sind. Sie ist aufgewühlt, weil die Firma dabei ist, ihren wichtigsten Kunden zu verlieren. Sie möchte Sie umgehend in ihrem Büro sprechen. Aber aufgrund der Regel 1 ignorieren Sie Ihre Chefin und setzen Ihre Arbeit fort.

Wäre das effektiv? Nein, natürlich nicht. Und vielleicht würde es Sie sogar Ihren Job kosten.

Hilfsbereitschaft, Erreichbarkeit und offene Kommunikation sind wesentlich für den Erfolg eines Unternehmens. Wenn wir uns nur auf die Aufgaben vor uns konzentrieren würden, litten Kooperation und Kreativität darunter. Also, obwohl Regel 1 in den meisten Fällen funktioniert, reicht sie nicht aus. Wir brauchen eine zweite Regel.

Regel 2: Entscheiden Sie sorgfältig, welcher Ablenkung Sie nachgeben

Regel 2 stellt sicher, dass Sie für Ihre Umgebung offenbleiben, während Sie konzentriert arbeiten. Auf diese Weise bemerken Sie, wann Sie den Fokus verlagern sollten. Lassen Sie uns das vorherige Szenario noch einmal im Lichte der Regel 2 betrachten. Als der Kollege telefoniert hat beziehungsweise die E-Mail aufgepoppt ist, haben Sie sich richtig verhalten und sich von den Ablenkungen nicht einfangen lassen – Sie haben sie vorüberziehen lassen. Als aber Ihre Chefin an Ihren Schreibtisch trat, war es notwendig, eine andere Entscheidung zu treffen. Regel 2 gibt uns die Gelegenheit, eine haarfeine Bewertung für jede Ablenkung vorzunehmen. Sollte ich mich mit dieser Ablenkung befassen, oder soll ich sie an mir vorbeiziehen lassen? Wenn Sie Ihren Job behalten wollen, wäre die richtige Reaktion auf die Anwesenheit Ihrer Chefin, dass Sie ihr Ihre volle Aufmerksamkeit schenken. Aber nicht, indem Sie bei Ihrer Aufgabe bleiben und Ihre Aufmerksamkeit zwischen ihr und Ihrer Chefin hin und her verlagern. Das wäre Multitasking und wir wissen ja bereits, dass das nicht funktioniert.

Regel 2 hält Sie dazu an, ganz bewusst zu entscheiden, sich von der Aufgabe vor Ihnen zu lösen und Ihre volle Aufmerksamkeit auf Ihre Chefin zu richten. An dieser Stelle setzt Regel 1 wieder ein.

Wenn Sie diese beiden Regeln beherzigen, haben Sie in jeder Situation drei Möglichkeiten:

1. Sie können sich dafür entscheiden die Ablenkung gar nicht weiter zu beachten und sich vollständig von ihr zu lösen, um sich voll konzentriert Ihrer Aufgabe zuzuwenden.

2. Sie können zu der Ablenkung sagen – unabhängig ob es sich um ein inneres oder äußeres Geschehen handelt –, dass Sie sich später, zu einer bestimmten Zeit mit ihr befassen werden, um sich dann wieder Ihrer Aufgabe voll konzentriert zuzuwenden.
3. Sie können sich dafür entscheiden, Ihre volle Konzentration auf die Ablenkung zu richten und sie zum neuen Objekt Ihrer Aufmerksamkeit zu machen. Ihre vorherige Beschäftigung wird solange beiseitegelegt, bis sie zu einer bestimmten Zeit in der Zukunft fortgesetzt werden kann.

Es ist ja Realität, dass wir uns mit verschiedenen Aufgaben, Projekten und Menschen innerhalb eines bestimmten Zeitrahmens beschäftigen müssen. Sie alle gleichermaßen in den Mittelpunkt unseres Denkens zu rücken, funktioniert nicht, aber achtsam zwischen den verschiedenen Aufgaben, Projekten und Menschen zu wechseln, schon. Um das weiter zu untersuchen, wollen wir die zwei Regeln in eine Matrix überführen, welche die verschiedenen Levels »mentaler Effektivität« im Arbeitskontext veranschaulicht.

Angewandte Mindfulness

Wenn Sie beide Regeln für mentale Effektivität anwenden, konzentrieren Sie sich auf das, was Sie tun, und bleiben sich bewusst, welchen Ablenkungen Sie Aufmerksamkeit schenken und welchen nicht. Verständlicherweise geraten wir immer mal wieder in Situationen, in denen wir die eine Regel beherzigen, die andere aber nicht. Für ein besseres Verständnis, wie diese beiden Regeln zusammenwirken, schauen Sie sich bitte die Abbildung 2 an.

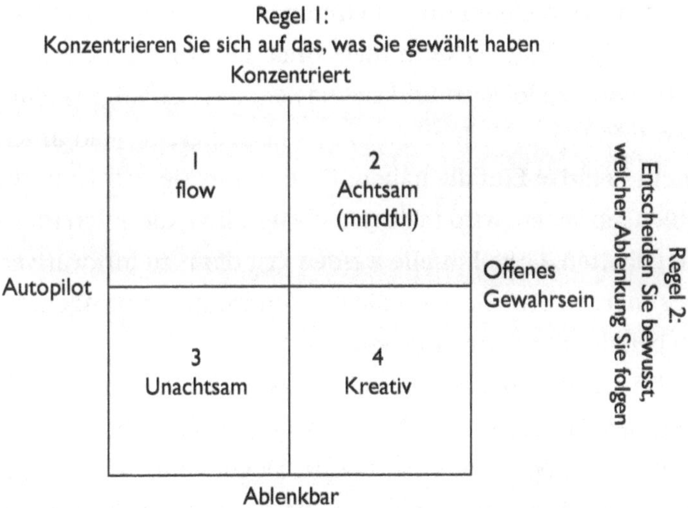

Abb. 2: Matrix der mentalen Effektivität

Der erste Quadrant zeigt, dass, wenn Sie sich zwar konzentrieren, dabei aber im Autopilotmodus sind, Ihr Geisteszustand im sogenannten *flow* ist. Es gibt Menschen, die diesen Zustand mögen, insbesondere, wenn Sie Ihren alltäglichen Aufgaben nachgehen oder körperliche Arbeit bewältigen. Flow ist dadurch charakterisiert, dass man zu einem gewissen Grad von seiner Beschäftigung absorbiert ist und somit weniger von anderen Ablenkungen wahrnimmt. Das kann allerdings selbst bei Routinearbeiten zu einem Problem werden, weil Sie vielleicht sensorische Signale von wichtigen Ereignissen um sich herum vernachlässigen oder körperliche Signale übersehen, die anzeigen, dass Sie eine Pause, Bewegung oder etwas zu essen brauchen. Wir brauchen Gewahrsein, um relevante Ablenkungen mitzubekommen – eben wie die Chefin, die hereinkommt. Obwohl natürlich viele Dinge automatisch erledigt werden können, ist es meistens dennoch sehr nützlich, unsere Umgebung weiterhin wahrzunehmen.

Im vierten Quadranten nehmen Sie zwar wahr, sind aber leicht ablenkbar. Es kann manchmal günstig sein, die Konzentration zu lockern und zuzulassen, dass zufällige Gedanken aufpoppen. Viele erleben, dass sie in diesem Quadranten mehr kreative Einfälle haben. Doch wenn Sie sich zu leicht ablenken lassen, wird es Ihnen schwerfallen, die guten Ideen zu behalten. Gute Einfälle werden erst dann zu innovativen Lösungen, wenn Sie auch die Konzentration aufbringen, sie zu behalten und umzusetzen.

Im dritten Quadranten sind Sie weder konzentriert, noch nehmen Sie bewusst wahr. Einige empfinden diesen Quadranten als besonders entspannt. Doch wenn wir genauer hinschauen, werden Sie sehen, dass das nicht der Fall ist. Wenn Sie das nächste Mal im Autopilotmodus abschweifen und sich beim Tagträumen erwischen, überprüfen Sie einmal Ihre gegenwärtige Verfassung. Sind Sie wirklich entspannt? Mit ein bisschen Übung werden Sie feststellen, dass ein konzentrierter Geist wesentlich entspannter ist als ein abgelenkter. Darüber hinaus ist es nicht gerade förderlich, in diesem Geisteszustand zu arbeiten. Wenn ich die Matrix einer Gruppe erkläre, sagen die Leute häufig, dass sie, wenn sie sich etwas Unangenehmem stellen müssen, zum Beispiel einem Zahnarztbesuch, am liebsten im dritten Quadranten wären. Sie ziehen es vor, bei dieser Erfahrung betäubt oder abgelenkt oder ohne Wahrnehmung zu sein. Aber aus eigener Erfahrung kann ich versichern, dass es von Vorteil ist, auch in einer schmerzhaften Situation weiterhin konzentriert und wahrnehmungsfähig zu sein.

Im zweiten Quadranten – den man als *mindful* oder achtsam charakterisieren könnte – haben wir mental die größte Bandbreite zur Verfügung, um Aufgaben zu erledigen, und erbringen die höchste Qualität in unseren Interaktionen mit der Umgebung und anderen Menschen. Der zweite Quadrant repräsentiert die Verbindung der beiden Regeln für mentale Effektivität und entspricht dem Zustand, vollkommen präsent zu sein, für uns selbst und für die Dinge, die wir tun. Er hilft uns, wenn wir in schwierige Situationen geraten, und ist ausschlaggebend, wenn wir unsere Arbeitsleistung optimieren wollen. In diesem Zustand sind wir externen und mentalen Ablenkungen stets eine Sekunde voraus. Und er ist die beste Antwort auf das digitale Zeitalter und ermöglicht es, in der Aufmerksamkeitsökonomie herausragende Leistungen zu bringen.

Wiederkehrende Hindernisse

Auch wenn es uns leichtfällt zu benennen, welche Quadranten wir bevorzugen, heißt das leider nicht, dass wir Mindfulness mit Leichtigkeit erlangen können. Wir begegnen immer wieder Hindernissen, die es uns erschweren, Konzentration und Gewahrsein aufrechtzuerhalten. Für die meisten Menschen ist das eigene Denken die größte Herausforderung. Wenn Sie an Multitasking gewohnt sind, werden Sie immer wieder dazu verführt, mehr als eine Sache gleichzeitig zu machen. Wann immer Sie sich dabei ertappen, halten Sie inne und entscheiden Sie sich dann dafür, sich auf eine Sache zu konzentrieren. Mit der Zeit schaffen Sie neue neuronale Verbindungen und damit auch Gewohnheiten.

Eine andere Herausforderung sehen viele in ihren Kollegen, in der Unternehmenskultur und dem Büroumfeld – insbesondere, wenn es sich um ein Großraumbüro handelt. In vielen Organisationen herrschen unausgesprochen Erwartungen in Sachen Erreichbarkeit und Dringlichkeit. Natürlich ist es für den Geschäftserfolg unabdingbar, dass Menschen erreichbar sind und zügig auf dringende Angelegenheiten reagieren, aber es sollte nicht außer Acht gelassen werden, auf welche Weise beste Leistungen zustande kommen. Die zwei Regeln für mentale Effektivität sollten daher unbedingt angewendet werden.

Wenn Sie Bewusstheit entwickeln, wird es Ihnen auch gelingen, sowohl auf eine Sache konzentriert zu sein als auch zu bemerken, wann es erforderlich ist, die Aufmerksamkeit zu verlagern.

Eine neue Art zu arbeiten

Eigentlich müsste man sagen, dass die Art und Weise, wie die meisten von uns arbeiten, kein wirkliches Arbeiten ist. Wir brauchen dringend einen anderen Arbeitsansatz.

Erst die Anwendung der beiden Regeln für mentale Effektivität– Konzentration auf das, was Sie gewählt haben, und bewusste Wahl, welcher Ablenkung Sie folgen – mündet in einer neuen Art der Arbeit, die individuelles Leistungsvermögen tatsächlich verbessert. Die Kernelemente der zwei Regeln sind ganz klar: Widmen Sie dem, was Sie in diesem Moment tun, Ihre volle Aufmerksamkeit. Wenn Sie eine E-Mail schreiben, schenken Sie ihr Ihre ungeteilte Aufmerksamkeit. Wenn Sie mit anderen Menschen zusammen sind, seien Sie ganz präsent für sie. Versuchen Sie nicht, gleichzeitig irgendwelche kognitiven Dinge zu tun. Das würde Ihre Aufmerksamkeit aufspalten und die Dinge, die wirklich wichtig sind, würden darunter leiden.

Die Vorteile dieses Arbeitsansatzes liegen auf der Hand – von höherer Produktivität über bessere Leistung bis hin zu weniger Stress. Aufmerksam zu sein und sich Ablenkungen gegenüber bewusst und klug zu verhalten, gibt Ihnen eine Sekunde Vorsprung auf Ihre impulsiven Reaktionen. Und so können Sie aktiv darüber entscheiden, wie Sie auf Ereignisse in der inneren oder äußeren Welt antworten wollen, anstatt automatisiert zu reagieren. Schlicht und dennoch mit tiefgreifenden Erkenntnissen verbunden, beseitigen diese zwei Regeln all den Lärm in Ihrem Geist, der Sie davon abbringt, Ihre Ziele zu erreichen. Am Ende des ersten Teils dieses Buches schildere ich, wie Sie das, was Sie in dem Kapitel gelernt haben, auf wichtige Bereiche Ihres Alltages anwenden können. Die folgenden Seiten vermitteln in kurzen, in sich geschlossenen Kapiteln Methoden, die insbesondere Ihr Leistungsvermögen, Ihre Kreativität, Energie und Resilienz steigern. Wenn Sie nun tiefer eintauchen, lade ich Sie ein, besonders achtsam dabei vorzugehen. Legen Sie von Zeit zu Zeit eine kurze Pause ein und konzentrieren Sie sich für einen Moment auf Ihren Atem. Während Sie das tun, überprüfen Sie einmal, in welcher Verfassung Ihr Geist ist. In welchem Quadranten hält er sich auf? Sollten Sie irgendwo anders als im zweiten Quadranten sein, verweilen Sie noch eine Zeit lang bei Ihrem Atem und sorgen Sie dafür, dass sich Ihre Aufmerksamkeit sammelt und beruhigt. Und erst dann setzen Sie Ihre Lektüre fort.

Methode 1 – E-Mails

1971 tippte Ray Tomlinson, ein Computeringenieur aus Massachusetts, auf die Buchstaben der obersten Reihe seiner Tastatur und übermittelte so von seinem zu einem anderen Computer im selben Raum die Botschaft »QWERTYUIOP«. Das war die Geburtsstunde der E-Mail.

Seither hat sich das E-Mailing rasant verbreitet. Jüngste Studien zeigen, dass wir durchschnittlich hundert E-Mails pro Tag senden und empfangen.[1]

Unabhängig von dem Job, den Sie bekleiden, dem Standort Ihres Unternehmens oder der Branche, in der Sie tätig sind, wird in Ihrem Arbeitszeitbudget E-Mailing hoch zu Buche schlagen – doch wahrscheinlich nicht immer mit den besten Ergebnissen. In diesem Kapitel, stellen wir Ihnen sieben einfache Möglichkeiten vor, wie Sie durch Mindfulness sowohl Ihren Umgang mit E-Mails als auch andere Formen elektronischer Kommunikation wie Office-Messaging-Systeme, Textnachrichten und Ähnliches effektiver und erfolgreicher gestalten können.

Anleitung 1: Vermeiden Sie E-Mail-Sucht

Wie häufig checken Sie Ihre E-Mails? Mehrmals am Tag? Stündlich? Jedes Mal, wenn das Gerät in Ihrer Tasche brummt oder aufleuchtet? Mal ehrlich – sind Sie in der Lage, für längere Zeit darauf zu verzichten, Ihre E-Mails zu lesen? Falls nicht, sind Sie damit nicht allein. Eine US-amerikanische Statistik gibt an, dass 60 Prozent der Amerikaner Ihre E-Mails auch im Urlaub lesen und dass 25 Prozent unruhig werden und sich schlecht fühlen, wenn Sie länger als drei Tage keinen Zugang zu Ihren E-Mails haben.[2] Viele Ärzte sind überzeugt, dass ungefähr elf Millionen Amerikaner an E-Mail-Sucht leiden.[3] Falls Sie meinen, das sei verrückt, denken Sie lieber noch einmal genau nach. E-Mail-Abhängigkeit funktioniert genauso wie jede andere Abhängigkeit. Jedes Mal, wenn Sie eine Nachricht empfangen, die eine Danksagung von einem Kunden enthält oder Lob von Ihrem Vorgesetzten, einen interessanten Artikel oder einen lustigen Witz, schüttet Ihr Gehirn Dopamin aus – ein Neurotransmitter, der Wohlgefühle auslöst. Das unbewusste Verlangen nach

Befriedigung durch nette oder lustige E-Mails führt dazu, dass Sie immer häufiger Ihren Posteingang prüfen.

Mindfulness-Training macht Sie auf Ihre Gedanken, Gefühle und Impulse aufmerksam. Wenn Sie bemerken, dass es Sie ohne Grund drängt, Ihre E-Mails zu lesen –, beobachten Sie dieses Geschehen einfach nur. Bevor Sie dem Drang automatisch nachgeben, halten Sie inne. Nehmen Sie sich eine Sekunde Zeit. Genau in dieser Sekunde werden Sie feststellen, dass es gar nicht notwendig ist, auf jeden Reiz automatisch zu reagieren. Sie haben eine Wahl.

Manchmal genügt eine Sekunde bewussten Innehaltens, um automatisierten Impulsen zu widerstehen. Es gibt einige Dinge, die Sie tun können, um E-Mail-Abhängigkeit erfolgreich zu lindern oder zu vermeiden. Als Erstes sollten Sie alle Benachrichtigungen abstellen.

Anleitung 2:
Schalten Sie alle Benachrichtigungsfunktionen aus

Wenn das E-Mail-Programm immerzu angeschaltet ist, auch wenn es nur im Hintergrund läuft, kann das jede Menge unnötigen Stress verursachen, sowohl für jeden Einzelnen persönlich als auch für eine Organisation insgesamt. Der einfachste Weg zu weniger Zeitdruck und mehr mentaler Konzentration ist, unnötige Stressoren auszuschalten. Sie haben wesentlich mehr Zeit und Konzentration für wichtige Aufgaben, wenn Sie überflüssige Unterbrechungen vermeiden. Tun Sie sich selbst einen Gefallen und stellen Sie sämtliche Benachrichtigungen, Pop-up-Fenster und Klingeltöne ab und bearbeiten Sie Ihre E-Mails in dafür festgelegten Zeiträumen. Damit gewinnen Sie mehr Zeit für andere, wichtigere Dinge.

Beobachten Sie in den nächsten Tagen einmal, wie es sich auf Ihre Konzentration, Ihre Produktivität und Ihr Wohlbefinden auswirkt, wenn Sie durch eine E-Mail-Benachrichtigung abgelenkt werden. Arbeiten Sie anschließend für einige Tage mit abgeschalteter Benachrichtigungsfunktion. Danach können Sie eine bewusste Entscheidung treffen, was für Sie am besten funktioniert. Eine eingehende E-Mail zieht in den meisten Fällen unsere Aufmerksamkeit von der Aufgabe weg, der wir uns gerade widmen, und bringt uns dazu, von einer Aufgabe zu einer anderen zu springen. Die nächste Anleitung für achtsames E-Mailing lautet, dieses Hin- und Herspringen rechtzeitig zu stoppen.

Anleitung 3: Achten Sie auf Umschaltzeiten

Süchtig oder nicht – die meisten Menschen lassen Ihr E-Mail-Programm den ganzen Tag an. Es gibt ihnen das Gefühl, ununterbrochen produktiv und immer auf dem Laufenden zu sein. Wenn sie immer online sind, beantworten sie E-Mails in der Regel kurz nachdem diese eingegangen sind. Das kann natürlich hilfreich sein, wenn jemand eine schnelle Antwort benötigt, aber es kann auch neue Probleme hervorrufen. Wenn Sie Ihrer Aufmerksamkeit erlauben, immer dann umzuschalten, wenn eine neue E-Mail eintrifft, verschwenden Sie Zeit. Ihr Gehirn braucht einige Sekunden, um sich auf die neue E-Mail zu konzentrieren, und dann braucht es noch einmal die gleiche Zeit, um wieder zu der vorherigen Aufgabe zurückzukehren – manchmal sogar länger, wenn Sie regelrecht aus Ihrem Gedankenstrom herausgerissen wurden. Das Hin- und Herspringen zwischen verschiedenen Aufgaben kostet nicht nur Zeit, sondern auch jede Menge Energie und ist insgesamt ineffizient.

Wenn Sie Ihre Umschaltzeiten deutlich verringern wollen, folgen Sie den Regeln für mentale Effektivität, wie sie im ersten Kapitel ausgeführt wurden: *Konzentrieren Sie sich ausschließlich auf das, wofür Sie sich entschieden haben. Falls erforderlich, entscheiden Sie sorgfältig, welcher Ablenkung Sie folgen wollen.* Wenn Sie zulassen, dass Sie durch jede E-Mail, die in Ihrem Postfach landet, abgelenkt werden, entscheiden Sie nicht bewusst, welcher Ablenkung Sie folgen. Überlegen Sie für einen Moment, welchen Einfluss Ihr üblicher Umgang mit E-Mails auf Ihre mentale Effektivität hat. Die meisten Menschen geraten durch E-Mailing in den unteren Bereich der Matrix für mentale Effektivität – nämlich in den Bereich: »ablenkbar« und »auf Autopilot«.

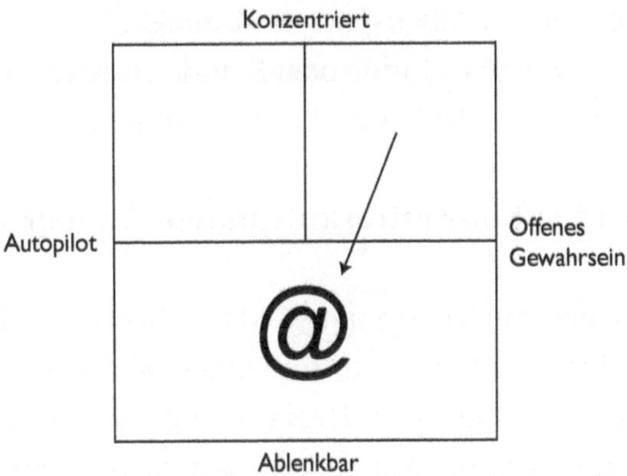

Abb. 3: E-Mails in der Matrix

Über diese ersten beiden Anleitungen – Ausschalten der Benachrichtigungsfunktionen und Reduzieren von Umschaltzeiten – hinaus können Sie Ihren Umgang mit E-Mails noch weiter verfeinern, sodass Sie das Beste aus Ihrer Arbeitszeit herausholen.

Anleitung 4: Niemals zu Beginn des Tages

Unser Gehirn ist in der ersten Tageshälfte wacher, kreativer und konzentrierter als während der restlichen Zeit des Tages. Viele Menschen starten in den Tag, indem Sie Ihr E-Mail-Postfach öffnen – obwohl Sie damit diese besonders konzentrierte und kreative Phase des Tages gar nicht effizient nutzen. Wenn Sie das Postfach gleich zu Beginn des Tages öffnen, werden Sie sogleich mit einem Ansturm drängender Probleme konfrontiert. In dem Maße, wie sich Ihr Gehirn an das E-Mail-Tempo anpasst, geht Ihre frühmorgendliche kreative Energie verloren. Wenn Sie beschließen, den Tag mit der Bearbeitung von E-Mails zu beginnen, verpassen Sie eine günstige Gelegenheit, Ihr volles geistiges Potenzial zu nutzen. Wenn Sie am Arbeitsplatz ankommen, sollten Sie sich lieber für eine halbe Stunde oder Stunde anderen Aufgaben widmen, bevor Sie das E-Mail-Postfach öffnen.

Anleitung 5: Konzentrationsphasen festlegen

Wenn Sie den ganzen Tag lang E-Mails checken und beantworten, sind Sie niemals auf Ihre jeweilige Arbeit, auf eine E-Mail oder irgendetwas anderes voll und ganz konzentriert. Anstatt jedes Mal die Aufmerksamkeit zu verlagern, wenn eine E-Mail eingeht, sollten Sie über den Tag verteilt Zeitfenster festlegen, in denen Sie sich vollkommen auf Ihre E-Mails konzentrieren. Wenn Sie diesem Rat folgen, stellen Sie außerdem sicher, dass Ihre E-Mail-Sitzungen fest gebuchte Aktivitäten im Kalender sind, ebenso verbindlich wie Konferenzen, Teamsitzungen und so weiter.

Kleine Veränderungen in unserem Arbeitsalltag können eine enorme Wirkung entfalten. Ein Beispiel dafür ist der bewusste Umgang mit Aufmerksamkeit. Wenn Sie entschlossen sind, Ihre Aufmerksamkeit zu bündeln und Konzentrationsphasen für bestimmte Aufgaben festzulegen, fragen Sie sich sicherlich, wie oft, wie lange und wann das geschehen soll.

Wie oft E-Mails checken?

Wie oft sollten Sie sich im Laufe des Tages ausschließlich auf E-Mails konzentrieren? Die Antwort hängt von Ihrer Persönlichkeit, der Art Ihrer Arbeit und der Kultur in Ihrer Organisation ab. Doch auf keinen Fall sollten Sie Ihre E-Mails im Autopilotmodus lesen. Bringen Sie ein wenig Abstand zwischen sich selbst und Ihr Postfach. Nehmen Sie sich Zeit, sich ausdrücklich anderen Dingen zu widmen, um sich anschließend wieder voll und ganz den E-Mails zuzuwenden. Sowohl Ihre allgemeine Arbeitsleistung als auch Ihre E-Mail-Kommunikation werden sich insgesamt verbessern.

Wie lange E-Mails bearbeiten?

Wie lang sollten Sie Ihr E-Mail-Zeitfenster planen? Das hängt davon ab, wie viele E-Mails Sie täglich empfangen und senden. Überschlagen Sie, wie viel Zeit Sie insgesamt pro Tag für E-Mails aufwenden, und teilen Sie diese durch die Anzahl an Zeitfenstern, die Sie einrichten wollen (am besten zwei bis drei). Das sollte Ihnen einen Anhaltspunkt geben, wie groß die Zeitfenster jeweils sein müssen. Je konzentrierter und effizienter Sie sind, desto wahrscheinlich ist es, dass Sie nicht die gesamte blockierte Zeit benötigen. Die gewonnene Zeit können Sie dann für andere Aktivitäten oder Aufgaben nutzen.

Wann E-Mail-Zeitfenster einrichten?

Wann sollten Sie sich mit Ihren E-Mails beschäftigen? Das hängt von Ihren allgemeinen Tagesabläufen und der Kultur in Ihrer Organisation ab. Eine E-Mail-Sitzung am Morgen (aber natürlich nicht als Allererstes) und eine weitere am Nachmittag sind ideal. Falls eine dritte Sitzung notwendig erscheint, planen Sie ein kurzes Zeitfenster vor oder nach der Mittagspause ein.

Natürlich gibt es hinsichtlich achtsamer E-Mail-Kommunikation noch mehr zu berücksichtigen als eine effiziente Zeitstruktur. Es ist ebenso bedeutend, den Inhalt und den Tonfall Ihrer Nachrichten zu beachten – sozusagen das, woraus E-Mails beschaffen sind. Ein guter Anfang wäre schon, sich vorzunehmen, keine schlechte Stimmung durch E-Mails zu verbreiten.

Anleitung 6: Schlechte Stimmung vermeiden

Wenn unser Verstand zu wenig Informationen erhält und die Intentionen des Absenders nicht klar erkennen kann, erfindet er seine eigenen Geschichten. Meistens sind wir von der Richtigkeit unserer selbst erfundenen Geschichten absolut überzeugt. Hinzu kommt, dass der Verstand die Tendenz hat, negativen Geschichten mehr Beachtung zu schenken als positiven. Mit anderen Worten: Wir haben die Neigung, das Schlimmste zu erwarten. Aber warum?

In Ihrem Buch *Louder than words....nonverbal communication* weisen Mele Koneya und Alton Barbour darauf hin, dass der Hauptgrund für unseren Stress mit E-Mail-Kommunikation darin begründet liegt, dass wir Informationen nur zu einem geringen Teil über Worte aufnehmen.[4] Tatsächlich zeigen Studien, dass 60 Prozent unserer Kommunikation über Körpersprache abläuft, weitere 33 Prozent über Stimme und Tonfall. Damit bleiben nur 7 Prozent für die eigentlichen Worte übrig.

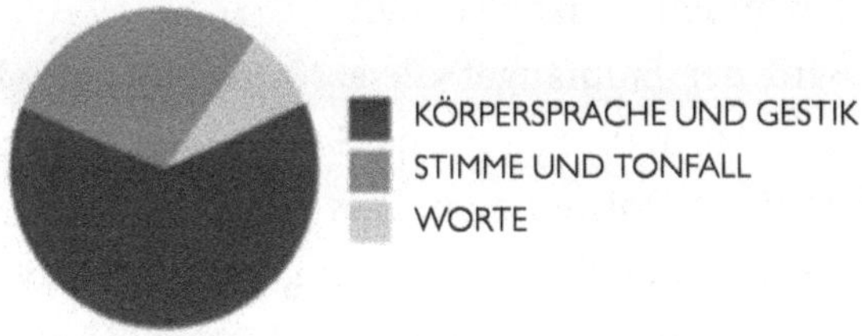

Abb. 4: Kommunikationskanäle

Da E-Mails nur 7 Prozent Ihres Kommunikationspotenzials nutzen, treten mit höchster Wahrscheinlichkeit Missverständnisse auf. Vor diesem Hintergrund kann sich der Autopilot als Ihr größter Feind entpuppen. Je mehr Gewahrsein Sie entwickeln, desto weniger Missverständnisse, Sorgen und Konflikte werden Sie hervorrufen.

Drei Fragen können Ihnen helfen, achtsam zu sein und schlechte Stimmung zu vermeiden, bevor Sie auf »absenden« drücken:

1. Sollte diese E-Mail überhaupt abgeschickt werden? Müssen wirklich alle ausgewählten Personen in Kopie stehen? E-Mailing wird übermäßig stark in Anspruch genommen. Stellen Sie sicher, dass Sie nicht unnötig zum allgemeinen Geschwätz beitragen. Vergewissern Sie sich, ob diese E-Mail wirklich gesendet werden muss. Es ist vollkommen in Ordnung, eine gerade geschriebene E-Mail wieder zu löschen, wenn sie nicht wirklich bedeutsam ist.
2. Beinhaltet die E-Mail alle relevanten Informationen, um korrekt verstanden zu werden? Wir haben alle schon

Nachrichten ohne Anhang oder andere wichtige Details verschickt und empfangen. Derartige Flüchtigkeitsfehler produzieren umfangreichen Schriftverkehr in alle Richtungen, in dem sich die gleichen Fragen wiederholen. Gewährleisten Sie, dass Sie weder Ihre eigene noch die kostbare Zeit anderer verschwenden.

3. Wie wird der Empfänger diese Nachricht aufnehmen? Schlüpfen Sie in die Schuhe des Empfängers. Wie können Sie die Sätze so formulieren, dass möglichst keine negativen Spekulationen beim Empfänger ausgelöst werden? Wenn Sie nur für eine Sekunde darüber nachdenken, wie Ihre E-Mail aufgefasst werden könnte, kann das den entscheidenden Unterschied zwischen klarer Kommunikation und unglücklichen Missverständnissen ausmachen. Eines ist dabei unstrittig: Öfter mal »Danke« und »Entschuldigung« zu sagen, kann nicht schaden.

Anleitung 7: Vermeiden Sie emotionale E-Mails

Im E-Mail-Verkehr gibt es wesentlich mehr Möglichkeiten für Interpretationen und Deutungen als in der persönlichen Kommunikation. Emotionale E-Mails zu vermeiden, heißt, sich der eigenen Gedankenmuster bewusst zu werden. Oder, anders gesagt, sich bewusst zu werden, welche Geschichten sich Ihr Verstand zusammenreimt, bevor Sie alles glauben oder die Dinge sogar noch schlimmer machen.

Die meisten E-Mails erscheinen positiv oder neutral, aber es gibt auch zahlreiche Ausnahmen. Bevor Sie eine E-Mail lesen, sollten Sie sich immer für ein paar Augenblicke entspannen. Wenn Ihnen eine E-Mail unterkommt, auf die Sie negativ reagieren, halten Sie inne. Geben Sie dem Impuls, sofort zu antworten, auf keinen Fall nach. Lassen Sie mich das wiederholen: Geben Sie dem Impuls, sofort zu antworten, auf keinen Fall nach. Denken Sie stattdessen in Ruhe darüber nach, welche Gefühle die E-Mail in Ihnen auslöst. Reagieren Sie verteidigend? Ärgerlich? Traurig? Loben Sie sich anschließend dafür, dass Sie Ihre Reaktionen auf die E-Mail bewusst wahrnehmen. Erinnern Sie sich an die Begrenzungen des Mediums. Es deckt nur 7 Prozent der Kommunikation ab.

Auch wenn es verführerisch wäre, Ihrem Frust Luft zu machen, bedenken Sie, dass eine impulsive Antwort schnell mehr Schaden anrichten kann, als Gutes zu bewirken. Bringen Sie den Mut auf, das Unbehagen zu tolerieren, und prüfen Sie Ihre spontanen Impulse, aber geben Sie ihnen auf keinen Fall nach.

Nehmen Sie sich Zeit, darüber nachzudenken, welche Antwort das nützlichste, förderlichste Ergebnis hervorbringen würde – sowohl für Sie selbst als auch für den Absender. Vielleicht ist die beste Antwort, überhaupt keine E-Mail zu schreiben, sondern den anderen kurz anzurufen, um ein Missverständnis auszuräumen. Das könnte Ihnen dazu verhelfen, sich schnell von der Situation zu lösen, anstatt noch lange darüber zu grübeln.

Im Zusammenhang mit E-Mailing können diese sieben einfachen Anleitungen sowohl eine Menge Zeit sparen als auch Stress reduzieren und Ihre mentale Leistungsfähigkeit verbessern.

Tipps und Überlegungen zu achtsamer E-Mail-Kommunikation

- Nehmen Sie sich einen Moment Zeit, um Ihren Umgang mit E-Mails und Ihre Beziehung zu Ihrem E-Mail-Postfach zu reflektieren. Werden Sie häufig durch E-Mails abgelenkt?

- Überlegen Sie, wann und wie Sie E-Mails gebrauchen – setzen Sie sich dabei auch klare Regeln, wann Sie sich mit E-Mails beschäftigen wollen. Machen Sie sich klar, wie sich Mindfulness auf das Senden und Empfangen von E-Mails für Sie positiv auswirken könnte.
- Sprechen Sie mit Ihren Kollegen über die E-Mail-Kultur in Ihrer Organisation, um sie zu verbessern.

Methode 2 – Meetings

Viele Organisationen leiten Meetings auf eine Art, die arg zu wünschen übrig lässt. Viele Berufstätige halten Meetings für Zeitverschwendung. Verschiedene Studien weisen darauf hin, dass Manager Sitzungen zu 25 bis 50 Prozent als vergeudete Zeit empfinden.[1] Und etwas zugespitzt könnte man eine Studie von American Online und Salary.com so zusammenfassen, dass durchschnittlich nur an drei Tagen gearbeitet wird.[2] Drei Tage? So fühlt es sich natürlich nicht an. Aber die anderen zwei Arbeitstage werden von überflüssigen Aktivitäten wie ineffizienten Meetings ausgefüllt. Eigentlich sollen Meetings dazu beitragen, von der Weisheit, den Erfahrungen und der Intelligenz der Gruppe zu profitieren und Dinge zu vollbringen, zu denen wir allein nicht in der Lage wären. Wenn aber nicht alle vollkommen geistesgegenwärtig sind, können wir in Meetings nicht das Beste aus uns herausholen. Wir nutzen nicht unser volles kreatives Potenzial. Und meistens verschwenden wir jede Menge Zeit.

In diesem Kapitel geht es darum, wie Mindfulness als effizientes Werkzeug eingesetzt werden kann, um in kürzester Zeit das Beste aus Arbeitsbesprechungen herauszuholen.

Meetings bestehen aus drei Phasen

Wenn Sie Meetings achtsamer gestalten wollen, starten Sie mit einer einfachen Frage: Ist dieses Meeting für Sie und für andere wirklich von Nutzen? Lautet die Antwort Ja, sollte es Ihr vorrangiges Anliegen sein, diesen Termin so zu gestalten, dass er für Sie selbst und für andere so effizient wie möglich verläuft. Machen Sie sich klar, dass Meetings drei Phasen haben: Vorbereitung, Arbeitssitzung und Ende.

Mentale Vorbereitung

Sprichwörtlich ist ein guter Start die halbe Miete. Und das gilt insbesondere für Meetings. Ein guter Start für eine Arbeitssitzung ist dann gegeben, wenn Sie einen klaren Geist haben und sich bewusst von dem lösen, über das Sie gerade noch gesprochen oder an dem Sie eben noch gearbeitet haben. Außerdem ist es notwendig, sich bewusst auf drei Dinge zu konzentrieren: Auf die Menschen, mit denen Sie zusammenkommen, auf den Zweck des Treffens und auf Sie selbst. Obwohl mentale Vorbereitung immens wichtig ist, nimmt sie in der Regel nicht länger als eine Minute in Anspruch. Sie kann individuell oder auch in der Gruppe geschehen.

Und so geht es:

Bevor Sie den Konferenzraum betreten, richten Sie Ihre volle Aufmerksamkeit eine Minute lang auf Ihren Atem. Lassen Sie dabei jede Ablenkung kommen und gehen, als wären es Wellen, die ans Ufer schlagen, ohne sich näher mit ihnen zu beschäftigen. In einer einzigen Minute können Sie sich selbst ganz in den gegenwärtigen Moment bringen und auf das vorbereiten, was nun kommt.

Wenn eine Gruppe diese Vorbereitung gemeinsam macht, kann das die Effizienz jedes Einzelnen und damit der Gruppe insgesamt erhöhen. Sie müssen es noch nicht einmal Mindfulness nennen. Bevor Sie also die Tagesordnung vorstellen, könnten Sie die Teilnehmer einladen, eine kurze mentale Pause einzulegen, sich zu entspannen, den Geist zu beruhigen und einfach nur im Raum anzukommen. Gemeinsam kurz still dazusitzen, kann ein starkes Gefühl von Verbundenheit hervorrufen.

Die Tage von Mette, einer Abteilungsleiterin bei einem großen internationalen Getränkehersteller, waren von morgens bis abends mit Meetings angefüllt. Als sie und ihre Mitarbeiter sich regelmäßig mental auf die Meetings vorbereiteten, steigerte das die allgemeine Effektivität deutlich. Mette berichtete mir von ihren Erfahrungen und sagte: »Die verschiedenen Betriebsgebäude liegen relativ weit auseinander, sodass wir unterwegs von einem Gebäude zum anderen jede Menge Zeit haben, uns mental auf Besprechungen vorzubereiten. Außerdem starten wir jedes Meeting gemeinsam mit einer Minute Stille. Unsere Meetings sind wesentlich kürzer geworden und machen viel mehr Spaß – sogar wenn wir relativ schwierige Themen ansprechen.«

Es kostete Mette und Ihre Kollegen keine große Anstrengung, die Routine zu verändern. Doch veränderten damit ihre gesamte Meeting-Kultur.

Probieren Sie es aus. Bewusste mentale Vorbereitung ist wirklich eine tolle Möglichkeit, um sich geistig zu fokussieren und sich von mentalem Ballast zu befreien, bevor man tief in die Inhalte eines Meetings eintaucht.

Das eigentliche Meeting

Für die meisten ist es selbstverständlich, dass zu einem guten Meeting eine klare Absicht, eine Tagesordnung, ein Zeitplan und ein guter Umgang mit ungeplanten Themen gehören. Doch selbst wenn all das gewährleistet ist, ist ein Arbeitstreffen trotzdem nur effizient, wenn alle aufmerksam sind. Wenn Teilnehmer auf ihre Laptops starren oder mit Telefonen hantieren, ist die kollektive mentale Leistungsfähigkeit - der Gradmesser für ein erfolgreiches Meeting - nicht gegeben. Wenn sich jemand entscheidet, eine Nachricht zu beantworten, ist das genau so, als würde diese Person das Meeting verlassen. Nicht nur, dass sie selbst nicht mehr da ist, das Hinausgehen stört auch alle anderen im Raum. Jedes Mal, wenn jemand seine E-Mails checkt oder einen Text abschickt, führt das zu Ablenkungen bei anderen, bis hin zu dem spontanen Impuls, ebenfalls die E-Mails zu checken. Wenn die Person dann noch eine Frage stellt, die bereits beantwortet wurde, führt das immer weiter vom Bewusstseinsstrom des Meetings weg.

Jeder von uns kennt die eine oder andere Variante dieses Geschehens. Wir alle haben schon erlebt, wie aufgrund von Unaufmerksamkeit die Energie und Produktivität nachlässt und alle Anwesenden immer frustrierter und genervter werden. Unkonzentrierte Arbeitstreffen dauern länger, sind ineffizient und ärgerlich. In der Begegnung mit anderen bildet Präsenz die Basis für Effizienz. Wenn wir geistesgegenwärtig sind, holen wir das Beste aus unserer Zusammenkunft mit anderen heraus. Daher ist die Hauptregel für erfolgreiche Meetings: während des gesamten Treffens für diejenigen präsent zu sein, die da sind.

Jedes Meeting bietet eine Gelegenheit, Ihre Präsenz zu trainieren. Machen Sie dafür die Person, die spricht, zu Ihrem Ankerpunkt und richten Sie Ihre volle Aufmerksamkeit auf sie. Natürlich ist es manchmal schwierig dabeizubleiben. Besonders, wenn das behandelte Thema für Sie nicht den höchsten Stellenwert hat. Durch Übung wird es leichter, mit der Zeit zu einer selbstverständlichen Gewohnheit. Es gibt auch Situationen, in denen Computer und Telefone während eines Meetings benötigt werden. Doch bevor Sie sie einschalten, prüfen Sie, ob die Gerätenutzung dem Besprechungszweck und damit allen Anwesenden dient. Halten Sie inne, wenn Ihr Telefon brummt. Machen Sie sich Ihre Ziele und Prioritäten bewusst. Denken Sie darüber nach, welche Auswirkung es hat, wenn Sie weniger präsent sind.

Die gleichen Regeln gelten für virtuelle Meetings, Telefonkonferenzen und andere Formen von Zusammenkünften auf Distanz. Sofern Sie nicht mit Menschen von Angesicht zu Angesicht sprechen, kann es sehr schwierig sein, sich zu konzentrieren.

Abschluss

Ein Meeting im rechten Moment und in der rechten Weise zu beenden, ist eine wahre Kunst. Einerseits ist es wichtig, Entscheidungen und weitere Schritte klar festzuhalten, andererseits sollte eine Zusammenkunft pünktlich enden, damit jeder rechtzeitig zu seiner nächsten Aufgabe wechseln kann. Es hat sich bewährt, am Ende noch einmal ein paar Minuten Mindfulness zu praktizieren und damit den Kopf freizubekommen.

Einige unserer Kunden sind dazu übergegangen, Meetings einige Minuten vor der Zeit enden zu lassen, sodass sich die Teilnehmer sammeln und entspannen können, bevor sie zur nächsten Aufgabe wechseln. Weniger unter Zeitdruck zu geraten, führt auch dazu, dass sich Kolleginnen und Kollegen noch einmal in die Augen schauen und sich einander für ihre Aufmerksamkeit und Zeit bedanken. Wenn Zusammenkünfte in einem zufriedenen, respektvollen Klima stattfinden, steigt die Bereitschaft, sich erneut zu treffen und gegenseitig zu unterstützen. So kann sich auf ganz natürlichem Wege eine positive Meeting-Kultur entwickeln.

Das wichtigste Meeting des Lebens

Die wichtigsten Besprechungen in unserem Leben finden nicht im Konferenzraum statt. Im Grunde sind sie gar nicht mit der Arbeit verbunden. Die wichtigsten haben wir mit unseren Partnern, unseren Kindern oder anderen Familienangehörigen und Freunden. Das sind die Augenblicke, in denen unsere volle Präsenz besonders kostbar ist. Wenn Sie auf Ihr Leben zurückblicken, würden Sie jemals an Konferenzen oder Meetings denken? Im Gegenteil, Sie würden an die Begegnungen mit den Menschen denken, die Ihnen wirklich viel bedeuten. Wenn es sich überhaupt lohnt, irgendwo präsent zu sein, dann doch für unsere Familien und Freunde.

Bryan Dyson, ehemaliger CEO von Coca-Cola, hat einmal in einer Antrittsrede an einer großen amerikanischen Universität gesagt: »Stellen Sie sich Ihr Leben als ein Spiel vor, bei dem Sie fünf Bälle gleichzeitig in der Luft jonglieren. Diese fünf Bälle sind Arbeit, Familie, Gesundheit, Freunde und Glück. Sie werden bald feststellen, dass die Arbeit wie eine Art Gummiball ist – wenn Sie ihn fallen lassen, springt er wieder in Ihre Hände zurück. Aber alle anderen vier Bälle sind aus Glas. Wenn Sie einen davon fallen lassen, wird er für immer beschädigt, zerbrochen oder vollkommen zerstört sein. Niemals wird er wieder sein wie vorher. Arbeiten Sie also effizient, solange Sie am Arbeitsplatz sind, und gehen Sie pünktlich nach Hause. Schenken Sie Familie und Freunden ausreichend Zeit und achten Sie auf sich selbst. Etwas von Wert kann nur einen Wert haben, wenn es wertgeschätzt wird.« [3]

Was wären die Vorteile oder der Nutzen für Ihr Leben, wenn Sie in jeder Begegnung bei der Arbeit und zu Hause mehr Mindfulness einbringen würden? Fokussiert und klar zu arbeiten, führt zu mehr Effizienz. Wenn Sie effizienter arbeiten, haben Sie mehr Zeit und Kapazität für die Dinge im Leben, die Sie erfreuen und erfüllen. All das gründet auf Ihrer grundsätzlichen Entscheidung, präsenter zu sein. Es ist nicht wesentlich, alle Vorschläge hier ganz genau zu befolgen. Es ist aber wichtig, sich Zeit zu nehmen, um darüber nachzudenken, welche Erfahrungen Sie selbst mit Meetings machen und was Sie proaktiv tun können, um die gemeinsame Zeit mit anderen besser zu nutzen. Wenn Sie mehr über die Macht der Präsenz erfahren wollen, schauen Sie sich das erste Kapitel über die mentalen Strategien im zweiten Teil des Buches an.

Tipps und Überlegungen zu Meetings mit Mindfulness

- Denken Sie einen Augenblick über die Meetings in Ihrem Arbeitsumfeld nach. Wie effizient sind sie? Wie könnten Sie die Zeit besser nutzen?
- Um die Effizienz von Meetings zu steigern, bereiten Sie sich mental auf das Meeting vor. Stellen Sie sicher, dass Sie selbst und möglichst alle anderen während des Meetings präsent sind und dass Sie eine Sitzung so rechtzeitig beenden, dass anschließend jeder ohne Zeitdruck weiterarbeiten kann.

- Wenn Sie vor, während und nach einem Meeting Mindfulness-Übungen machen, unterstützt Sie das sowohl dabei, Konzentration und bewusste Wahrnehmung aufrechtzuhalten, als auch Ablenkungen unbeachtet zu lassen. Außerdem erhöhen Sie Ihre Trainingszeit für Mindfulness.

Methode 3 – Ziele

Jeder von uns hat Ziele, die er verfolgt – persönliche und berufliche. Es gibt Ziele, die uns bewusst sind und die wir präzise benennen können. Aber es gibt auch solche, die aus unserem Unterbewussten entspringen und unser Verhalten steuern, ohne dass wir es wahrnehmen.

Vergleichbar mit Leuchttürmen an einer Küste zeigen uns unsere Ziele, wo es langgeht, auch dann, wenn das Leben hohe Wellen schlägt und der Sturm aus allen Richtungen bläst.

Mindfulness passt gut zum Thema Zielsetzung. Genau genommen ist es schwierig, das eine ohne das andere zu erreichen. Wenn Sie eine klare Zielvorgabe haben, ist es viel leichter, konzentriert und aufmerksam zu bleiben. Umgekehrt ebenso. Es ist leichter, die eigenen Ziele im Blick zu behalten, wenn man konzentriert und aufmerksam ist. Wenn Sie sich im zweiten Quadranten der Matrix befinden, werden Sie sich zielgerichtet und konzentriert erleben. In allen anderen Quadranten fällt es eher schwer, eine klare Zielsetzung zu verfolgen. Natürlich ist es nicht immer leicht, ans Ziel zu gelangen. Viele Hindernisse können sich in den Weg stellen. Dieses Methodenkapitel erläutert Mindfulness-Techniken, mit denen Sie Ihre Ziele erreichen können. Bevor wir aber in das Thema achtsamer Zielsetzung tiefer eintauchen, lassen

Sie uns untersuchen, wie wir von unseren Zielen durch unbewusste Urteile und Bewertungen ferngehalten werden.

Warum wir unsere Ziele nicht erreichen

Wie häufig haben Sie schon einen Vorsatz für das neue Jahr gefasst? Häufiger Sport zu treiben, mehr zu schlafen, weniger zu essen oder sogar ein Mindfulness-Training zu beginnen? Jedes Mal zum Jahreswechsel nehmen Sie sich vor, Ihr Leben zu ändern und alles besser zu machen. Doch obwohl Sie die Vorteile eindeutig sehen, bringen Sie es immer wieder fertig, mit Ihren Vorsätzen zu brechen.

Warum? Was geht da schief? Um diese Frage beantworten zu können, müssen wir ein bisschen besser verstehen, wie Verstand beziehungsweise Bewusstsein funktionieren.

Unser Geist, unser Verstand, arbeitet gleichzeitig sowohl auf bewussten als auch auf unbewussten Ebenen. Vieles von dem, was unterbewusst abläuft, hat seinen Ursprung im Hirnstamm beziehungsweise im Reptilienhirn im limbischen Bereich. Dort befindet sich die Zentrale für unsere Instinkte und Emotionen. Bewusste Denk- und Verhaltensabläufe wie Sprache, Problemlösung und Kreativität werden überwiegend in der Großhirnrinde gesteuert. Unser Gehirn kann pro Sekunde ungefähr sieben Bits, sieben Informationsteilchen, bewusst verarbeiten. Das ist so gut wie gar nichts im Vergleich zu den elf Millionen Bits, die in der gleichen Zeit vom Unterbewusstsein verarbeitet werden. Es passiert also viel mehr unter der Oberfläche unserer Wahrnehmung, als uns klar ist.

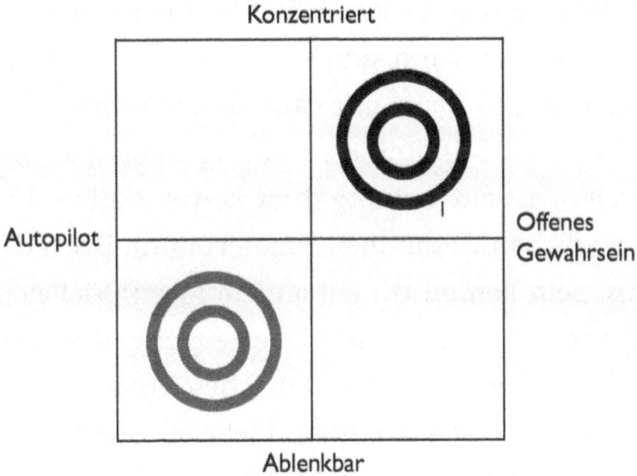

Abb. 5: Matrix der mentalen Effektivität

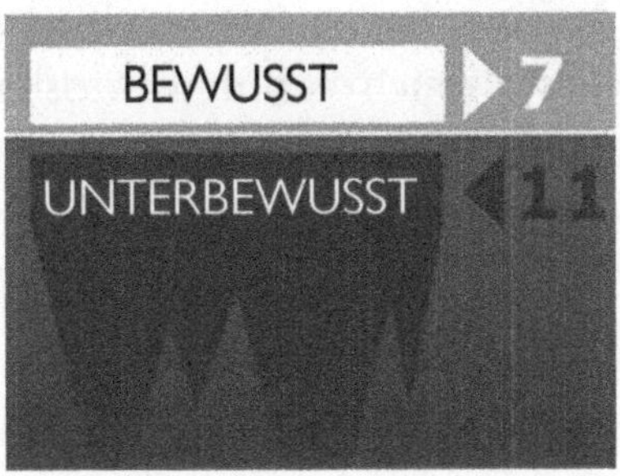

Abb. 6: Matrix der mentalen Effektivität

Wenn Sie einen Vorsatz für das neue Jahr fassen, machen Sie sich dies bewusst und gehen offenbar davon aus, dass die sieben Bits pro Sekunde, mit denen Ihr Bewusstsein operiert, ausreichen werden, um Ihr Ziel zu erreichen, Ihr Vorhaben umzusetzen. In Wirklichkeit aber werden Sie ständig mit Ablenkungen konfrontiert, die Ihre Aufmerksamkeit abziehen.

Ziele geraten nicht nur im Kampf um Ihre Aufmerksamkeit unter die Räder, auch das Unterbewusstsein ist eine große Hürde auf dem Weg zum Ziel. Während die Neujahrsvorsätze Ihrem Verstand sinnvoll erscheinen, versucht das Unterbewusstsein, Sie in eine ganz andere Richtung zu lenken. Nehmen Sie Mindfulness-Training als Beispiel. Ihr Verstand weiß, dass ein Training Ihrer Konzentration, Klarheit und körperlichen Gesundheit zugutekommt. Doch das Unterbewusstsein kommt oft auf andere Ideen. Vielleicht hegen Sie unterbewusst die tiefe Überzeugung, dass das Training nichts für Sie ist. Vielleicht machen Sie sich Gedanken, was andere dazu sagen könnten. Vielleicht glauben Sie unterbewusst einfach nicht, dass Mindfulness Vorteile bringen könnte.

Diese Zweifel bringen Sie von Ihrer Absicht ab, sich hinzusetzen und zu trainieren. Wenn man deutlich definierte Ziele verfolgen möchte, kommt man nicht umhin, sowohl den bewussten Geist als auch die unterbewussten Prozesse zu managen. Unser Unterbewusstes folgt im Wesentlichen zwei Beweggründen: Dinge, die wir mögen, zu fassen zu kriegen, und Dinge, die wir nicht mögen, zu vermeiden.

Während unser Unterbewusstes meistens nach kurzfristiger Befriedigung giert, zeigen sich Resultate unserer bewussten Vorhaben meist erst später. Die große Frage, die sich daher stellt, lautet: Wie lässt sich der Drang des Unterbewusstseins nach Festhalten oder Vermeiden zügeln, um mit Klarheit bei den selbstgesteckten Zielen zu bleiben?

Ziele im Blick behalten

Je achtsamer Sie sind, umso größer ist die Bandbreite Ihrer bewussten Aufmerksamkeit. Durch Mindfulness wächst die Anzahl der Bits, die bewusst verarbeitet werden. Gleichzeitig kultivieren Sie mehr Gewahrsein für die Dinge, die sich im

Unterbewussten abspielen. Mindfulness ermöglicht es Ihnen, unterbewusste Prozesse mit bewusst gefassten Zielen abzugleichen, die Zielsetzung im Blick zu behalten und so die Aussicht auf Erfolg zu steigern. Doch es bleibt dabei: Zu wissen, dass uns etwas guttut, bringt uns nicht automatisch dazu, entsprechend zu handeln. In unserer hektischen Welt wird unser Geist oft durch alles Mögliche verwirrt. Trotz ausgiebigen Mindfulness-Trainings können unsere bewusst gewählten Ziele unter der Macht des Unterbewussten begraben werden. Wenn Sie das beobachten, probieren Sie doch einmal folgende Sofortmaßnahme. Richten Sie sich in wenigen Schritten wieder neu auf Ihre ursprünglichen Ziele aus. Das dauert nicht länger als eine Minute.

Ausrichten auf Ziele – mit Mindfulness

- Wenn Sie sich dabei ertappen, wie Sie gegen Ihre eigenen Ziele arbeiten, machen Sie eine achtsame Pause und halten Sie für einen Moment inne – achten Sie auf Ihre Atmung, während Sie ruhiger werden und Klarheit zurückgewinnen.
- Stellen Sie sich die Frage: »Welche Geschichten oder Glaubenssätze halten mich davon ab, meinem Ziel näherzukommen? Verspüre ich unbewusstes Verlangen für oder Abneigung gegen etwas?«
- Was immer Sie auch finden, schauen Sie es sich an und nehmen Sie wahr, wie es sich bei Licht betrachtet verwandelt und auflöst.
- Korrigieren Sie Ihr Verhalten und machen Sie dann auf Ihrem Weg zum Ziel weiter.

Unbewusstes/unerwünschtes Verhalten -> achtsame Pause -> erhöhte Wahrnehmung -> korrigiertes Verhalten

Neben der Ausrichtung auf ein Ziel kann auch die Art und Weise, wie Sie ein Ziel formulieren, eine wichtige Rolle für den Erfolg spielen. Zwei einfache Methoden können helfen, Ihre Ziele klar und deutlich an das Unterbewusstsein zu kommunizieren:

1. Verfassen Sie Ihr Ziel so konkret wie möglich.
2. Formulieren Sie Ihr Ziel positiv.

Achtsame Zielbestimmung

Unser Unterbewusstes braucht Zielformulierungen, die klar und leicht zu verstehen sind. Es hat zwar einen sehr großen Einfluss auf unser Leben, arbeitet dabei aber ziemlich unstrukturiert. Denken Sie zum Beispiel an Ihren letzten Traum: Ähnelte er durcheinandergewürfelten Puzzleteilchen? Oder war er klar geordnet, logisch aufgebaut? Oder eher chaotisch?

Wenn Sie sich nur ein vages Ziel setzen, etwa »jeden Tag Mindfulness trainieren«, ist die Gefahr groß, dass Ihr Unterbewusstes diese Mitteilung nicht richtig mitbekommt. Es wird sich fragen: »Was heißt das genau? Wie viele Minuten? Wo? Wann? Wie?« Wenn Sie das gleiche Ziel konkreter formulieren, steigen Ihre Chancen auf Erfolg erheblich. Das könnte so klingen: »Ich werde mich jeden Morgen zuerst für zehn Minuten meinem Mindfulness-Training widmen. Dazu setze ich mich auf die Couch und gehe genau so vor, wie es in den Anleitungen aus Kapitel 2 zur Fokussierung des Geistes beschrieben ist.«

Mit dieser Art von Zielformulierung kommt die Botschaft im Unterbewussten klar und deutlich an. Außerdem können positiv formulierte Ziele dort auch leichter verarbeitet werden als negativ formulierte. Denn üblicherweise bewegt sich das Unterbewusste auf Angenehmes zu und von Unangenehmem weg. Während »Ich will Multitasking vermeiden« ein negativ formuliertes Ziel wäre, könnte die positive Version lauten: »Ich möchte mich immer ganz auf eine Aufgabe konzentrieren«.

Doch die beste Konzentration und Formulierung kann einem nicht die Entscheidung darüber abnehmen, welche Ziele man fassen oder zu welchem Zeitpunkt man sie wieder fallen lassen sollte.

Ziele an der losen Leine führen

José war als Senior Manager in einem amerikanischen Konzern für pharmazeutische Produkte und Konsumgüter sehr erfolgreich und erreichte seine gesteckten Ziele so gut wie immer. Um seine Position in der Firma zu erlangen, hat er viele Jahre sehr hart gearbeitet. Er war ein bisschen stolz auf das, was er erreicht hatte, und genoss seine Privilegien. Er erzählte mir seine Geschichte – von der harten Arbeit, den langen Tagen und von den vielen Urlauben, die er um seiner Karriere willen hatte absagen müssen. Er schaute auf arbeitsintensive Jahre zurück, die ihm privat und beruflich viel abverlangt hatten. Er stellte fest, dass er immer standhaft geblieben war, sein Ziel immer beharrlich verfolgt hatte und sich nie davon hatte abbringen lassen. Im Nachhinein ging ihm jetzt allerdings auf, dass er für sein Karriereziel einen sehr hohen Preis gezahlt hatte. Jahrelanger Stress hatte seine Gesundheit geschädigt, das Verhältnis zu seinen Kindern war nicht so eng, wie er es sich wünschte, und die Scheidung von seiner Frau bedauerte er nach zwei Jahren noch immer. Ihm drängte sich die Frage auf, ob es das alles wert gewesen war. In seinem Buch *Die 7 Wege zur Effektivität: Prinzipien für persönlichen und beruflichen Erfolg* fragt Stephen R. Covey: »Was macht es für einen Sinn, das Ende der Leiter zu erreichen, um dann festzustellen, dass sie an der falschen Wand aufgestellt wurde?« José war ganz oben auf der Leiter angekommen, war wohlhabend und genoss von vielen Seiten Anerkennung. Doch indem er sich voll und ganz auf seinen beruflichen Erfolg konzentriert hatte, waren ihm wichtige Aspekte seines Lebens verloren gegangen.

Viele von uns klammern sich zu sehr an ihre Ziele. Wir fixieren uns total auf das, was wir erreichen wollen, und verlieren dabei den Überblick. Mit der Konsequenz, dass nicht wir selbst, sondern die Ziele unser Leben steuern und kontrollieren. Daher ist es wichtig, die eigenen Ziele an einer losen Leine zu führen und sie rechtzeitig loslassen zu können, wenn sie uns dem Glück nicht näherbringen.

Ziele zu haben ist wichtig, und oft sind sie schwer zu verwirklichen. Mit einem fokussierten und klaren Geist wird es leichter, sie zu definieren und zu verfolgen. Und es wird leichter, Ziele auch wieder loszulassen, wenn sie dem Glück im Wege stehen.

Tipps und Überlegungen für klare Ziele

- Klare Ziele verhelfen uns zu mehr Konzentration und Gewahrsein hinsichtlich dessen, was uns wichtig ist; Mindfulness hilft uns, Konzentration und Gewahrsein bewusst einzusetzen, um unsere Ziele zu erreichen.
- Unterbewusste Prozesse können uns davon abhalten, unsere Ziele zu erreichen, aber mit mehr Gewahrsein können wir sie uns bewusst und zunutze machen.

- Konzentration ist notwendig, für sich alleine genommen jedoch »blind«. Erst wenn wir Konzentration mit Gewahrsein verbinden, so wie es im zweiten Quadranten der ›Matrix mentaler Effektivität‹ zum Tragen kommt, stellen wir sicher, dass wir nicht blindlings den falschen Zielen folgen.
- Nehmen Sie sich einen Moment Zeit und schreiben Sie die wichtigsten Ziele für den Beruf und für Ihr Privatleben auf. Formulieren Sie sie sowohl sehr konkret als auch positiv, um Ihre Aussichten auf Erfolg zu erhöhen.

Methode 4 – Prioritäten

Privat oder beruflich – Ziele sind wichtig. Doch nicht alle Ziele haben den gleichen Ursprung. Um Erfolg zu haben, müssen wir unterscheiden, welche Ziele wichtiger sind als andere. Wenn wir bewusst Prioritäten setzen, behalten wir die wirklich wichtigen Dinge im Blick und geraten nicht aus dem Gleichgewicht, wenn mehrere Ziele miteinander in Konflikt stehen. Mindfulness hilft, die Flut der Gedanken zu ordnen und sich auf einige wenige Dinge zu konzentrieren. Mit mehr Bewusstheit können wir sicherstellen, dass wir unsere Aufmerksamkeit auf die »richtigen« Aufgaben und Dinge lenken: auf die, die zum Erfolg führen.

Eine bekannte Management-Regel, das 80/20 Prinzip – auch bekannt als Pareto-Prinzip – besagt, dass wir 80 Prozent unserer Zeit und Leistung in Tätigkeiten investieren, die nur 20 Prozent unserer Ergebnisse generieren. Die meiste Zeit verbringen wir demnach mit Aktivitäten, die einen verhältnismäßig kleinen Teil an Resultaten hervorbringen. Idealerweise sollten wir also unseren Fokus auf jene Aktivitäten lenken, die 80 Prozent der angestrebten Ergebnisse erzeugen. Nehmen Sie sich einen Moment Zeit und führen Sie sich die Tätigkeiten im Berufsalltag vor Augen, die im Vergleich zum Resultat viel Zeit verschlingen. Und nun machen Sie sich die Tätigkeiten klar, die weniger Zeit erfordern und gleichzeitig bessere Resultate erzielen.

Wenn wir fokussierter und bewusster sind, verbringen wir unsere Zeit mit den Dingen, die den höchsten Nutzen mit geringstem Aufwand bringen.

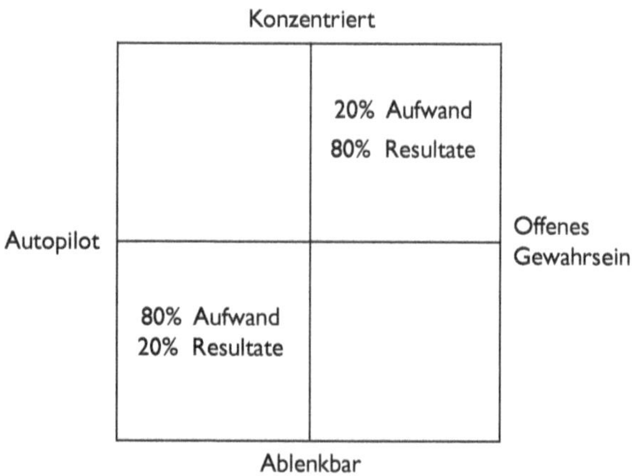

Abb. 7

Wenn wir abgelenkt sind, wenn wir uns im »Autopiloten« befinden, kann es leicht passieren, dass wir jede Menge Dinge tun, die zwar zeitaufwendig, aber wenig ertragreich sind.

Klare Prioritäten oder Zeitverschwendung?

Eine groß angelegte Studie zum Thema Priorisierung im Arbeitsalltag (durchgeführt vom FranklinCovey Leadership Institut), hat sich mit den Tätigkeiten von über 350.000 Berufstätigen auseinandergesetzt. Dabei fand man heraus, dass die meisten Menschen durchschnittlich 41 Prozent ihrer Arbeitszeit mit Tätigkeiten verbringen, die eine niedrige Priorität haben, statt sich wirklich wichtigen Dingen zuzuwenden.[1] 2012 beobachteten Professoren der London Business School die Manager von Sony, Lufthansa und LG Electronics. Sie wollten herausfinden, wie gut diese in der Lage sind, Aufgaben zu priorisieren. Die Schlussfolgerungen der Studie wurden in dem HBR-Artikel »Beware the Busy Manager«[2] veröffentlicht: »Sehr wenige (Manager) nutzen ihre Zeit so effizient wie möglich. Sie denken, dass sie sich um dringende Dinge kümmern, dabei verschwenden sie jede Menge kostbare Zeit.« Es wurde sehr deutlich, dass Geschäftigkeit keinesfalls mit Effektivität gleichzusetzen ist.

Als wir diese Studie in einem japanischen Technologie- und Konsumgüterkonzern vorstellten, hat man dort sofort begriffen, was gemeint ist. Eine Führungskraft sprach über ihre Erfahrungen: »Mir ist klar, dass es gut wäre, das ganze Getöse im Kopf auszuschalten, damit ich die mentale Klarheit und Ruhe finde, die ich brauche, um effektiv zu sein. Aber im Alltag ist das nicht so einfach. Sehr oft werde ich von Informationen und Ablenkungen überrollt, dann stürze ich mich einfach auf das, was sich gerade am dringendsten anfühlt. Es ist wie ein Reflex, den ich kaum kontrollieren kann.« Klingt das vertraut?

Es gibt viele Gründe, warum es für Menschen schwierig ist, bei den Dingen zu bleiben, die den größten Erfolg bringen. Wenn der Geist unter Druck gerät – ständig mit Informationen und Ablenkungen bombardiert wird –, kann es schwierig sein, sich zu konzentrieren, ganz zu schweigen davon, Prioritäten zu setzen. Es ist schier unmöglich, die entscheidenden Angelegenheiten im Auge zu behalten, wenn der Verstand unter Beschuss steht. Es ist zwar ziemlich normal, aktiv zu werden, wenn man unter Druck gerät. Aber viele von uns verschwenden kostbare Zeit, einzig und allein, weil wir spontan Handlungsimpulsen folgen: Wir verfügen nicht über dieses Zeitfenster, das nötig wäre, um uns über die Folgen klar zu werden, wenn wir von einer Angelegenheit zu einer anderen wechseln, nur weil sie sich dringend »anfühlt«. Im Grunde sind wir nach Geschäftigkeit süchtig. Wir müssen immer etwas erledigen oder erreichen, eine E-Mail absenden, eine Anfrage beantworten, ein Problem in Angriff nehmen, unabhängig davon, ob es wirklich unseren Absichten oder Zielsetzungen entspricht.

Action Addiction – die Sucht nach Geschäftigkeit

Die Sucht nach Geschäftigkeit ist eine der größten Gefahren für mentale Leistungsfähigkeit und Produktivität. Die Hauptursache dafür ist ein untrainierter Geist. Und Training ist der einzige Weg, um darüber hinwegzukommen. Im Folgenden schauen wir uns sowohl diese »Sucht nach Geschäftigkeit« als auch mögliche Auswege näher an. Führen wir uns doch einmal vor Augen, wie so ein typischer Morgen von jemandem – nennen wir ihn Peter – aussieht, der in der »PAID Reality« arbeitet.

Um halb neun kommt Peter ins Büro. Nach einer erholsamen Nacht ist sein Verstand ziemlich klar, und er weiß genau, welche Prioritäten er für diesen Tag setzen muss – nämlich die, die 20 Prozent Aufwand erfordern und für 80 Prozent des Erfolges sorgen. Auf dem Weg zu seinem Schreibtisch trifft Peter einige Kollegen. Einer hält ihn auf und bittet ihn um seine Meinung in einer wichtigen Angelegenheit. Obwohl diese Sache nicht auf Peters heutiger Prioritätenliste steht, möchte er hilfsbereit sein. Er nimmt sich Zeit, um eine kluge Antwort zu geben. Der Kollege ist froh über die Hilfe und bedankt sich: »Peter, du bist der Beste!« Der so Gelobte erhält einen wohligen Kick des Neurotransmitters Dopamin. Die Belohnung dafür, etwas geschafft zu haben, hat Peters Prioritätenliste außer Kraft gesetzt. Am Schreibtisch angekommen, öffnet Peter sein E-Mail-Programm. Innerhalb weniger Minuten verlangen jede Menge Anfragen umgehend nach Antworten. Tief im Inneren weiß Peter, dass viele dieser Vorgänge zu den Aufgaben gehören, die 80 Prozent Aufwand und nur 20 Prozent seines Erfolges ausmachen.

Doch der Drang, sich in die Aktion zu stürzen, hat die übergeordneten Prioritäten erneut überstimmt. Peters kluge, sorgsame Zeiteinteilung unterliegt seinem Impuls, umgehend zu reagieren. Während Peter seine E-Mails beantwortet, erhält er jedes Mal, wenn er auf »senden« drückt, eine Dopaminbelohnung. Weil sein Geist untrainiert ist, macht sich die Geschäftigkeitssucht Peters Tag untertan und die guten Absichten und wichtigen Prioritäten vom Morgen zunichte.

Falls Ihnen Peters Erfahrungen bekannt vorkommen, sind Sie damit nicht allein. Unter Druck setzt unser Gehirn einige der höheren kognitiven Funktionen außer Kraft und schaltet auf Überlebensmodus. Das hat zur Folge, dass wir hinter Belohnungen herrennen – also nach den Dingen die wir kontrollieren beziehungsweise jetzt, in dieser Sekunde, erledigen können. Wir werden süchtig nach Aktivität, wie es die Abbildung 8 zeigt.

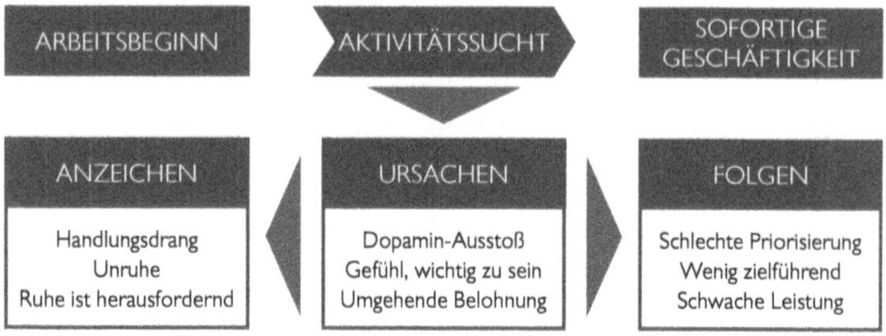
ARBEITSBEGINN
AKTIVITÄTSSUCHT
SOFORTIGE GESCHÄFTIGKEIT
ANZEICHEN
Handlungsdrang
Unruhe
Ruhe ist herausfordernd
URSACHEN
Dopamin-Ausstoß
Gefühl, wichtig zu sein
Umgehende Belohnung
FOLGEN
Schlechte Priorisierung
Wenig zielführend
Schwache Leistung

Abb. 8

Wenn wir der Sucht nach Geschäftigkeit erliegen, tun wir Dinge nicht, weil sie wichtig sind, sondern weil sie uns das Gefühl geben, wichtig zu sein. Die Aufgaben liegen vor uns, und wir möchten nützlich und produktiv sein. Das Problem ist Folgendes: Wenn wir nicht zurücktreten und sicherstellen, dass wir unsere Zeit für die Dinge nutzen, die uns zum eigentlichen Ziel führen, verschwenden wir viel zu viel Zeit mit Dingen, die drängen, aber relativ unbedeutend sind. Die Sucht nach Geschäftigkeit ist eine der größten Bedrohungen für mentale Leistungsfähigkeit und Produktivität. Um den Grad der eigenen Aktivitätssucht einschätzen zu können, machen Sie folgenden Test.

Testen Sie Ihr Suchtpotenzial

- Wenn Sie an Ihren Arbeitsplatz kommen und gerade loslegen wollen, setzen Sie sich hin und schauen Sie aus dem Fenster oder auf Ihren leeren Monitor.
- Tun Sie nichts. Sprechen Sie nicht. Lösen Sie kein Problem. Sitzen Sie für drei Minuten einfach da, ohne etwas zu tun.
- Wenn es für Sie eine Herausforderung ist, untätig zu sein, dann sind Sie zu einem gewissen Grad von Aktivitätssucht betroffen.

Die Sucht nach Geschäftigkeit beraubt Sie Ihrer Fähigkeit, klare Prioritäten zu setzen und sich mit dem, was Sie tun, tatsächlich auf Ihre wichtigen Ziele zuzubewegen. Es hemmt Ihre Leistung und Effizienz. Doch keine Sorge! Mit Mindfulness können Sie diese Sucht in den Griff kriegen.

Vermeiden Sie Sucht nach Geschäftigkeit

Obwohl die Sucht nach Geschäftigkeit eine natürliche Folge der modernen, schnelllebigen Arbeitsumwelt ist, müssen Sie sie nicht als ständige Beeinträchtigung in Kauf nehmen. Der Sucht nach Aktivität können Sie durch formales Mindfulness-Training entgegenwirken. Darüber hinaus hilft es, achtsam zu sein, wenn Prioritäten kollidieren.

Beim Mindfulness-Training wird der Neurotransmitter Serotonin im Gehirn ausgeschüttet und gleicht den durch Aktionssucht ausgelösten Dopaminkick wieder aus. Wenn Sie mehr über die Wechselwirkung zwischen Serotonin und Dopamin erfahren wollen, lesen Sie das Kapitel »Mentale Strategie – Gelassenheit« in Teil II des Buches. Je regelmäßiger wir Mindfulness trainieren – wie in Teil III beschrieben –, desto weniger werden wir von bestimmten Gewohnheiten abhängig. Wir finden mehr und mehr mentale Freiheit und Stärke bei allem, was wir tun, besonders während der Arbeit.

Während Ihnen Mindfulness-Training zwar die mentale Freiheit und Stärke verleiht, die Sie benötigen, um die Sucht nach Geschäftigkeit generell zu verringern, werden weiterhin viele Anforderungen an Ihre Aufmerksamkeit und Zeit gestellt. Wie könnten Sie also vorgehen, wenn Sie es mit konkurrierenden Prioritäten zu tun bekommen?

Moment der Entscheidung – Wenn Prioritäten kollidieren

Die häufigste Ursache für Geschäftigkeitssucht sind kollidierende Prioritäten. Wenn zwei oder mehrere Prioritäten zum gleichen Zeitpunkt zusammentreffen, müssen wir entscheiden, wie damit umzugehen ist. In solchen Momenten stürzen wir uns häufig in Aktion. Da ist sie wieder, die Sucht nach Geschäftigkeit. Doch wie Sie jetzt wissen, ist nicht jede Handlung zielführend. Glücklicherweise ist es recht einfach, der Aktivitätssucht nicht in die Falle zu gehen, wenn Prioritäten in Konflikt miteinander geraten (vgl. Abbildung 9).

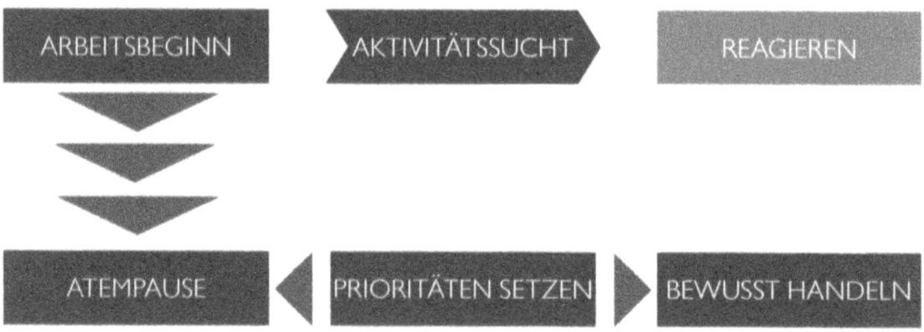

Abb. 9

Wenn Dringendes auf Sie einstürzt, atmen Sie tief ein, bevor Sie handeln. Halten Sie das Unwohlsein aus, das mit diesem Innehalten einhergeht. Nehmen Sie sich einen Moment Zeit und führen Sie sich Ihre Prioritäten vor Augen. Treffen Sie Ihre Entscheidung mit Blick auf Ihre übergeordneten Ziele. Stellt sich heraus, dass die neue Aufgabe Vorrang bekommen sollte, folgen Sie der Regel 2 für mentale Effektivität. Entscheiden Sie bewusst, welcher Ablenkung Sie nachgeben – und lenken Sie Ihre Aufmerksamkeit vollständig auf die neue Aufgabe. Wenn Sie aber meinen, dass die neue Aufgabe keinen Vorrang bekommen sollte, sagen Sie einfach »Nein« und halten sich an Regel 1 für mentale Effektivität. Bleiben Sie bei der Sache, für die Sie sich entschieden haben. Meistens handelt es sich bei diesem Nein um eine innere Antwort, die nicht an Kollegen oder Führungskräfte gerichtet ist. Da die Daten- und Informationsflut ebenso zunimmt wie die Komplexität unseres Arbeitslebens, wird ein wohlüberlegtes Nein immer notwendiger.

Obwohl es einfach klingen mag, kann es schwierig sein, einen Atemzug zu nehmen, um sich der Prioritäten gewahr zu werden. Nichts zu tun, außer zu atmen, kann – wenn wir mit vielfältigen Aufgaben konfrontiert werden – Unruhe und Angst auslösen. Doch mit regelmäßigem Training können sie dieses Reaktionsmuster hinter sich lassen. Sie können diese eine Sekunde gewinnen, mit der Sie Ihren Impulsen immer einen Schritt voraus sind. Ein einfacher Atemzug, mehrmals wiederholt, kann den entscheidenden Unterschied zwischen Aktionssucht und einem gut trainierten Geist ausmachen. Einige mögen einwenden: »Wenn ich jedes Mal bei einer Prioritätenkollision einen bewussten Atemzug mache, brauche ich den ganzen Tag, um irgendetwas zu schaffen.« Die Lösung des Problems liegt, so paradox es klingt, in der Kunst zu verlangsamen, um insgesamt schneller zu werden.

Beschleunigung durch Verlangsamung

Wie es möglich sein soll, durch Verlangsamung zu beschleunigen? Denken Sie einfach mal an das schnellste Landtier, den Geparden. Er erreicht eine Spitzengeschwindigkeit von bis zu 120 Kilometer pro Stunde. Wenn der Gepard den gesamten Tag lang mit dieser Geschwindigkeit rennen würde, wäre er bereits nach ein paar Stunden vor Erschöpfung tot. Wenn das Tier seine Höchstgeschwindigkeit bei der Jagd voll ausschöpfen möchte, beginnt es ganz langsam. Zuerst pirscht es sich an die Beute heran, hält inne, Blut füllt seine Muskeln, sein Gehirn ist auf einen Punkt konzentriert. Diese kurze Zeit der Ruhe erlaubt es dem Gepard, förmlich zu explodieren, sobald die Beute in seiner Reichweite ist.

Einen Atemzug zu nehmen, sobald Prioritäten kollidieren, ähnelt dieser Startphase des Gepards. Wenn Sie eine kurze Pause machen, können Sie Ihre Konzentration und Wahrnehmung vollkommen aufrechterhalten. So reagieren Sie angemessen und zweckdienlich auf Situationen, statt automatisch zu reagieren.

Tipps und Überlegungen zu Prioritäten:

- Klare Prioritäten helfen Ihnen, sich auf die richtigen Dinge zu konzentrieren und sowohl präsenter zu sein als auch über mehr geistige Klarheit zu verfügen.
- Mindfulness hilft Ihnen, die Sucht nach Geschäftigkeit zu vermeiden, und versetzt Sie in die Lage, Ihren Prioritäten gemäß zu handeln.
- Nehmen Sie sich einen Moment Zeit und reflektieren Sie Ihre eigenen Erfahrungen im Umgang mit weniger wichtigen Tätigkeiten beziehungsweise mit dem automatisierten Drang zum Handeln.
- Gibt es eine konkrete Handlung, die Sie ab morgen umsetzen könnten, um Ihre Sucht nach Geschäftigkeit zu reduzieren?

Methode 5 – Planen

Wir planen ständig - ob wir uns dessen bewusst sind oder nicht. Wir planen mit Absicht oder unfreiwillig. Unser Geist, der immerfort von Informationen überflutet wird, schaltet auf Autopilot und plant und plant und plant. Die Sucht nach Geschäftigkeit nimmt uns dadurch gefangen und raubt uns wertvolle Zeit - zulasten sinnvoller Planung.

Bei echter Planung geht es darum, die Sucht nach Geschäftigkeit zu überwinden, mentale Wirksamkeit zu entwickeln und den eigentlichen Prioritäten zu folgen. Echte Planung setzt voraus, zunächst langsamer zu werden,, um dann zu beschleunigen. Sie verlangt mehr Zeit zu Beginn, zahlt sich später aber richtig aus.

Bewusst planen - in der Gegenwart

Elaine, eine leitende Personalmanagerin in einer der größten amerikanischen Banken, erklärte die Herausforderungen guter Planung so: »Ich kann mich gut erinnern, dass ich - als ich jünger war - ziemlich präsent und ruhig war. Ich erinnere mich, dass ich gut geschlafen habe. Dass ich stundenlang lesen konnte, ohne abgelenkt zu sein. Heute fällt mir auf, wie ich gedanklich permanent mit etwas beschäftigt bin. In der Nacht wache ich oft auf und plane den nächsten Tag. Wenn ich ein Buch lese, stelle ich bereits nach kurzer Zeit fest, dass ich damit beschäftigt bin, Pläne für morgen zu machen. Und selbst wenn ich etwas planen muss, ist mein Kopf mit so vielen anderen Dingen beschäftigt, dass es schwierig ist, einen guten Plan zu fassen.«

Wir kennen das alle. Wir haben uns alle schon einmal von den Aufgaben überwältigt gefühlt und waren unfähig, uns vorzustellen, wie wir das alles unter einen Hut kriegen sollen. Durch die Informationsflut ist unser Geist darauf ausgerichtet, ständig in Bewegung zu sein. Er denkt immer zehn Schritte voraus und plant automatisch. So wie bei Elaine will unser Geist selbst dann Pläne machen, wenn wir versuchen zu schlafen. Anstatt auf ein wichtiges Gespräch fokussiert zu sein, plant unser Kopf das Mittagessen. Er plant, wenn wir in Besprechungen sitzen, E-Mails schreiben oder unterwegs sind. Er plant sogar, wenn wir einfach zu Hause entspannen wollen. Wir tun so, als wären wir die Meister der Planung, aber irgendwie haben wir den großen Plan aus den Augen verloren.

Wenn wir unter Druck stehen, meinen wir, einen Plan zu brauchen, um zu überleben. Tatsächlich können wir aber überleben, ohne ständig zu planen. In der Tat können wir sogar besser leben und mehr erledigen, wenn wir das automatisierte Planen zurückdrängen, dafür häufiger ganz bewusst planen und uns auf das wirklich Wichtige konzentrieren. Achtsame Planung gründet einerseits auf den Erfahrungen der Vergangenheit und ist andererseits in die Zukunft gerichtet, aber sie geschieht immer im gegenwärtigen Moment. Bei achtsamer Planung geht es darum zu entscheiden, *wann* wir bewusst planen, anstatt die Planung dem Autopiloten zu überlassen. Genaues Planen macht es leichter, ein achtsames Leben zu führen. Mindfulness hilft Ihnen, genauer zu planen. Genaue Planung und Mindfulness ergänzen sich, unterstützen Sie darin, wie in Abbildung 10 dargestellt, sich im zweiten Quadranten der Matrix der mentalen Effektivität aufzuhalten.

Während all dies theoretisch sinnvoll ist, bleibt die Frage der Durchführung. Automatisierte, unkonzentrierte Planung resultiert aus einem untrainierten Geist, einem Geist, der unfreiwillig zwischen Vergangenheit und Zukunft hin und her wandert, ohne in der Gegenwart verweilen zu können. Um präzise planen zu können, ist es entscheidend, ganz im Hier und Jetzt zu sein.

Klare Planung in der Matrix

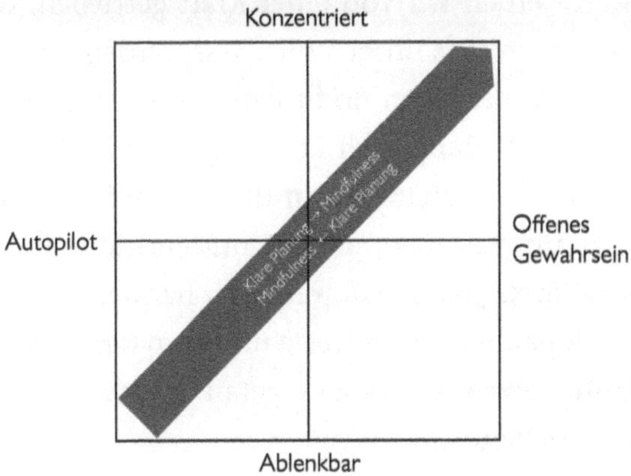

Abb. 10

Um präsent zu sein, müssen Sie das, was Sie tun oder wie Sie Ihr Leben führen nicht ändern. Vielmehr geht es darum zu verändern, *wie* Sie Ihre Aufmerksamkeit steuern. Im gegenwärtigen Moment präsent zu sein, ist eine bewusste Entscheidung.

Planen Sie Zeit zum Planen

Ein altes Sprichwort sagt: »Die Zeit vergeht zwar leider wie im Flug. Doch das Gute daran ist, dass Sie der Pilot sind.« Ja, die Zeit verfliegt – insbesondere wenn wir sehr beschäftigt sind und erst recht, wenn wir uns überlastet fühlen. Mit einer präzisen Tagesplanung können wir alle bessere Piloten werden. Eine gute Planung erlaubt uns auch, achtsamer zu werden. Die Zeit verfliegt besonderes schnell, wenn wir das Gefühl haben, die Dinge nicht unter Kontrolle zu haben. Und wir haben die Dinge nicht unter Kontrolle, wenn wir süchtig nach Aktivität sind. Jede Art von Sucht führt dazu, dass wir nicht klar denken oder rational handeln können. Stattdessen werden wir von einer Kraft getrieben, die sich mächtiger anfühlt als unser Wille. Wir werden von intensivem Verlangen getrieben und nicht von unseren Entscheidungen. Dieses Verlangen wirkt zu Beginn eines Arbeitstages besonders stark. Es zieht uns in die Geschäftigkeit hinein, und ehe wir uns versehen, sind wir mittendrin in irgendwelchen Aktivitäten. Jedes Mal, wenn wir handeln, werden wir mit einer Dopaminausschüttung und dem damit verbundenen Gefühl, etwas Wertvolles getan zu haben, belohnt. »Tun« fühlt sich gut an.

Arbeitsbeginn   Moment der Entscheidung   ⇨   Handlung

Die Schattenseite ist natürlich, dass wir das große Ganze aus den Augen verlieren. Unsere Ziele und Prioritäten unterliegen den Tätigkeiten, die umgehend erledigt werden wollen. Und jedes Mal stehen wir vor einer Entscheidung. Anstatt gezielt voranzuschreiten, bleiben wir allzu oft im Tun und Machen stecken: Wir arbeiten, ackern, strengen uns an, ohne wirklich voranzukommen. Von diesen zahlreichen Momenten der Entscheidung liegt der allerwichtigste in den Morgenstunden. Allein dadurch, dass die frühen Entscheidungen die Tonart für den Rest des Tages vorgeben, ist es maßgebend, die erste Zeit des Morgens für eine ausführliche Planung zu nutzen.

Planen Sie Ihren Tag

Wenn Sie sich Zeit nehmen, den Tag zu planen, verschafft Ihnen das Ruhe und Gelassenheit. Sie wissen dann, dass für Ihre wichtigsten Angelegenheiten Zeit reserviert ist. Sie behalten die Kontrolle und widerstehen vielen Ablenkungen. Es ist eine geringe Investition mit großer Rendite. Machen Sie es sich zur Gewohnheit, die ersten zehn Minuten bei der Arbeit für Folgendes zu reservieren.

Tägliches Planen

- Machen Sie zunächst ein oder zwei Minuten ABCD-Mindfulness-Training (vgl. Kapitel 2). Dadurch stärken Sie Ihren Fokus und unterdrücken den Drang nach Aktivität.
- Machen Sie eine kurze Liste von Aktivitäten, die höchste Priorität an diesem Tag haben, oder gehen Sie noch einmal die Liste durch, die Sie am Vorabend erstellt haben.
- Tragen Sie diese Dinge in Ihren Tageskalender ein.
- Jetzt beginnen Sie mit der Arbeit.
- Überprüfen Sie Ihren Plan ein- oder zweimal täglich. Wie kommen Sie voran?

Vielleicht fühlt es sich für Sie so an, als ob Sie das tägliche Planen langsamer machen würde. Aber wie oben erläutert, kann dieses Verlangsamen ein effektiver Weg sein, insgesamt schneller zu werden. Sie werden erstaunt sein, wie viel Zeit Sie durch effizienteres Arbeiten gewinnen. Sich um eine klare Planung zu bemühen, bewahrt Sie davor, dass Ihnen Kollegen oder andere Ablenkungen Zeit stehlen. Nicht nur der Tagesablauf lässt sich mit Mindfulness planen.

Durch Wochen- und Monatsplanung können Sie das große Ganze im Auge behalten und Ihren Kalender entsprechend managen.

Prinzipien achtsamer Zeiteinteilung

Während es einige allgemeine Prinzipen für die Zeitplanung mit Mindfulness gibt, hängt es von Ihrem Arbeitsstil und der Kultur Ihrer Organisation ab, wie Sie diese umsetzen. Erinnern Sie sich immer wieder an die 80/20-Regel. Behalten Sie diese Regel im Auge und blocken Sie den Großteil Ihrer Zeit für Aktivitäten, die die besten Resultate mit dem geringsten Aufwand liefern. Überlegen Sie, welchen Anteil Ihrer Tagesarbeitszeit Sie realistisch betrachtet für diese Aufgaben reservieren können, damit Sie auch noch genügend Zeit für dringende Angelegenheiten haben. Wie viel Zeit Sie für Dringendes einplanen, hängt davon ab, wie Ihre Arbeit beschaffen ist. Versuchen Sie, den Zeitpuffer für Unvorhergesehenes realistisch zu bemessen, das bewahrt Sie vor unnötigem Druck.

Neben der Festlegung Ihrer Prioritäten und dem Blocken von Zeitfenstern, um Feuer zu löschen, überlegen Sie sich auch, wie viel Zeit Sie täglich brauchen, um Ihre mentalen Batterien aufzuladen: Planen Sie Zeit für kleine Pausen ein, einen kurzen Spaziergang oder zehn Minuten Mindfulness-Training. Stellen Sie außerdem sicher, dass Sie Zeit für Notwendiges wie Nachbesprechungen von Meetings und Wegzeiten haben. Hier finden Sie einen beispielhaften Arbeitsplan, der nach diesen Prinzipien erstellt wurde.

Arbeitsplanung mit Mindfulness

Die Prinzipien für einen achtsamen Arbeitsplan sind:

- Zeit für Aktivitäten mit hoher Priorität einplanen,
- Zeit für Vorbereitung einplanen,
- entscheiden, wie viel Zeit für dringende Angelegenheiten freigehalten werden muss,
- Zeit zum Aufladen Ihrer Batterien blockieren,
- Mittagessen einplanen und
- Übergangsaktivitäten einplanen wie Nachbesprechungen und Wegzeiten.

Ebenso wie eine genaue Planung Ihnen helfen kann, Ihre beruflichen Ziele zu erreichen, kann sie Ihnen auch im Privatleben hilfreich sein. Nehmen Sie sich zum Beispiel vor, Zeit mit Ihren Kindern zu reservieren oder einen Abend frei zu halten, um ihn mit Ihrer Partnerin oder einem guten Freund zu verbringen. Denken Sie auch an die Aktivitäten, die Sie für sich selbst tun müssen, um glücklich und gesund zu bleiben. Ich persönlich gehe mindestens einmal pro Jahr in ein Mindfulnesss-Retreat. Ich weiß, wie wichtig das für mich ist, wenn ich anderen helfen will, Ruhe zu finden und ihr Potenzial zu entfalten. Wenn Sie keine Zeit bereithalten, um sich über Ihre Ziele und Prioritäten klar zu werden, wird die Zeit im Nu verfliegen. Wenn wertvolle Momente unbeachtet davonziehen, werden Sie das Gefühl haben, die Kontrolle zu verlieren. Durch sorgfältige Planung werden Sie beruflich und privat mehr Erfolg haben. Sie werden jeden Moment gut nutzen können. Und das ist gut so, denn keiner dieser Momente wird je wiederkommen.

Tipps und Überlegungen zur Planung mit Mindfulness

- Planen mit Mindfulness ist ein wirksames Mittel gegen die Sucht nach Geschäftigkeit.
- Reflektieren Sie über Ihr eigenes Planungsverhalten. Erkennen Sie bei sich die Tendenz, im Autopiloten zu planen und an Dinge zu denken, die für das Hier und Jetzt ohne Bedeutung sind.
- Planen mit Mindfulness beruht auf der Vergangenheit, ist in die Zukunft gerichtet, aber geschieht in der Gegenwart.
- Überlegen Sie sich Wege, wie Sie achtsamer, fokussierter und bewusster Ihre Zeit planen.

Methode 6 – Kommunikation

Es gibt ein wunderbares Zitat, das dem ehemaligen Vorsitzenden der US-Notenbank Alan Greenspan zugeschrieben wird: »Ich weiß, dass Sie glauben verstanden zu haben, wovon Sie glauben, dass ich es gesagt habe, aber ich bin nicht sicher, ob Ihnen klar ist, dass das, was Sie gehört haben, nicht dem entspricht, was ich meinte.«[1] Begreifen Sie? Eine Botschaft zu senden, ist nicht dasselbe, wie eine Botschaft zu kommunizieren. Damit effektive Kommunikation entstehen kann, muss der Empfänger verstehen, welche Absicht der Sender verfolgt – und nicht einfach nur die Worte lesen oder hören.

Effektive Kommunikation kann, muss aber nicht schwierig sein. Mit ruhigem, klarem Geist und guten Absichten auf beiden Seiten kann man relativ leicht sicherstellen, dass sogar komplizierte Mitteilungen gesendet, empfangen und verstanden werden. Wie bei vielen anderen Dingen im Leben auch ist das Entscheidende für achtsame Kommunikation, während der Interaktion mit anderen Menschen vollkommen präsent zu sein. Nur wenn wir ganz gegenwärtig sind, können wir sicher sein, wirklich zu verstehen, was kommuniziert wird.

Empathie und äußere Wahrnehmung

Empathie – also auf die Gefühle anderer eingestimmt zu sein – spielt eine entscheidende Rolle bei effektiver Kommunikation. Wenn Sie eine Ahnung davon haben, wie sich die Person fühlt, mit der Sie zu kommunizieren versuchen, finden Sie leichter eine gemeinsame Wellenlänge. Empathie basiert auf der Fähigkeit zu äußerer Wahrnehmung – eines der Hauptziele des Mindfulness-Trainings. Äußere Wahrnehmung schließt sowohl die Fähigkeit ein, zu erfassen und regelrecht lesen zu können, in welchem mentalen Zustand sich eine andere Person befindet, als auch, sich der Möglichkeiten bewusst zu werden, wie Sie den anderen beeinflussen oder unterstützen können. Anleitungen dazu, wie Sie innere und äußere Wahrnehmung entwickeln können, finden Sie in Kapitel 3: Offenes Gewahrsein.

Aus neurologischer Sicht gibt es zwei entscheidende mentale Muster, die effektive Kommunikation erschweren. Erstens, dass unser Geist dazu neigt abzuschweifen, zweitens unsere Neigung, Dinge so zu sehen, wie wir sie erwarten zu sehen – allgemein bekannt als gewohnheitsmäßige Wahrnehmung. Gewohnheitsmäßige Wahrnehmung oder kognitive Rigidität, wie dieses mentale Muster auch genannt wird, ist nichts anderes als das natürliche Bedürfnis, die Realität in einfachen, bereits existierenden Kategorien zu verorten. Das führt dazu, dass wir den ziemlich groben Bildern Glauben schenken, die unser Geist über andere Leute, uns selbst und alle möglichen Dinge, denen wir begegnen, fabriziert. Wir sind kognitiv rigide, mental starr(sinnig), wenn unsere Wahrnehmung eingeschränkt ist und wir nicht wirklich offen sehen, hören, spüren.

Hören Sie wirklich zu?

Als ich einmal spätabends nach Hause kam, wartete einer meiner Jungs auf mich. Er wollte unbedingt meine Aufmerksamkeit haben. Er war von irgendeinem Erlebnis in der Schule aufgewühlt und wollte mit mir darüber reden. Also setzte ich mich zu ihm und bat ihn, mir zu erzählen, was passiert war. Während er sprach, wanderte ich innerlich unter anderem zu der beruflichen Besprechung, die kurz vorher zu Ende gegangen war, zu den E-Mails, die sich in meinem Postfach türmten, zu einem Bericht, den ich noch lesen musste, und zu dem Abendessen, das ich noch kochen wollte. Clever und empathisch, wie mein Sohn war, brauchte er nicht lange, um zu erkennen, dass ich ihm nicht meine volle Aufmerksamkeit schenkte. »Papa, du hörst nicht zu«, sagte er. Da platzte es aus mir heraus: »Doch, tue ich. Ich bin doch hier – oder nicht?« Wie auch immer, in diesem Augenblick begriff ich, dass ich davon ausgegangen war, dass es nichts Neues gab und dass er mir von den gleichen Dingen berichten würde, die er üblicherweise in der Schule erlebte.

Das war ein typischer Fall ineffektiver Kommunikation. Ich hatte ihm keine Aufmerksamkeit geschenkt, weil ich durch meine gewohnte Sicht der Dinge, durch meine Erwartung, eine der üblichen Schulgeschichten zu hören, blockiert war. Und als mein Sohn meine Aufmerksamkeit einforderte, verteidigte ich mich reflexhaft, statt wirklich auf ihn einzugehen. Mit einem klaren, offenen Geist, hätte ich meiner spontanen Reaktion und gewohnten Wahrnehmung einen Schritt zuvorkommen können. Dann hätte ich ein aufgewühltes Kind gesehen, dass die ungeteilte Aufmerksamkeit seines Vaters brauchte.

Wir geraten alle einmal in die Falle unserer gewohnten Sichtweisen. Wir haben alle schon die Erfahrung gemacht, vermeintlich zu wissen, was uns jemand sagt, noch bevor er gesprochen hat. Diese Vorannahmen können jede Kommunikation untergraben, noch ehe sie begonnen hat. Vielleicht hat die andere Person ja doch etwas Neues mitzuteilen, möglicherweise etwas Wertvolles!

Achtsame Kommunikation beruht darauf, beides zu vermeiden - das Abschweifen ebenso wie kognitive Rigidität. Achtsame Kommunikation dient nicht nur der Sache - sie ist auch ein hervorragendes Trainingsfeld, um präsent und insgesamt offen zu werden.

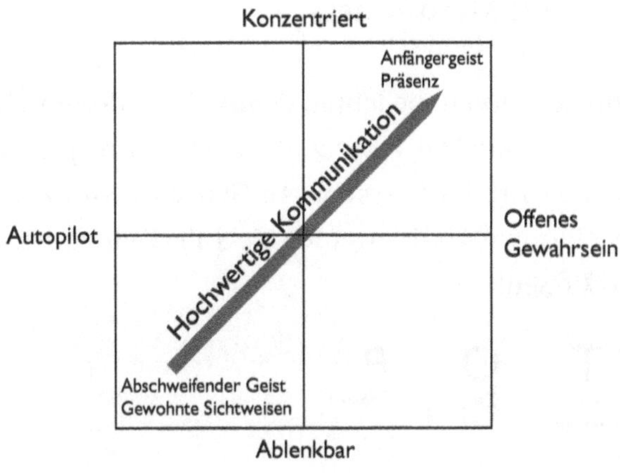

Abb. 11

Bezogen auf die Matrix mentaler Effektivität, findet effektive Kommunikation an dem Schnittpunkt von gerichteter Konzentration und offenem Gewahrsein statt. Im zweiten Quadranten der Matrix sind wir aufmerksam genug, um unseren umherwandernden Geist zu zähmen, und ausreichend wahrnehmungsoffen, um unsere gewohnten Wahrnehmungs- und Sichtweisen außer Kraft zu setzen. In diesem Zustand sind alle wesentlichen Bestandteile einer effektiven Kommunikation – Aufmerksamkeit, Einfühlung (Empathie), Verständnis – gegeben.

Effektive Kommunikation hat zwei Seiten

Wenn jemand redet, jedoch niemand zuhört, ist das keine Kommunikation. Hier stellen wir Ihnen Leitlinien vor, mit denen Sie Ihre Kommunikationsfähigkeit weiterentwickeln können – während Sie zuhören und während Sie sprechen.

Zuhören mit Mindfulness

Achtsam zuzuhören, bedeutet, demjenigen, der spricht, die volle Aufmerksamkeit zu schenken. Vier Prinzipien unterstützen diese Art des Zuhörens: Als Gedächtnisstütze nutzen wir das Akronym STOP – werden Sie **S**till, **T**eilnehmend, **O**ffen und **P**räsent.

S	T	O	P
Still	Teil-nehmend	Offen	Präsent

Zuhören mit STOP

- Verhalten Sie sich still. Still sein heißt, nicht zu sprechen. Das ist nicht nur wörtlich gemeint, sondern schließt auch Ihre innere Stimme ein. Vermeiden Sie innerlich Kommentare, Erinnerungen, Pläne, Urteile. Einer anderen Person zuzuhören erfordert Ihre volle Aufmerksamkeit.

- Stimmen Sie sich ein und stellen Sie eine Verbindung zu Ihrem Körper her. Zeigen Sie mit Gesten, dass Sie zuhören wollen. Ein Lächeln etwa kann einer anderen Person mitteilen, dass Sie ganz da sind.
- Seien Sie offen. Lassen Sie gewohnte Wahrnehmungen und Vorannahmen nicht zu. Nehmen Sie an, dass Ihr Gegenüber einen guten Grund hat zu sprechen und Ihnen etwas Wertvolles mitzuteilen hat.
- Seien Sie präsent. Seien Sie vollständig präsent, solange Sie mit der anderen Person interagieren. Wenn Sie bemerken, dass Sie in Gedanken abgeschweift sind, bringen Sie Ihre Aufmerksamkeit bewusst zurück. Nutzen Sie die Person, mit der Sie zusammen sind, als Anker für Ihre Aufmerksamkeit. Auf diese Weise machen Sie dem anderen mit Ihrer Gegenwart ein Geschenk – gleichzeitig trainieren Sie sich darin, geistesgegenwärtig zu sein.

Sprechen mit Mindfulness

Wenn Sie die Person sind, die spricht, können Sie folgende Regeln der Mindfulness anwenden. Wir nutzen für achtsames Sprechen das Akronym ACT - Verhalten Sie sich **A**ppropriate - angemessen, **C**ompassionate - mitfühlend, **T**imed - zeitbewusst.

A	C	T
Appropriate	Compassionate	Timed

Beachten Sie folgende Leitlinien:

Sprechen mit ACT

- Verhalten Sie sich angemessen. Sagen Sie die richtigen Worte zur richtigen Person, zum richtigen Zeitpunkt. Stellen Sie sicher, dass das, was Sie sagen, in diesem Moment für die andere Person hilfreich und nützlich ist. Wie der griechische Philosoph und Mathematiker Pythagoras sagte: »Sei still. Oder sag etwas, das besser ist als Stille.«
- Seien Sie mitfühlend. Wünschen Sie sich, zum Wohlbefinden Ihres Gesprächspartners beizutragen. Mitfühlend zu sein heißt nicht zu schweigen, wenn jemand Fehler macht. Tatsächlich kann es sehr mitfühlend sein, anderen ein konstruktives Feedback zu ihren Handlungen zu geben. Es kann ihnen helfen, sich zu entwickeln und zu wachsen.
- Seien Sie sich der Zeit bewusst. Sagen Sie das, was zu sagen ist, und nicht mehr. Schwafeln Sie nicht, seien Sie auch nicht so knapp, dass Ihre Botschaft auf der Strecke bleibt. Sagen Sie, was zu sagen ist, und dann halten Sie inne.

Achtsame Kommunikation ist die Kunst, das Beste aus einer Begegnung mit anderen herauszuholen. Mit effektiver Kommunikation können Sie zu etwas beitragen, was allgemein von Bedeutung ist, erfüllende Beziehungen leben und das Wohlergehen anderer steigern. Probieren Sie es aus.

Wann immer Sie mit einer anderen Person kommunizieren, hören Sie mit STOP zu und sprechen Sie mit ACT. Und fragen Sie sich ständig: »Wie kann ich für meinen Gesprächspartner in diesem Augenblick von größtem Nutzen sein?«

Ich will Sie nicht nur mit meinen Worten überzeugen, sondern Ihnen auch den Fall einer global agierenden australischen Beratungsfirma schildern. Das Senior-Leadership-Team hat im gesamten Unternehmen Mindfulness-Training eingeführt. Die Intention der Manager war, die Zusammenarbeit, Kooperationsbereitschaft und vor allen Dingen die Kommunikation zu verbessern. Einige Mitarbeiter waren zunächst skeptisch, aber nach ein paar Wochen haben sie bemerkt, wie sich ihr Umgang miteinander langsam veränderte. Sie wurden gelassener, rücksichtsvoller, freundlicher, konzentrierter, und überhaupt war es leichter und schöner, miteinander zu arbeiten. Auf die Frage, welche Methode aus dem Mindfulness-Programm den Mitarbeitern am meisten nützte, berichtete der Geschäftsführer Dominik, dass einige Kollegen unsere Postkarten mit STOP und ACT zu Meetings mitbrachten, um sich daran zu erinnern, im Miteinander achtsamer zu sein. »Diese Postkarten waren ein regelrechter Wendepunkt für uns alle. Sie halfen uns, aus negativen Mustern und ineffektiver Kommunikation auszuscheren und wesentlich besser zusammenzuarbeiten.« Kommunikation ist für den Erfolg jeder Organisation grundlegend. Unser Erfolg im Beruf hängt maßgeblich davon ab, wie gut wir in der Lage sind, uns auf andere einzulassen – auf Kollegen, Angestellte, Berater, Kunden und Lieferanten. Wir müssen sie wirklich hören und sie beeinflussen, sie verstehen und führen. Das kann uns effektiv und nachhaltig gelingen, wenn wir in unsere professionellen und persönlichen Interaktionen Mindfulness einbringen.

Tipps und Überlegungen zu Kommunikation mit Mindfulness

- Es gibt zwei gravierende Hindernisse für effektive Kommunikation: das Abschweifen des Geistes und gewohnte Wahrnehmungen und Sichtweisen. Lernen Sie zu erkennen, wenn diese Barrieren Ihre Kommunikation beeinträchtigen.
- Versuchen Sie, Ihre Fähigkeit zuzuhören mit Mindfulness und STOP zu verbessern: Werden Sie still, stimmen Sie sich ein, bleiben Sie offen und präsent.
- Versuchen Sie, Ihre Mitteilungsfähigkeit mit Mindfulness und ACT zu verbessern: Sprechen Sie angemessen, mitfühlend und mit Bewusstsein für die Zeit.
- Wenden Sie in den nächsten Tagen in einer Interaktion mit einer anderen Person STOP und ACT an. Beachten Sie, wie sich das Gespräch damit ändert.

Methode 7 – Kreativität

Dieses Kapitel beschäftigt sich mit dem Verhältnis von Mindfulness und Kreativität und der Frage, wie kreatives Denken gefördert wird. Ohne kreative und innovative Ideen sind die Chancen auf anhaltenden Erfolg für eine Organisation sehr gering. Gleichzeitig wird es immer schwieriger, kreativ und innovativ zu sein.

Der Forscher Kyung Hee Kim vom College of William & Mary hat die Ergebnisse von 300.000 Kreativitätstests analysiert, die in den vergangenen fünfzig Jahren sowohl bei Erwachsenen als auch bei Kindern durchgeführt wurden. Kim fand heraus, dass im Jahr 1990 die höchsten Ergebnisse für Kreativität erreicht wurden und diese von da an kontinuierlich abfielen.[1] Es gibt zahlreiche Theorien darüber, was diesen Niedergang verursacht haben könnte – ein eindeutiger Grund ist nicht zu finden. Dennoch sollten wir alle, gerade mit Blick auf die globalisierten Märkte und die damit einhergehenden Herausforderungen, unsere Fähigkeit zu kreativem Denken weiterentwickeln.

Was hält uns davon ab, kreativ zu denken?

Der Gründer des globalen Werbeunternehmens Ogilvy & Mather, David Ogilv, hat ein Motto: »Verkaufe – andernfalls ...« Weder zu Zeiten, als er noch Küchenzubehör auf der Straße verhökerte, noch als er später sein globales Unternehmen leitete, hat er dieses Motto aus dem Blick verloren. Die Notwendigkeit, einen Betrieb aufrechtzuerhalten und auf Knopfdruck kreativ zu sein, brachten ihn immer wieder in eine Zwickmühle. Kommerz und Kreativität lassen sich oft nur schwer vereinbaren.

Mary-Ann, Bereichsleiterin für Europa in einer großen amerikanischen Werbe- und Marketingagentur, wollte durch ein unternehmensbasiertes Mindfulness-Training sowohl die Kreativität als auch die Effektivität ihrer Mitarbeiter fördern. Wie in den meisten Werbeagenturen wurde das Arbeitsumfeld auch in ihrem Unternehmen von einer »Jetzt-Kultur« geprägt. Die Kunden forderten permanent hochwertige, kreative Ideen – und zwar sofort. Unter Druck kreativ zu sein, ist extrem hart. Mary-Ann wusste, dass ihr Team grundsätzlich effizienter werden musste und dass es genauso wichtig war, mental offen zu sein und über den Tellerrand hinauszuschauen. Das gesamte Team meldete sich zum Mindfulness-Training an. Sechs Monate lang übten sie gemeinsam, und mit der Zeit definierten sie neu, wie sie arbeiten wollten – jeder für sich und alle zusammen. Eine ihrer wichtigsten Erkenntnisse war, dass Aufmerksamkeitssteuerung für Kreativität unerlässlich ist.

Auf Basis dieser Entdeckung entwickelte das Team Leitlinien dafür, wann es in Ordnung war, einander zu unterbrechen, und wann sie Raum brauchten, um sich konzentrieren zu können. Innerhalb weniger Monate veränderte sich die Unternehmenskultur. Während es früher hektisch zuging, wurde die Gruppe ruhiger, die Leute wurden gelassener, konzentrierter, effizienter und hatten mentale Freiräume, um kreativ zu sein. Sie schauten sich ganz genau an, welche Auswirkung Mindfulness auf den Entwicklungsprozess von neuen Werbekampagnen hat. Früher geschah es häufig, dass Meetings hitzig abliefen, weil die Leute so viel Leidenschaft für ihre eigenen Ideen und Ansätze mitbrachten. Nach einigen Trainingswochen entschieden sie sich, während der Meetings immer mal wieder Pausen einzulegen, damit alle die Gelegenheit hatten, sich zu entspannen und sich von der einen oder anderen Idee wieder zu lösen. Sie erlebten, dass solche Mini-Mindfulness-Sessions die Konferenz wesentlich effizienter machten. Nicht selten entstanden viel mehr kreative Ideen als zuvor.

Um heute kreativ zu sein, ist es nicht die größte Herausforderung, mehr nachzudenken. Die meisten Menschen denken viel nach – schlimmer: Viele können nicht aufhören zu denken. Sie können sich nicht ausreichend lange von Gedanken und Ablenkungen lösen, um sich für wirklich kreative Ideen zu öffnen. In einer Welt, in der es darum geht, immer online zu sein, ist es nicht leicht, auf Offline umzuschalten. Eines der größten Hindernisse für Kreativität ist unsere Tendenz, über Themen und Probleme in gewohnten Bahnen nachzudenken. Wir entscheiden uns häufig für Lösungen, die uns vertraut sind oder die schon mal erfolgreich waren. Diese Vertrautheit macht es uns schwer, aus unseren bekannten mentalen Algorithmen und unseren üblichen Denkmustern auszubrechen. Dieses Thema wird im Kapitel über die mentale Strategie 4, Anfängergeist, noch weiter ausgeführt. Für den Moment reicht es nachzuvollziehen, dass unser typischer Umgang mit Problemen das Grübeln ist. Wenn es schwierig wird, grübeln wir noch ein bisschen mehr und kreisen um die gleichen Themen und Fragen, ohne eine einzige neue Idee hervorzubringen. Um mit dieser natürliche Angewohnheit zu brechen, müssen wir einfach stoppen.

Für eine Sekunde.

Gerade lang genug, damit unsere Synapsen feuern können und das limbische Gehirn beziehungsweise das Unterbewusste übernehmen kann. Kreativität entsteht, wenn wir die potenziellen Ideen berühren, die außerhalb unserer eingeschränkten bewussten Wahrnehmung liegen.

Das Unterbewusstsein aktivieren

Pablo Picasso war ein Ausnahmetalent und warf einen ungewöhnlichen Blick auf Dinge und Menschen. Er selbst hielt seine natürliche Gabe nicht für selbstverständlich. Er war der Ansicht, dass Kreativität und abstraktes Denken Fähigkeiten sind, die durch einfache Maßnahmen gestärkt werden können. Picasso hatte eine spezielle Vorgehensweise entwickelt, um kreative Lösungen zu provozieren. Zu Beginn eines Projektes betrieb er umfangreiche Recherchen zu dem Thema, über das er arbeiten wollte, ohne die Informationen in Zusammenhang mit früheren Überlegungen zu bringen. Nach einer Zeit des Studiums und der Recherche legte er alle Notizen zur Seite und nahm ein Bad. Ja. Ein Bad. Das Bad aktivierte sein Unterbewusstsein. Während er sich entspannte und aufhörte nachzudenken, und das war eine bewusste Entscheidung, sprudelte eine Quelle potenzieller Ideen. Er verband das Unbewusste mit dem Bewussten. Wenn Sie, wie Picasso, in Ihr Unterbewusstsein eintauchen wollen, folgen Sie diesen vier Schritten:

1. Problem formulieren.
2. Vom Problem lösen.
3. Sich Zeit geben.
4. Neue Ideen aktivieren.

Schritt 1: Das Problem formulieren

Das Unterbewusste geht nicht logisch oder rational vor. Wenn Sie seine Unterstützung wollen, müssen Sie ihm einen klaren Auftrag, ein einfach formuliertes Problem präsentieren. Nehmen Sie sich Zeit, um darüber nachzudenken, was der Kern Ihrer Herausforderung ist und was das beste Ergebnis wäre. Schreiben Sie dann in einer zugespitzten Frage auf, was Sie brauchen. Zum Beispiel: »Was ist eine geeignete Struktur für diesen Bericht?« Oder: »Wer könnte mir helfen, um mit diesem Fall voranzukommen?« Oder: »Was ist der tiefere Grund für diesen Konflikt?« Wenn Sie das Problem klar benannt haben, lassen Sie los.

Schritt 2: Sich vom Problem lösen

Es ist absolut wichtig, sich vom Problem und von dem Verlangen nach einer Lösung zu distanzieren. Wenn Sie sich nicht lösen, sondern weiterhin darüber nachdenken, wird Ihr bewusstes Denken jede unterbewusste Aktivität blockieren. Und die Grübelei wird Sie in alten Bahnen kreisen lassen und davon abhalten, eine neue Lösung zu finden. Nehmen Sie stattdessen den Zettel mit Ihrer Frage und legen Sie ihn zur Seite. Aber merken Sie sich, wo Sie ihn hinlegen, Sie werden ihn später noch brauchen. Der räumliche Abstand wird Ihrem Bewusstsein Frieden und Ruhe bringen, um auch mental loszulassen.

Schritt 3: Sich Zeit geben

Die Zeit ist jetzt auf Ihrer Seite. Sie haben das Problem fallen gelassen, und wie ein Angelhaken sinkt es in Ihr Unterbewusstsein, während Sie munter Ihren normalen Geschäften nachgehen. Einige Maßnahmen können den Lösungsprozess unterstützen. Für Picasso war es das Bad. Für Sie könnte es etwas ganz anderes sein. Wichtig ist nur, dass die Beschäftigung es Ihnen leicht macht, sich von dem Problem zu lösen. Vier konkrete Aktivitäten haben sich als sehr effizient erwiesen: Mindfulness-Training, Nickerchen (Power-Napping), Bewegung, ausgiebiger Schlaf:

- **Mindfulness-Training:** Immer mehr Studien und Forschungsarbeiten geben klare Hinweise auf einen Zusammenhang zwischen Mindfulness-Training und Kreativität.[2] Absichtlich von allen bewussten Gedanken und Ablenkungen loszulassen – ein Schlüsselelement des formalen Mindfulness-Trainings – ermöglicht es Ihnen, eine starke Verbindung zu Ihrem Unterbewussten herzustellen. Wenn Sie schon mal ein systematisches Mindfulness-Programm absolviert haben, haben Sie vielleicht im Laufe des Trainings auch Momente erlebt, in denen Sie besonders kreativ waren.
- **Power-Napping:** Es hat sich gezeigt, dass auch kurze, tiefe Nickerchen die Kreativität erhöhen. Nachdem Sie

Ihr Problem aufgeschrieben und zur Seite gelegt haben, erlauben Sie sich, für drei bis zehn Minuten einzuschlafen. Überprüfen Sie anschließend, ob Sie in der Lage waren, das Problem loszulassen. Wenn das nicht der Fall ist, machen Sie noch ein Schläfchen oder versuchen Sie es mit einer anderen Maßnahme.

- **Körperbewegung:** Wenn Sie körperlich aktiv sind, fällt es Ihnen leichter, nicht mehr an Ihr Problem zu denken. Machen Sie einen Spaziergang, gehen Sie laufen oder Fahrrad fahren, spielen Sie Tischtennis oder Fußball. Worauf es ankommt, ist, das Problem für einige Zeit zu vergessen.
- **Schlaf:** Zu guter Letzt hilft ausgiebiger Schlaf. Es gibt zahllose Beispiele von Menschen, die mitten im Tiefschlaf die großartigsten Einfälle hatten. Sie profitieren am meisten vom Schlafen, wenn Sie Ihr Problem aufschreiben und den Zettel auf Ihren Nachttisch legen. Sobald Sie erwachen, folgen Sie den Anleitungen für Schritt 4.

Schritt 4: Neue Ideen aktivieren

Sie haben Ihr Problem identifiziert, es losgelassen und Ihrem Unterbewussten Zeit gegeben, um zu arbeiten. Die letzte Aufgabe ist nun, Ihr Unterbewusstes mit Ihrem Bewusstsein kommunizieren zu lassen. Das kann ohne besonderes Dazutun geschehen. Oder Sie stoßen diesen Vorgang an: Nehmen Sie ein Blatt Papier und zeichnen oder schreiben Sie Ideen auf, ohne ein Ziel zu verfolgen. Geben Sie sich Zeit. In dieser letzten Phase kann es manchmal sinnvoll sein, sich zu fragen, ob Sie wirklich bereit sind, das Problem aus einer neuen Perspektive zu betrachten. Wenn Sie bemerken, dass eine Flut alter Informationen oder Lösungsansätze zutage treten, könnte es sein, dass Sie einfach mehr Zeit brauchen, um das Problem wirklich loszulassen. In diesem Fall kehren Sie zu Schritt 3 zurück.

Weniger ist mehr

Um Kreativität und Innovationskraft im Unterbewussten zu kultivieren, braucht es Zeit. Zunächst ist es vielleicht anstrengend, und die Ergebnisse sind nicht besonders aufregend. Aber je mehr Sie sich damit beschäftigen, umso stärker wird die Verbindung zwischen Ihrem unterbewussten und Ihrem bewussten Denken. Und umso leichter fällt das Ganze. Grundsätzlich kommt unsere Kreativität stärker ins Fließen, je mehr wir unser Leben und unser Denken vereinfachen. Drehen Sie das Radio ab, wenn Sie Auto fahren, verbringen Sie weniger Zeit vor dem Computer- oder Fernsehbildschirm, schlafen Sie mehr, vermeiden Sie es, von Informationen überflutet zu werden. Diese einfachen Maßnahmen können Ihnen helfen, Ihre mentalen Kapazitäten zu vergrößern, um Kreativität und neue Ideen zu fördern.

Ein voller Geist ist wie eine volle Tasse. Wenn es keinen Platz für Neues gibt, werden gute Ideen vergeudet, weil sie nicht aufgenommen werden können. Von dem deutschen Maler Hans Hofmann ist das Zitat überliefert: »Die Fähigkeit zur Vereinfachung besteht darin, alles Unnötige zu beseitigen, damit das Nötige sprechen kann.«[3] Die Forschung hat bestätigt, dass Simplizität im Arbeitsalltag zu mehr Kreativität führt.[4] In diesem Sinne ist weniger tatsächlich mehr.

Kreativität in der Matrix

Wenn wir Menschen befragen, wo sie Kreativität in der Matrix der mentalen Effektivität, wie in Kapitel 1 beschrieben, verorten würden, lautet die häufigste Antwort im vierten Quadranten. Also in demjenigen, in dem wir zwar über eine offene Wahrnehmung verfügen, uns aber auch leicht ablenken lassen. Der Verstand sagt, dass man in diesem Quadranten für neue Ideen offen ist. In gewisser Hinsicht macht das Sinn. Aber Kreativität heißt nicht nur, neue Einfälle zu generieren. Kreativ sein bedeutet auch, die guten Ideen zu erfassen und sie nicht mit dem Strom aller möglichen Einfälle und Ablenkungen wegziehen zu lassen. Im 4. Quadranten hätten wir zwar beste Bedingungen für kreatives Schaffen, aber wir würden das Baby mit dem Bade ausschütten, weil wir uns nicht fokussieren könnten. Kreatives Denken kann zwar im vierten Quadranten starten, aber um die Gedanken festhalten und nutzen zu können, müssen wir uns im zweiten Quadranten aufhalten (vgl. Abb. 12).

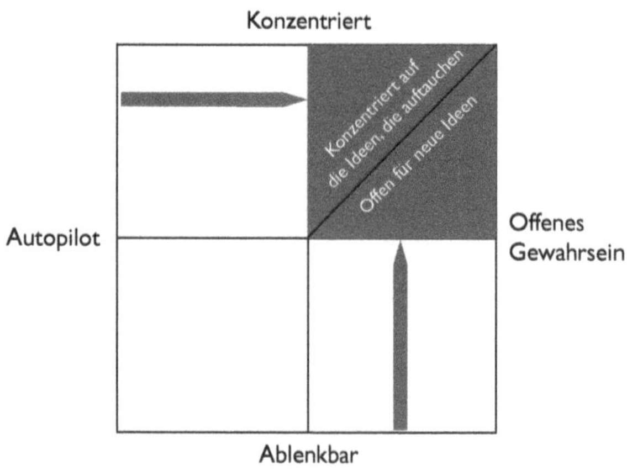

Abb. 12

Im zweiten Quadranten nehmen wir gute Ideen nicht nur wahr, wenn sie auftauchen, wir können uns auch auf sie konzentrieren und sie festhalten, um sie anzuwenden und umzusetzen. Dort kommt es darauf an, unsere Aufmerksamkeit wortwörtlich »zu entspannen«. Während angespannte Konzentration die Kreativität ins Stocken bringt, führt entspannte Aufmerksamkeit dazu, dass neue, innovative Ideen zutage treten.

Wir wären alle gern kreativ und wünschen uns, innovative Einfälle und Einsichten entwickeln zu können. Was uns davon abhält, ist die Tatsache, dass wir alle zu sehr beschäftigt sind. Wir haben das Gefühl, nicht genügend Zeit und Energie zu haben, um jede der vier Phasen des Prozesses zu durchlaufen. Aber Sie wären nicht die Ersten, die entdecken, dass es nicht unbedingt mehr Zeit in Anspruch nimmt oder dass Sie riesige Veränderungen in Ihrem Alltag vornehmen müssen, um Kreativität zu kultivieren. Mit einigen wenigen, aber bewussten Änderungen wird Ihr Geist präsent, ruhig und kreativ. Wenn wir erst einmal jede Menge neuer Ideen entwickeln, führt das nicht selten auch zu Wandel und Veränderung.

Tipps und Überlegungen zu Kreativität

- Die meisten Arbeitsumgebungen sind der Kreativität nicht zuträglich: Wenn wir unter Druck stehen und permanent abgelenkt werden, ist es schwierig, neue Idee zu entwickeln.
- Kreative Einsichten entstehen nicht durch Denken. Kreative Gedanken kommen, wenn wir mit unserem mächtigen Unterbewussten kommunizieren.
- Das Unterbewusste nimmt eine ganze Menge wahr, von dem wir keine Ahnung haben – in diese Erfahrungswelt

einzutauchen, führt uns zu einer sprudelnden Quelle kreativer Gedanken und Einfälle.
- Ein kreativer Prozess besteht aus vier Schritten: formulieren, loslassen, Zeit geben, Ideen aktivieren. Probieren Sie aus, wie diese Schritte bei Ihnen funktionieren.

Methode 8 – Change

«Das einzig Konstante im Leben ist die Veränderung.« Den Spruch kennen wir alle. Es zu wissen und effizient anzuwenden, sind zwei Paar Schuhe. Wir sind Gewohnheitstiere. Forscher schätzen, dass 95 Prozent unseres Verhaltens auf Gewohnheit beruhen.[1] Andersherum: Nur 5 Prozent von dem, was wir tun, rühren von einer bewussten Entscheidung her. Und wir folgen nicht nur Gewohnheiten, sondern sind auch neurologisch so programmiert, dass wir Dinge gern so belassen, wie sie sind. Vertrautheit gibt uns Sicherheit. Wenn die Dinge sich ändern, haben wir das Gefühl, die Kontrolle zu verlieren. Unsere Unfähigkeit zu akzeptieren, dass sich alles verändert, führt dazu, dass wir uns Schmerz und Leid zufügen. Mindfulness kann ein sehr machtvolles Instrument für Veränderungsprozesse sein. Es kann Ihnen helfen, Ihr Gehirn neu zu verschalten. Es gibt uns Kraft, wenn wir lernen, Wandel bereitwillig anzunehmen. Wenn wir, unabhängig davon, ob wir beruflich einen guten oder einen schlechten Tag hatten, nicht die Erwartung hegen, der nächste Tag werde ebenso sein, entwickeln wir Anpassungs- und Widerstandskraft, Resilienz, gegenüber Veränderungen. Um in den Genuss von mehr Gelassenheit, weniger Stress, besserer Gesundheit und zu einem friedlichen Geist zu kommen, ist es notwendig zu akzeptieren, dass sich die Dinge permanent ändern.

In den meisten, wenn nicht sogar in allen Arbeitsumfeldern ist Veränderung allgegenwärtig: Prozesse ändern sich, Systeme ändern sich, Menschen ändern sich und so fort. Das trifft umso mehr zu, je mehr Branchen vom Moore'schen Gesetz und dem Technologiewachstum, das es prophezeit, betroffen sind. Unser Wohlergehen und die Frage, ob wir unser Potenzial verwirklichen, hängen davon ab, wie wir mit diesen Veränderungen zurechtkommen.

Dieses Methodenkapitel befasst sich mit der Frage, wie Mindfulness Sie dabei unterstützen kann, mit Veränderungen, die Ihnen von außen auferlegt werden und die sich Ihrer Kontrolle entziehen, klarzukommen. Wir schauen uns an, warum wir uns gegen Veränderung wehren, welche Kraft es uns verleiht, wenn wir uns nicht dagegen sperren, und welche Schritte sinnvoll sind, um Veränderungen mental zu bewältigen.

Widerstand verstehen

Um das Wesen der Abwehr oder des Widerstandes zu begreifen, müssen wir noch besser über unser Unterbewusstes Bescheid wissen. Unser Unterbewusstes scannt die Umgebung, nimmt dabei Informationen über alle Sinneskanäle auf und steuert unser Verhalten, ohne dass wir es bewusst wahrnehmen. Dabei folgt das Unterbewusstsein dem Selbsterhaltungstrieb. Wenn es in unserem Umfeld eine Bedrohung wahrnimmt, sind wir gezwungen zu handeln. Diesem Automatismus verdanken wir es, dass wir am Leben sind. Zumindest hätten unsere Vorfahren ohne ihn wesentlich schlechtere Überlebenschancen gehabt. Heute besteht die Schwierigkeit darin, dass wir auf Umstrukturierungen am Arbeitsplatz genauso reagieren, als wenn ein behaartes Mammut auf uns zurennen würde. Wir reagieren mit unserem Überlebensinstinkt. Unser Organismus ist darauf ausgerichtet, Sicherheit sehr hoch zu bewerten, daher ist es ganz natürlich, auf Unsicherheiten in unserem Umfeld mit Abwehr zu reagieren. Tatsächlich wäre es seltsam, wenn wir überhaupt keinen Widerstand gegenüber Veränderungen spüren würden. Da wir Gewohnheitstiere sind, verlangt uns jede Art von Veränderung eine gewisse Anstrengung ab. Sogar wenn wir die Veränderung wollen, müssen wir uns anstrengen, um sowohl die neurologischen Impulse, Dinge unverändert beizubehalten, als auch unsere tief sitzenden Gewohnheiten zu überwinden.

Durch die TV-Serie *Star Trek* wurde der Satz »Widerstand ist zwecklos« berühmt. Da es aber vollkommen natürlich ist, Veränderungen mit Widerstand zu begegnen, wäre es passender zu sagen: »Sich dem Widerstand zu widersetzen ist zwecklos.« Wenn wir versuchen, uns gegen den inneren Widerstand zu wehren, produzieren wir nur noch mehr Widerstand. Wir zetteln einen inneren Kampf an, der meistens zu Ärger, Frust, Stress und Angst führt. Es führt uns nicht weiter, wenn wir uns gegen den inneren Widerstand wehren. Im Gegenteil, es beeinträchtigt sowohl unsere Gesundheit als auch unsere Lebensqualität. Um mit Widerstand konstruktiv umgehen zu können und so auch mit Veränderungen konstruktiv umzugehen, müssen wir uns dem Widerstand stellen und ihn annehmen.

Widerstand anzunehmen ist nicht nur gesünder. Diese Strategie kann auch lehrreich sein und uns in die Lage versetzen, sowohl Veränderungen zu akzeptieren als auch die dazugehörigen Prozesse und Resultate zu verbessern.

Widerstand annehmen

Helle, eine Managerin auf mittlerer Führungsebene bei einem europäischen Lebensmittelhersteller, beschreibt, welche Erfahrungen sie mit Mindfulness gemacht hat, als es um Change-Prozesse ging. Sie wurde aufgefordert, in Ihrer Abteilung Umstrukturierungen umzusetzen, von denen sie wusste, dass sie nicht so gut ankommen würden. Sie bemühte sich, diese Veränderungen im besten Licht zu präsentieren, aber es waren harte Botschaften, die ihr Team zu hören bekam. Nach der Sitzung kam ein Mitarbeiter zu ihr ins Büro und wollte über die angekündigten Veränderungen sprechen. Erst kürzlich hatten sie gemeinsam an einem Workshop zum Thema Change-Management mit Mindfulness teilgenommen. Helle wollte einen klaren Kopf behalten und nicht zulassen, dass ihr Verteidigungsprogramm durch den Kollegen aktiviert wird, also nahm sie ein paar tiefe Atemzüge und bat ihn herein. Er war sehr ruhig, was es ihr erleichterte, aufmerksam zuzuhören. Er sagte, dass er eine Weile gebraucht hätte, um die Nachricht richtig aufzunehmen und dann festzustellen, dass seine Abwehr ganz natürlich sei. Als er die Abwehr neutral beobachtete, fielen ihm außerdem ein paar Lücken in dem vorgeschlagenen Plan auf. Er könnte sich vorstellen, dass es die Dinge für alle leichter machen würde, wenn diese offenen Stellen benannt würden. Helle konnte sich seine Überlegungen offen anhören. Gemeinsam entwickelten sie einen wesentlich besseren Plan. Dann dankte Helle ihrem Kollegen, und die beiden tauschten sich anschließend noch darüber aus, dass sie sehr zufrieden damit waren, wie sie die Situation gemeistert hatten. Und sie sprachen darüber, dass die Prinzipien, die sie in dem Mindfulness-Workshop kennengelernt hatten, den

Veränderungsprozess sehr viel leichter machten. Der Ansatz, Veränderungen, über die wir keine Kontrolle haben, mit Mindfulness zu begegnen, bedeutet, Veränderungen wahrzunehmen, zu akzeptieren und von ihnen zu lernen. Wenn Sie Ihre eigene Abwehr neutral beobachten, können Sie mentale Freiräume gewinnen. Sie kommen Ihrer Reaktion eine Sekunde zuvor, und das kann entscheidend dafür sein, ob Sie gegen etwas, das Sie als Bedrohung empfinden, automatisch vorgehen oder ob Sie wohlüberlegt und konstruktiv auf die Situation eingehen (vgl. Abbildung 13).

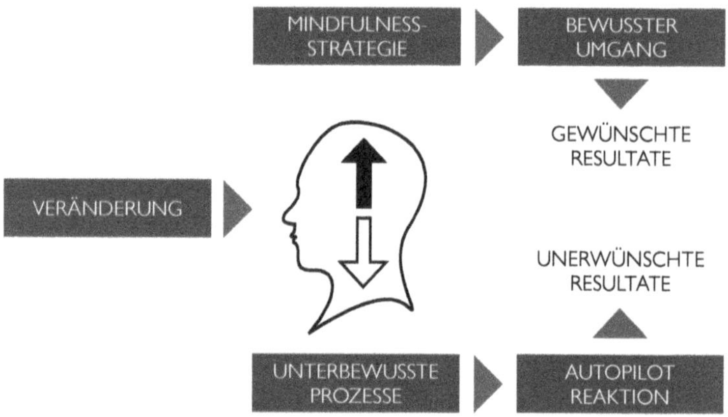

Abb. 13

Für Helle hieß das erst einmal tief durchzuatmen, als sie von Ihrem Kollegen mit einem Problem konfrontiert wurde. Für ihn bedeutete es ruhig zu bleiben und wahrzunehmen, dass seine ursprüngliche Abwehr durchaus stimmig war.

Es ist ein großer Unterschied, ob wir inneren Widerstand beobachten und würdigen oder ob wir uns von negativen Gefühlen, die er hervorruft, überwältigen lassen. Wenn wir uns von den Empfindungen, die mit Abwehr einhergehen, distanzieren, kann sie uns nicht mehr so leicht Energie rauben oder unseren Verstand vernebeln. Wenn es Ihnen gelingt, Ihren Widerstand zu beobachten, fragen Sie sich, ob Sie irgendetwas durch ihn lernen oder herausfinden können. Rührt der Widerstand daher, dass Sie eine Vorliebe für Gewohntes und Vertrautes haben? Oder verspüren Sie Widerstand, weil etwas tatsächlich und berechtigterweise für Sie nicht sinnvoll ist? Den Ursachen für unseren Widerstand auf den Grund zu gehen, kann sehr erkenntnisreich sein. Mit einem klaren Geist und einem besseren Verständnis für inneren Widerstand ist es möglich, bedacht auf etwas zu reagieren. Sie können sich entweder dafür entscheiden, Veränderungen zu akzeptieren und Widerstand aufzugeben, und sind dann in der Lage, voranzuschreiten. Oder Sie entscheiden sich dafür, sich bedacht zur Wehr zu setzen, indem Sie sich auf das Geschehen konzentrieren und bewusst wahrnehmen, was vor sich geht.

Es ist gar nicht so leicht mit Veränderungen zurechtzukommen, auch wenn sie permanent stattfinden. Um unser Verhalten zu ändern, brauchen wir zwei Dinge: Motivation und Unterstützung (vgl. Abbildung 14).

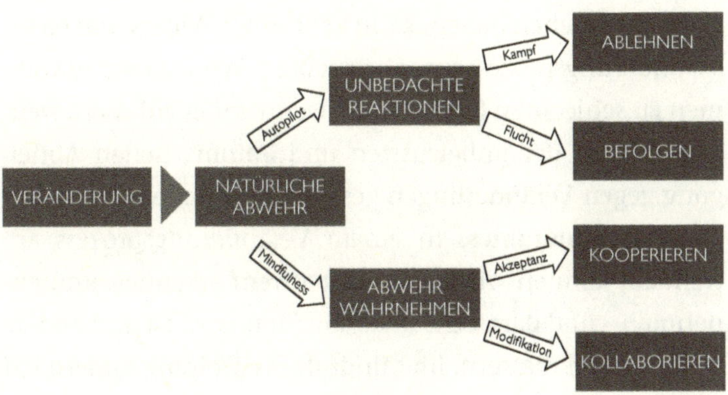

Abb. 14

Veränderungsprozesse optimieren

Ebenso wie es bei Veränderungen der Fall ist, kann Motivation aus internen oder externen Quellen gespeist werden. Wenn ein Veränderungsprozess ausschließlich von außen bestimmt wird, durch Druck, kann er zwar dazu führen, dass Menschen ihr Verhalten ändern, aber letztlich bleiben sie in einer Abwehrhaltung, sind nachtragend und grollen. Äußerlich mag es dann so aussehen, als würden sie zustimmen, aber die Zustimmung ist erzwungen und nicht von Dauer. Die meisten Menschen werden bei nächster Gelegenheit zu ihrem alten Verhalten zurückkehren.

Die Chance auf Nachhaltigkeit ist bei Veränderungsprozessen, die zwar von außen vorgegeben, aber innerlich auch akzeptiert werden, wesentlich größer. Und darin liegt die Wirksamkeit von Mindfulness in Veränderungsprozessen. Sie befähigt Menschen, ihren inneren Widerstand gegen Veränderung zu erkennen und zu akzeptieren. Die Betroffenen können bewusste Entscheidungen fällen, entweder die Veränderungen annehmen oder sich ihnen achtsam entgegenstellen. Und wie wir an dem Beispiel von Helle und ihrem Kollegen gesehen haben, kann achtsamer Widerstand einen Veränderungsprozess sogar befruchten. Wir leiden und kommen zu schlechten Ergebnissen, wenn wir es zulassen, weitgehend von der unbewussten und automatischen Abneigung gegen Veränderungen gesteuert zu werden. Wenn wir dagegen Mindfulness in einem Veränderungsprozess anwenden, können wir unsere Gegenwehr erkennen und annehmen – und damit die Resultate für uns selbst und andere wesentlich verbessern. Im Mindfulness-Training fördern wir sowohl unsere Bereitschaft, nach vorne zu schauen, als auch die Fähigkeit, die gewünschten Ergebnisse zu erzielen.

Fünf Schritte für Veränderungsprozesse mit Mindfulness

1. Wahrnehmen der Veränderung: Sie bekommen mit, dass sich Dinge ändern. Versuchen Sie, so viele Informationen wie möglich über die Veränderungen und ihre Folgen zu gewinnen. Idealerweise geschieht dies mit dem Bewusstsein, dass steter Wandel real ist, sodass Sie nicht von Angst, sondern von Neugier getrieben werden.
2. Wahrnehmen der Gegenwehr: Sie sollten sich jeglichen Widerstand gegen die Veränderungen bewusst machen. Falls Sie meinen, Sie hätten keinerlei Widerstand, beobachten Sie sich noch einmal ganz genau. Es ist für uns Menschen ganz natürlich, uns gegen Veränderungen zu wehren, Widerstand ist kein Fehler. Widerstand kann lehrreich sein und uns helfen, ein besseres Verständnis dafür zu gewinnen, wie wir die Veränderung am besten gestalten können. Falls Sie Gegenwehr bei sich wahrnehmen, laufen Sie nicht davon und wehren Sie sie nicht ab.
3. Beobachten des Widerstands: Finden Sie heraus, wo der Widerstand herrührt. Gibt es etwas, das Sie daraus lernen oder ableiten können, um den Veränderungsprozess zu optimieren?
4. Reaktion mit Bedacht wählen. Wenn Sie sowohl die Veränderungen als auch Ihre mögliche Abwehr verstehen, können Sie entscheiden, wie Sie damit umgehen wollen. Es mag sein, dass Sie die Veränderungen akzeptieren und Ihren Widerstand aufgeben. Oder Sie beeinflussen den Veränderungsprozess in geschickter Weise, indem Sie zum Beispiel Alternativen vorschlagen. Oder Sie akzeptieren die Veränderungen nicht, da sie Ihren Interessen entgegenstehen. Wie immer Ihre Wahl ausfällt, treffen Sie Ihre Entscheidung mit ruhigem, klarem Geist.

5. Handeln: Setzen Sie Ihre Entscheidung in Handlung um. So kommen Sie weiter. Auch wenn dieser Schritt hilft, den Veränderungsprozess zu steuern, fällt er nicht leicht. Es ist hilfreich anzuerkennen, dass Änderungen gewohnter Verhaltensmuster schwer sind. Sie werden immer wieder Rückfälle erleben und den Stachel des Widerstands spüren. Daher ist es in dieser Phase wichtig, sich über die Unterstützung klar zu werden, die für diesen Veränderungsprozess notwendig ist, und entsprechende Hilfe auch anzunehmen. Sei es, dass Sie ein Mindfulness-Training besuchen, sich coachen lassen oder Mindfulness im Alltag praktizieren. Das große Geschenk von Mindfulness ist, dass Sie es immer wieder neu anwenden können, während Sie durch den Prozess der Veränderung gehen. So kann der Übergang erfolgreich und leichter gelingen.

Das einzig Beständige ist die Unbeständigkeit. Und die einzige Möglichkeit für uns zu wachsen ist, die Unbeständigkeit willkommen zu heißen und anzunehmen. Wenn wir der Unbeständigkeit unbewusst mit Widerstand begegnen, schaffen wir unnötig Leid für uns und andere. Sobald wir Veränderungen mit Mindfulness annehmen, können wir so handeln, dass sie unsere Gesundheit, unser Glück und unsere Potenzialentfaltung fördern. Wenn wir bewusst Widerstand leisten und wenn wir Veränderungen bewusst bewältigen, können wir voranschreiten, lernen und uns entwickeln. Wir kultivieren Gelassenheit und optimieren das, was herauskommt – für uns und für andere.

Tipps und Überlegungen zu Veränderungsprozessen

- Veränderungen geschehen permanent. Genauso verhält es sich mit unserer Abwehr gegen Veränderungen. Wir sind Gewohnheitstiere und mögen keine Veränderungen, erst recht nicht, wenn sie von außen kommen.
- Es ist notwendig, unseren inneren Widerstand zu verstehen, um zwischen gewohnter Abwehr und gerechtfertigten Bedenken unterscheiden zu können. So erhalten wir die Wahlmöglichkeit zwischen Akzeptanz und/oder kluger Reaktion.
- Achtsam gegenüber dem eigenen Widerstand und besonnen in der Reaktion zu sein, ist ein verlässliches Rezept für erfolgreiche Veränderungsprozesse. Es führt zu Kooperation und gegenseitiger Achtung.
- Beachten Sie Veränderungen, die Sie derzeit bei der Arbeit oder zu Hause erleben. Wie könnte die Anwendung von Mindfulness Ihnen und anderen nutzen?

Methode 9 – Mentale Energie

Jeder Arbeitstag ist wie ein langes Wettrennen. Sie brauchen, vergleichbar mit einem Marathonläufer, ausreichend physische und mentale Energie, um ins Ziel zu kommen. Die bekanntesten drei Energielieferanten sind ausreichend Schlaf, gute Ernährung und körperliche Bewegung. Aber die vierte Quelle, aus der wir Energie schöpfen können, der Energiehaushalt unseres Geistes selbst, wird oft außer Acht gelassen. In den nächsten drei Methodenkapiteln geht es darum, wie Mindfulness dazu beitragen kann, dass wir besser schlafen, gesünder essen und uns mehr bewegen. Zunächst aber stellen wir vor, wie wir unser Energieniveau anheben können, indem wir unseren Geist aktiv steuern. Welchen Einfluss haben unsere Gedanken auf unseren Energiehaushalt, und wie können Sie durch Mindfulness sorgsamer mit Ihrer Energie haushalten?

Gedanken, Gedankenspiralen und Energie

Manche Tiere halten Winterschlaf, damit sie genug physische Energie haben, um durch den Winter zu kommen. Im Winterschlaf wird der Stoffwechsel heruntergefahren, sodass die Tiere für längere Zeit mit wenig oder fast nichts auskommen. Stellen Sie sich einmal vor, Sie könnten Ihren Energieverbrauch ähnlich geschickt steuern, damit Ihre Energie für den ganzen Tag ausreicht und Ihnen außerdem in dem Moment, in dem Sie besonders viel Energie brauchen, diese auch zur Verfügung steht. Dass dies möglich ist, ist längst bewiesen. Und zwar ohne dass Sie die Wintermonate durchschlafen müssen. Mindfulness-Training ist tatsächlich so etwas Ähnliches wie Winterschlaf. John Ding-E Young und Eugene Taylor haben in einer Studie über die Effekte von Mindfulness auf den Energieverbrauch ihre Testpersonen gebeten, still zu sitzen und auf ihren Atem zu achten.[1] Bei diesem Test haben die Forscher jegliche Veränderungen in der Physiologie der Probanden überwacht und gemessen. Schon nach wenigen Minuten konnten sie ähnliche Veränderungen feststellen, wie sie für Tiere im Winterschlaf typisch sind: Geringer Sauerstoffverbrauch, langsame Atmung. Körperlich kamen die Testpersonen in einen ähnlichen Zustand wie im Tiefschlaf, obwohl sie geistig wollkommen wach und konzentriert waren. Wenn diese Veränderungen bereits nach wenigen Minuten auftreten, stellen Sie sich vor, wie viel Energie Sie mit längerer Übungszeit sparen könnten. Es ist nachgewiesen, dass unser Geist ohne entsprechendes Training dazu tendiert, fast die Hälfte unserer wachen Zeit ziellos umherzuwandern.[2] Wenn wir nicht konzentriert sind, verbrauchen wir Energie. Aber für unseren Energiehaushalt ist nicht nur bedeutend, dass unser Geist durch zielloses Umherwandern wertvolle Energie verbraucht, sondern auch, wohin er sich bewegt. Wenn wir besorgt oder ängstlich sind, ärgerlich oder frustriert, kann es leicht passieren, dass die Gedanken kreisen und außer Kontrolle geraten. Viele Menschen verlieren durch negative Gefühle schnell mentale Energie. Aber auch positive Gedankenspiralen können Energie kosten. Wir alle haben schon erlebt, wie es ist, ein Ereignis herbeizusehnen. Die Aufregung ist manchmal kaum auszuhalten, und wir müssen unaufhörlich an den Grund unserer Vorfreude denken. Auch wenn die Gedanken sich um etwas Positives drehen, ist die Spirale endlos. Dieses viele Denken verbraucht jede Menge Glukose und Sauerstoff, die Brennstoffe für unser Gehirn. Daher haben unsere Gedanken einen sehr großen Einfluss auf unsere mentale Gesundheit und unser Wohlbefinden. Sowohl übermäßig positives als auch negatives Denken kann uns mental und körperlich auslaugen.

Mit Mindfulness-Training stärken Sie Ihre Konzentrations- und Wahrnehmungsfähigkeit. Damit gewinnen Sie Zeit und Zugriff auf Ihre Fähigkeit, den Gegenstand Ihrer Aufmerksamkeit bewusst auszuwählen, überflüssiges Denken zu unterbinden und Ihre mentale Energie zu schonen.

Mentale Energie steigern

Beim Erhalt mentaler Energie wirkt Mindfulness unterstützend: Sie hilft uns, präsent zu sein, mentale Gelassenheit zu bewahren, weise Entscheidungen zu treffen und natürliche Rhythmen zu nutzen.

Vier Wege, wie Sie mit Mindfulness mentale Energie sparen können

1. Präsent sein: Im Hier und Jetzt anwesend zu sein, ist ein einfacher Weg, mentale Ressourcen zu schonen. Wenn wir unserem Geist erlauben, ziellos umherzuwandern, verbraucht er wertvolle Energie, die wir besser für andere Belange nutzen können. Die bewusste Entscheidung, im gegenwärtigen Moment präsent zu sein, optimiert unseren Energiehaushalt.
2. Mentale Gelassenheit bewahren: Sich der negativen und positiven Gedankenspiralen bewusst zu werden, führt zu mehr Gelassenheit. Zu erkennen, dass unser Geist der Gewohnheit von Anziehung und Ablehnung unterliegt, also auf Dinge zuzustürmen, die wir haben wollen, beziehungsweise vor Dingen wegzurennen, die wir nicht haben wollen, kann uns davon abhalten, uns von Verlangen und Aversion mitreißen zu lassen. Stattdessen finden wir Kraft, uns um Gelassenheit zu bemühen und Energie zu sparen.
3. Weise Entscheidungen treffen: Um mentale Energie zu managen, müssen wir uns über den Einfluss klar werden, den unser Erleben auf unseren Energiehaushalt hat. Dieses Bewusstsein hilft uns, weise zu entscheiden, womit wir unsere Zeit verbringen. Vermeiden Sie Multitasking. Folgen Sie der ersten Regel für mentale Effektivität und wählen Sie eine einzige Aufgabe oder eine Beschäftigung und bleiben Sie dabei. Nehmen Sie wahr, wie sich dies auf Ihren Energiehaushalt auswirkt.
4. Natürliche Rhythmen nutzen: Über den Tag verteilt steigt und fällt unsere Energie in natürlichen Zyklen, die viel mit unserem Schlaf, unserer Ernährung und dem Maß unserer körperlichen Aktivität zu tun haben. Wir

sind nicht durchgehend auf der Höhe unserer mentalen Leistungsfähigkeit. Bei den meisten Menschen ist das Energieniveau am Morgen am höchsten. Es fällt in der Regel über den Tag ab und erreicht nach dem Mittagessen einen Tiefpunkt, bevor es später am Nachmittag wieder ansteigt. Wenn wir uns darüber klar werden, wie unser Energielevel am Tag steigt und sinkt, können wir entscheiden, was wir zu welcher Zeit in Angriff nehmen. Eine komplizierte Analyse zu erstellen oder ein vielschichtiges Problem lösen zu wollen, gelingt am besten, wenn das Energieniveau hoch ist. E-Mails können wir auch bei niedrigem Energieniveau durchsehen.

Mindfulness-Training kann Sie dabei unterstützen, Ihren Energiehaushalt zu schonen. Je besser wir uns konzentrieren können und je bewusster wir uns über die Denkprozesse in unserem Kopf werden, desto eher erkennen wir, wenn wir uns selbst in eine missliche Lage bugsieren.

Linda war eine Managerin in einem großen Forschungsinstitut in Amerika. Nach unserem Workshop, in dem es um Energiemanagement ging, hat sie bemerkt, dass es sich auf ihren Energiehaushalt negativ auswirkt, wenn sie fernsieht. Sie hatte geglaubt, dass sie nach einem langen Arbeitstag vor dem Fernseher gut entspannen könne. Doch sie beobachtete, dass ihr das Fernsehen eher Energie raubte. Sie wollte herausfinden, wie es wäre, wenn der Fernseher während des Abendessens abgeschaltet blieb und die Familie nach dem Essen einen gemeinsamen Spaziergang unternahm. Obwohl einige Familienmitglieder zunächst aufbegehrten, verbesserte sich die Qualität der gemeinsamen Familienzeit und Linda war nach einigen Tagen überrascht, dass sie abends viel mehr Energie hatte. Das inspirierte sie so sehr, dass sie ihren Energiehaushalt neu plante und darauf achtete, ihre Beschäftigungen auf ihren Energierhythmus abzustimmen. Morgens hatte sie am meisten Energie und kam nun früher zur Arbeit, widmete sich zuerst dem Studium wissenschaftlicher Arbeiten und schrieb Berichte. Regelmäßig gegen halb elf sackte sie in ein Energieloch und nutzte fortan dieses Zeitfenster, um ihren Posteingang zu sichten.

Den meisten von uns geht es nicht anders. Angesichts von Unwägbarkeiten, Stress und Alltagsproblemen vergräbt sich unser Geist immer tiefer in Schwierigkeiten. Dank Mindfulness-Training lernen wir, die ersten Anzeichen dieses kräftezehrenden »Problems« wahrzunehmen. Und genau das hilft uns, weise zu entscheiden, wofür wir unsere mentale Energie einsetzen wollen und wann wir sie besser aufsparen. Wenn wir sensibel dafür werden, wie wir alle vier Energiequellen – Schlaf, Ernährung, Bewegung und Geist – nutzen, schonen und erhalten, haben wir mehr Energie zur Verfügung, um in unserem temporeichen Berufsleben über uns hinauszuwachsen, weniger gestresst zu sein und insgesamt mehr Frieden zu finden.

Tipps und Überlegungen zur Steuerung mentaler Energie

- Worüber wir nachdenken und wie lange wir nachdenken, positiv und negativ, hat enorm großen Einfluss auf unsere mentale Energie.
- Nehmen Sie sich in der nächsten Woche einmal Zeit, um zum einen zu beobachten, wie Ihre Energie durch Ihr Denken beeinflusst wird, und zum anderen das natürliche Steigen und Fallen des Energiespiegels wahrzunehmen.
- Überlegen Sie, wie Sie Ihre mentale Energie erhöhen können, indem Sie präsent sind, gelassen bleiben, weise

Entscheidungen treffen und Ihren täglichen Energierhythmus zu Ihrem Vorteil nutzen.

Methode 10 – Guten Schlaf fördern

Oh ja, Schlaf. Wunderbarer, glorreicher Schlaf. Versuchen Sie sich daran zu erinnern, wann Sie zuletzt zwei Nächte hintereinander richtig gut geschlafen haben. Ich hoffe, dass es nicht allzu lange her ist. Vielleicht waren Sie im Urlaub. Oder Sie haben ein langes Wochenende zu Hause genossen. Wie hat sich der gute Schlaf auf Ihre Stimmung ausgewirkt? Auf Ihre Kreativität und Energie? Wie wurde Ihre Konzentration, Klarheit und Leistungskraft davon beeinflusst? Ich vermute, dass Sie hoch konzentriert, mental kristallklar waren und Ihre Leistungsfähigkeit gut war. Wie war es zuletzt, als Sie zu wenig Schlaf bekommen haben? Vielleicht mussten Sie noch eine umfangreiche Präsentation unter Zeitdruck vorbereiten und haben bis tief in die Nacht gearbeitet? Oder es ging Ihnen einfach nicht gut und Sie fanden keinen Schlaf, obwohl Sie am nächsten Tag früh aufstehen und zur Arbeit gehen mussten? Die meisten Menschen teilen die Meinung, dass Leistungsfähigkeit und Wohlbefinden ernsthaft leiden, wenn wir zu wenig Schlaf bekommen. Zahlreiche Forschungsarbeiten belegen, dass Schlafmangel eine der Hauptursachen für mentale und körperliche Beschwerden ist.[1] Schon leichte Schlafstörungen können nachweislich das logische Denken, Aufmerksamkeit, Stimmung und wichtige Körperfunktionen beeinträchtigen. Schwere Fälle von Schlaflosigkeit können zu Depression, Angststörungen, Paranoia und im schlimmsten Fall zu Koma und Tod führen. Wir Menschen können zwar ein paar Wochen ohne Nahrung und bis zu einer Woche ohne Wasser auskommen, aber nur für vier Tage auf Schlaf verzichten.

Unabhängig von der Bedeutung, die Schlaf für unsere Gesundheit und unser Wohlbefinden hat, ist es für viele von uns das Erste, was wir aufs Spiel setzen. Unser geschäftiges Leben führt häufig dazu, Schlaf auf unserer Prioritätenliste ganz nach unten abrutschen zu lassen. Schließlich hat der Tag nur vierundzwanzig Stunden. Glücklicherweise haben Studien gezeigt, dass regelmäßiges Mindfulness-Training unsere Fähigkeit, einzuschlafen und gut durchzuschlafen, deutlich verbessert.[2] Unabhängig davon, ob Sie jemand sind, der wenig oder viel Schlaf braucht, werden Sie Ihre Leistung steigern, wenn Sie lernen, gut zu schlafen. Sie können außerdem mehr aus Ihrer Zeit machen.

Anleitung 1: Nehmen Sie die Melatoninwelle mit

Eine Mischung verschiedener Neurochemikalien in unserem Organismus, von denen Melatonin mit zu den wichtigsten gehört, entscheidet darüber, wie gut oder schlecht unser Schlaf ist. Wenn von der Epiphyse tief in unserem Gehirn Melatonin ausgeschüttet wird, entspannen wir, werden müde und schlafen schließlich ein.[3] Das natürliche Hormon Melatonin ist ein großartiges Schlafmittel. Wenn Sie bemerken, wann Ihr Körper Melatonin ausschüttet, und sich diesem natürlichen Rhythmus anvertrauen, werden Sie genüsslich einschlafen und viel besser und erholsamer durchschlafen. Tagsüber ist der Melatoninspiegel sehr niedrig, steigt gegen Abend an und erreicht sein Hoch nachts gegen zwei Uhr.[4] Am nächsten Morgen ist er wieder auf niedrigem Tagesniveau. Wie Abbildung 15 zeigt, verläuft die

Melatoninausschüttung in einer hübschen Welle – und ist nicht nur als Grafik nett anzusehen.

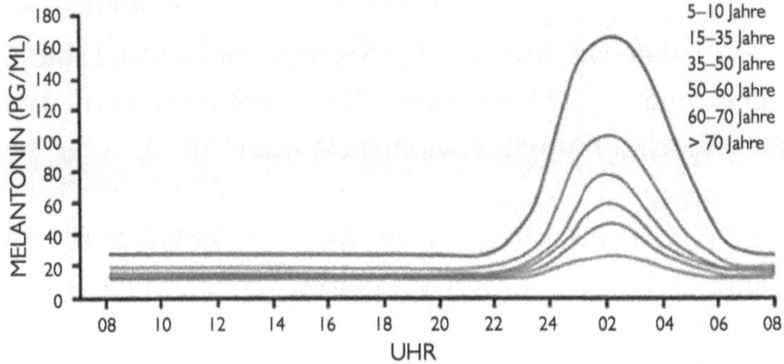

Abb. 15

Tatsächlich ist es eine Welle, auf die wir aufspringen können, um besser zu schlafen. Ähnlich wie beim Surfen: Um erfolgreich auf einer Welle zu reiten, muss man sie möglichst früh erwischen. Von da an können Sie sich von ihr durch guten nächtlichen Schlaf ans Ufer des nächsten Morgens tragen lassen. Der Schlüssel dazu ist Mindfulness: Achten Sie auf Entspannung und Schläfrigkeit, die auf natürliche Weise am Abend auftreten, und behalten Sie diese Achtsamkeit bei, während Sie sich bettfertig machen. Wenn Sie versuchen wach zu bleiben – was viele von uns häufig tun –, verpassen Sie die beste Gelegenheit, auf die Melatoninwelle aufzuspringen. Wenn wir auf eine Welle springen, die bereits bricht, werden wir vielleicht ans Ufer gespült, aber ein Vergnügen wird das eher nicht sein. Neben dem Versuch, sich auf den eigenen Melatoninzyklus einzustellen, können Sie auch zu besserem Schlaf kommen, wenn Sie Ihre Bildschirmzeiten vor dem Zubettgehen reduzieren oder ganz vermeiden.

Anleitung 2: Schalten Sie eine Stunde vor dem Einschlafen alle Bildschirme ab

Falls Sie dieses Kapitel gerade im Bett auf einem Bildschirm lesen, halten Sie bitte inne. Das Smartphone, Tablet, Laptop, der Fernseher und jeder andere Bildschirm verhindern, dass Sie die Melatoninwelle erwischen. Warum? Alle diese Geräte strahlen große Mengen an blauem Licht ab. Dieses ähnelt dem Tageslicht, unterdrückt die Aktivität der Epiphyse und damit die Produktion von Melatonin.[5] Wo früher die Sonne die einzige Lichtquelle darstellte, auf die unsere neurologische Uhr eingestellt war, setzen heute künstliche Lichtquellen diesen natürlichen Rhythmus außer Kraft. Bildschirmlicht bringt uns um den Schlaf. Unser Gehirn deutet die blauen Lichtstrahlen so, als stünde die Sonne noch am Firmament. Dabei ist sie längst untergangen, und wir sollten schlafen. Sie können die Verwirrung, die blaues Licht in unseren Tag-Nacht-Rhythmus bringt, leicht vermeiden, indem Sie alle Bildschirme eine Stunde bevor Sie zu Bett gehen abschalten. Alle. Für einige von Ihnen mag das schwierig klingen, aber es funktioniert. Die Wirkung, die es auf die Schlafqualität hat, spricht für sich. Natürlich kann es schwierig werden, Gewohnheiten durch kalten Entzug abzustellen. Um der Veränderung den Weg zu ebnen, können Sie, statt vor dem Bildschirm zu sitzen, die sechzig Minuten vor dem Zubettgehen für Aktivitäten nutzen, bei denen Sie mit allen Sinnen wahrnehmen.

Anleitung 3: Sinnliche Betätigungen vor dem Schlafen

Ein weiterer Feind der Entspannung und Schläfrigkeit, die am Abend auf natürliche Weise einsetzt, ist intensives Nachdenken. Intellektuelle Aktivitäten, intensive Gespräche, E-Mails beantworten, Arbeiten oder Lesen kann Ihre Aufmerksamkeit hochhalten und verhindern, dass Sie auf natürlichem Wege müde werden. Sinnliche Aktivitäten dagegen, zum Beispiel Abwaschen, Spazierengehen, Musikhören können Ihnen helfen, die Melatoninwelle in dem Moment zu erwischen, in dem sie auftaucht. Wenn Sie mehr darauf achten, wie sich Ihr Melatoninspiegel verändert, können Sie mehr und mehr mit ihm in Einklang kommen und so leichter und besser schlafen.

Melissa, australische Regierungsangestellte, fand diese Anleitungen, als Sie sie das erste Mal hörte, unmöglich. Sie war gewohnt, bis spät in der Nacht an Ihrem Computer, iPad oder Smartphone zu arbeiten. Dennoch ließ sie sich von den wissenschaftlichen Nachweisen locken und probierte es eine Zeit lang aus. Sie unterhielt sich mit anderen Kursteilnehmern und entschied dann, ihren Abend von nun an anders zu gestalten. Statt den Abwasch und andere praktische Handgriffe direkt nach dem Abendessen zu erledigen, ließ sie diese Dinge für die letzte Stunde vor dem Zubettgehen stehen. So konnte sie trotzdem noch ein bisschen am Abend arbeiten.

Eine kleine Veränderung in Ihrem abendlichen Ablauf kann auch für Sie große Wirkung entfalten und Ihnen ermöglichen, sich so auf die Nacht vorzubereiten, dass Ihr Geist ruhig und im Einklang mit dem natürlichen Rhythmus Ihres Organismus ist. Versuchen Sie einfach einmal, sich den Abwasch, den Abendspaziergang mit dem Hund oder das Hinuntertragen des Mülls für die letzte Stunde vor dem Zubettgehen aufzuheben. Manchmal zahlt es sich aus, Dinge aufzuschieben. Und wenn Sie dann im Bett liegen und die letzten Minuten des Tages anbrechen, beachten Sie die folgende Strategie, um achtsam einzuschlafen.

Einschlafen mit Mindfulness

Wie sieht Ihr Schlafzimmer aus? Ist es aufgeräumt, oder herrscht dort Durcheinander? Macht der Raum einen ruhigen oder eher chaotischen Eindruck? Je mehr Sie sich darum bemühen, Ihr Schlafzimmer zu einem echten Zufluchtsort zu machen, desto positiver wird es sich auswirken. Versuchen Sie, es zu einem Ort zu machen, in dem es keinen intellektuellen Input gibt. Lassen Sie Bildschirme, Arbeitsunterlagen und ernsthafte Gespräche vor der Tür. Machen Sie dieses Zimmer zu einem heiligen Ort der Ruhe. Darüber hinaus können Ihnen folgende Schritte helfen, Ihren Geist zu beruhigen und die Melatoninwelle zu erwischen:

Gut Einschlafen mit Mindfulness

- Setzen Sie sich vor dem Hinlegen für einen Moment auf die Bettkante, schließen Sie Ihre Augen und machen Sie ein paar Minuten lang Mindfulness-Training – wie in Kapitel III beschrieben. Lassen Sie zu, dass Gedanken zu Dingen auftauchen, die noch unerledigt sind, und dann lassen Sie diese Gedanken bewusst los und weiterziehen. Dann zentrieren Sie sich mithilfe Ihres Atems. Erlauben Sie Ihrem Körper, sich zu entspannen. Erlauben Sie Ihrem Geist, sich zu entspannen. Atmen Sie und lassen Sie los.

- Legen Sie sich anschließend auf den Rücken. Richten Sie sanft Ihre Wahrnehmung auf die Atmung, während Sie mit jedem Ausatmen Körper und Geist ein wenig mehr entspannen. Zwingen Sie Ihre Aufmerksamkeit nicht, beim Atem zu bleiben, denn das macht wach. Entspannen Sie einfach und lassen Sie mehr und mehr los.
- Nach einer Weile werden Sie bemerken, dass Sie Ihren Atem immer schwächer wahrnehmen. Sobald das geschieht, rollen Sie sich auf die rechte Seite, lassen Sie alles bewusste Wahrnehmen los und erlauben Sie sich, in den Schlaf zu sinken.

Falls Sie nachts öfter aufwachen, wiederholen Sie die letzten beiden Schritte. Wenn Sie aufgeregt wach liegen – weil Sie vielleicht ein wichtiges Meeting am nächsten Tag haben und unbedingt schlafen wollen –, seien Sie mutig und stellen Sie sich Ihrer Aufregung. Machen Sie sich klar, dass die Wurzel Ihrer Schlafstörung in Ihrer mentalen Aktivität liegt. Probleme können nur an der Wurzel, also in Ihrem Geist gelöst werden – egal, ob sie über Stressauslöser, eine ungewisse Zukunft oder etwas anderes nachgrübeln.

Ich habe bislang beschrieben, wie Mindfulness dazu genutzt werden kann, besser einzuschlafen und die Schlafqualität insgesamt zu steigern. Mindfulness kann aber auch helfen, leichter aufzuwachen und besser in den Tag zu kommen.

Achtsames Erwachen

Sind Sie jemals missmutig oder besorgt aufgewacht? Es gibt handfeste wissenschaftliche Erklärungen für die Symptome, die auftreten, wenn wir mit dem sprichwörtlich falschen Fuß aufgestanden sind. Wissenschaftler haben herausgefunden, dass bei vielen Menschen der Spiegel des Stresshormons Cortisol direkt nach dem Erwachen am höchsten ist.[6] Diese frühmorgendliche Hormonausschüttung wird ausgelöst, wenn wir nach dem Erwachen direkt über alles nachdenken, was wir an diesem Tag zu tun haben. Am Morgen sind die Stressabwehrsysteme des Organismus noch nicht voll aktiviert, und so nehmen wir den Stress in uns hinein und mit in den Tag. Wenn das Hormon erst einmal in die Blutbahn gelangt ist, verschärft sich das Problem dadurch, dass unser Körper viel Zeit und Energie benötigt, um den Spiegel wieder zu senken. Das kostet uns bereits zu Tagesbeginn eine Unmenge an Energie.

Diese Energieverschwendung vermeiden Sie durch achtsames Aufwachen. Mindfulness kann den frühmorgendlichen Cortisolausstoß verhindern oder zumindest reduzieren. Damit können Sie von Tagesbeginn an eine Sekunde voraus sein. Oder Sie fallen bereits zurück, bevor Sie überhaupt aufgestanden sind.

Aufwachen mit Mindfulness

- Nehmen Sie sich fest vor, beim Aufwachen nicht nachzudenken. Versuchen Sie einfach nur zu sein. Nehmen Sie Ihren Körper wahr. Nehmen Sie Ihren Geist wahr. Aber steigen Sie nicht in die Gedanken ein, die versuchen, sich einen Weg an die Oberfläche zu bahnen.
- Setzen Sie sich auf die Bettkante und machen Sie zwei Minuten Mindfulness-Training (vgl. Teil III).
- Konzentrieren Sie sich auf den Atem und lassen Sie die Gedanken vorüberziehen.

Wenn Sie mithilfe dieser Tipps beste Voraussetzungen für guten Schlaf schaffen, werden Sie mit der Zeit insgesamt konzentrierter und klarer und mit Ihrem Tagesergebnis zufriedener sein. Zwar müssen Sie ein paar festgefahrene Gewohnheiten ändern, aber der Nutzen, den Sie haben werden, ist unschlagbar. Probieren Sie es einen Monat lang aus und urteilen Sie dann, was es Ihnen bringt.

Tipps und Überlegungen zur Förderung von gutem Schlaf

- Nehmen Sie sich einen Moment Zeit, um über Ihre Schlafgewohnheiten nachzudenken. Bekommen Sie nachts genug Schlaf? Können Sie schnell einschlafen, wenn Sie ins Bett gehen? Wie erleben Sie die Qualität Ihres Schlafs? Gibt es Verbesserungsbedarf?
- Probieren Sie eine Woche lang eine oder zwei der Schlafanleitungen aus. Beobachten Sie, wie es sich auf Ihren Energiehaushalt und Ihre Effektivität auswirkt.

Methode 11 – Ernährung und Energie

Sie kennen das Sprichwort: *Du bist, was du isst.* Was Sie als Nahrung zu sich nehmen, ist entscheidend für Ihre Fähigkeit, sich zu konzentrieren, Klarheit zu finden und produktiv zu sein. Wenn Sie die richtigen Dinge zur richtigen Zeit in der richtigen Menge essen, werden Sie Ihr Energieniveau steigern.

Viele von uns führen ein hektisches Leben. Wenn wir unter Druck stehen und im unendlichen Strom der Anforderungen und Verantwortlichkeiten unterzugehen drohen, verfallen wir häufig in schlechte Gewohnheiten. Das Richtige zu essen, kann zu einer täglich wiederkehrenden Herausforderung werden – erst recht, wo heute überall Fast Food bereitsteht. Natürlich ist es möglich, besser zu essen, wenn Sie sich diszipliniert verhalten und häufiger auch mal hart gegen sich selbst sind. Wesentlich sanfter und freudvoller ist es, die Dinge, die Sie mögen, mit Achtsamkeit zu essen, um Energie zu tanken und Gesundheit und Wohlbefinden zu fördern. Es gibt drei Richtlinien, um sich achtsam zu ernähren: Überlassen Sie das Essen Ihrem Magen, vermeiden Sie die Zuckerachterbahn, und nehmen Sie sich zum richtigen Zeitpunkt eine Minute Zeit, um achtsam zu sein.

Anleitung 1: Überlassen Sie das Essen Ihrem Magen

Unsere Augen sind hungriger als unser Magen. Das ist nicht nur ein Sprichwort, sondern wurde von Forschern der Universität Cornell wissenschaftlich bestätigt.[1] In dieser Studie sollten Teilnehmer einzeln einen Raum betreten, in dem ein Stuhl und ein Tisch mit einer Schale Suppe und einem Suppenlöffel standen. Sie wurden aufgefordert, die Suppe zu essen.

Ohne dass sie es wussten, wurde bei der Hälfte der Probanden die Suppe durch einen Schlauch im Boden der Schale kontinuierlich aufgefüllt. Es war sozusagen eine unerschöpfliche Suppenschale. Erstaunlicherweise aßen die Personen von der unendlichen Suppe 73 Prozent mehr im Vergleich zu den anderen. Als Erstere gefragt wurden, ob sie satt seien, war die Antwort durchgehend: »Wieso sollte ich satt sein? Es ist doch noch die Hälfte der Suppe in der Schale.« Warum essen wir manchmal mehr, als wir brauchen? Forscher glauben, dass wir, wenn wir zu sehr darauf konzentriert sind, den Teller leer zu essen, die bewusste Wahrnehmung dafür verlieren, dass unser Magen möglicherweise schon voll ist. Wir schalten auf Autopilot und essen aus Gewohnheit mehr als aus Notwendigkeit. Ein einfacher Tipp für achtsames Essen ist daher, das Essen »dem Magen zu überlassen«. Es gibt in der Regel keinen Grund, das, was vor Ihnen steht, auch aufzuessen. Kühlschränke und Frischhaltedosen sind großartige Errungenschaften der Moderne – und außerdem ist morgen ja auch noch ein Tag. Hören Sie auf zu essen, wenn Sie satt sind oder noch besser, kurz bevor Sie satt sind. Sie werden nicht nur gesünder essen, wenn Sie darauf achten, Sie werden sich auch viel wohler fühlen. Doch was ist mit dem Heißhunger am späten Nachmittag, bei dem viele von uns am liebsten zu Junkfood greifen? Wir müssen uns leider eingestehen, dass unser Kopf in Sachen Süßigkeiten oft seine eigenen Wege geht.

Anleitung 2: Vermeiden Sie die Zucker-Achterbahn

In einer Studie der staatlichen Universität Kaliforniens wurden zwei verschiedene Teilnehmergruppen aufgefordert, auf ihre Verfassung hinsichtlich Energie, Müdigkeit und Anspannung positiv Einfluss zu nehmen.[2] Die erste Gruppe sollte bei Bedarf einen flotten Spaziergang machen, die zweite einen Schokoriegel essen. Die Spaziergänger gaben an, dass sich ihr Energielevel deutlich erhöhte und sowohl Müdigkeit als auch Anspannung durch den Spaziergang merklich zurückgingen. Diejenigen, die zwischendurch Süßes aßen, stellten fest, dass sie umgehend mehr Energie hatten, das Energieniveau jedoch kurz danach abfiel und Müdigkeit und Anspannung zunahmen.

Viele Menschen, die aufkommende Mattheit schnell loswerden wollen, springen am Nachmittag auf die Blutzucker-

Achterbahn. Ungefähr ein bis zwei Stunden nach dem Mittagessen stürzen wir in ein Nachmittagstief. Diese Müdigkeit wird vom Gehirn als Blutzuckermangel missverstanden. In diesem Moment nach einem Schokoriegel, einer Tasse Kaffee oder einem sogenannten Energiedrink zu greifen, um das Niveau schnell anzuheben, ist zwar ein natürlicher Reflex, aber eine Zwischenmahlzeit – besonders eine zuckerhaltige – lässt den Blutzuckerspiegel meist viel zu sehr in die Höhe schnellen, sodass Stimmungsschwankungen, ein benebeltes Gehirn und Stress die Folge sind.

Als Gegenmaßnahme schüttet der Körper die Stresshormone Adrenalin und Cortisol in großen Mengen aus. Das wiederum kann den Organismus in regelrechte Panik versetzen, was physiologisch viel Energie kostet. Die Folge: Nach kürzester Zeit stürzt der Blutzuckerspiegel wieder ab. Und schon sind wir da, wo wir hergekommen sind – am Tiefpunkt der Achterbahn, und unser Gehirn verlangt wieder nach schnell wirkender Energie, um da herauszukommen.

Unabhängig davon, ob Sie sich auf dem Höhepunkt oder im Tal der Achterbahnfahrt befinden, in jedem Fall leiden Ihre Konzentrationsfähigkeit und mentale Klarheit unter dem rasanten Auf und Ab. Weder der Körper noch das Gehirn brauchen eine zusätzliche Dosis Zucker, auch nicht, wenn es sich so anfühlt. Es lohnt sich zu lernen, das intensive Verlangen und das natürliche Schwanken unseres Energieniveaus im Laufe eines Tages bewusst wahrzunehmen. Nehmen Sie sich eine Minute Zeit, um achtsam zu werden.

Anleitung 3: Die achtsame Minute

Die achtsame Minute ermöglicht, unbeabsichtigtes und achtloses Naschen durch Selbststeuerung zu verhindern. Mittelfristig können Sie das intensive Verlangen nach einem Snack und aufkommende Müdigkeit damit lindern.

Nehmen Sie sich eine achtsame Minute Zeit

- Das nächste Mal, wenn Sie Verlangen nach Essen spüren, halten Sie inne.
- Erlauben Sie sich, die Sehnsucht, das Verlangen selbst zu spüren. Lassen Sie die Erfahrung »Verlangen spüren« zu, ohne auf das Verlangen einzugehen, ihm nachzugeben. Es geht nicht darum, strenge Disziplin oder Impulskontrolle walten zu lassen, vielmehr geht es um einen bewussten Moment kurz bevor Sie essen.
- Wie fühlt es sich an? Wo im Körper spüren Sie diese Erfahrung – im Magen oder anderswo? Ist diese Erfahrung gleichbleibend oder verändert sie sich?
- Wenn Sie nach einer Minute immer noch dieses Verlangen spüren, sind Sie vielleicht hungrig. In dem Fall sollten Sie etwas essen.
- Falls nur noch wenig oder gar kein Verlangen zu spüren ist, waren Sie nicht wirklich hungrig. Ihr Gehirn hat versucht, Sie auszutricksen. Aber Sie waren clever. Sie haben das Verlangen aufgelöst, indem Sie einfach nicht darauf eingegangen sind.

Es ist natürlich leicht, im geschäftigen Alltag in ungesunde Essgewohnheiten zu verfallen. Nehmen wir das Beispiel von Andrew. Er verbrachte lange Arbeitstage in dem Singapurer Büro einer europäischen Bank. Zwar liebte er es, sich abends von seinem Lieblings-Dim-Sum-Restaurant etwas mit nach Hause zu nehmen – und ab und zu einen Schokoriegel zu naschen –, aber was dadurch mit seiner Taille passierte, mochte er überhaupt nicht. Über den Vorschlag, einfach eine Minute zu warten, bevor er etwas isst, was er vielleicht nicht wirklich braucht, lachte er zunächst ungläubig. Aber er versuchte es, und nach einiger Zeit fiel es ihm leichter, seine Gelüste einfach nur zu beobachten, statt ihnen aus Gewohnheit zu folgen. Mit der Zeit wurde sein Verlangen schwächer, sodass er die Kraft fand, ihm zu widerstehen. Nach wie vor genießt Andrew ab und zu einen Schokoriegel, aber nicht aus Gewohnheit, sondern aufgrund einer bewussten Entscheidung. Außerdem ist ihm aufgefallen, dass er wesentlich weniger isst und es umso mehr genießt.

Es ist wichtig, sich selbst davon abhalten zu können, automatisch zu essen, aber genauso wichtig ist es, die richtigen Nahrungsmittel zur richtigen Zeit in der richtigen Menge zu essen. Man könnte diese drei Richtlinien für achtsames Essen eigentlich in einer einzigen Hauptregel zusammenfassen: Essen Sie das, was Sie essen, aber tun Sie es mit Mindfulness.

Das Wesentliche beim achtsamen Essen

Es gibt Tausende von Diäten, und von jeder wird behauptet, sie sei effektiver als andere. Jede Diät hat strenge Regeln, was man essen darf und was nicht. Einige erfordern sogar drastische Umstellungen in der eigenen Lebensweise. Zumindest erfordern alle Diäten Selbstbeherrschung, Disziplin und Impulskontrolle. Obwohl das alles nützlich sein mag, wird Ihre Aussicht auf Erfolg am meisten durch Mindfulness erhöht. Warum? Weil Mindfulness an der Hauptursache aller unerwünschten Essgewohnheiten ansetzt: unserem Geist. Wenn Sie sich der Nahrung, die Sie zu sich nehmen, wirklich bewusst werden, sagt Ihnen Ihre Wahrnehmung, wann Sie genug haben. Sie werden weniger essen. Sie werden die Nahrung auch mehr genießen, weil Sie ihr Aufmerksamkeit schenken. So können Sie auf sanfte Weise jede aufkommende Unterversorgung im Gehirn abbauen und kommen in die Lage, die Lebensmittel zu essen, die Sie wirklich brauchen, um mental und körperlich leistungsfähig zu bleiben. Genießen Sie also Ihre nächste Mahlzeit und achten Sie auf den Unterschied zwischen Augen und Magen, zwischen automatischem Verlangen und wirklichem Hunger.

Tipps und Überlegungen zu Essen und Energiehaushalt

- Denken Sie über Ihre Essgewohnheiten neugierig und nicht urteilend nach. Achten Sie besonders darauf, inwieweit das, was Sie essen, Ihre Leistungsfähigkeit und Ihren Energiehaushalt beeinflusst.
- Welche Nahrung hilft Ihnen, präsent, konzentriert und mental klar zu sein? Zu welcher Zeit müssen Sie meistens essen, und wie beeinflusst das Ihren Geisteszustand? Nehmen Sie im Verhältnis zu der körperlichen und mentalen Arbeit, die Sie leisten, eher zu viel, zu wenig oder angemessen viel Nahrung auf?
- Versuchen Sie über den Zeitraum von einer Woche, eine oder zwei der Anleitungen für achtsame Ernährung anzuwenden. Schauen Sie, ob Sie eine Wirkung auf Ihr Energieniveau beobachten können.

Methode 12 – Bewegung und Energie

Wann sind Sie das letzte Mal spazieren gegangen oder haben sich sportlich mal so richtig verausgabt? Wie hat es sich angefühlt? Es hat sich sicherlich gut angefühlt. Ihr Körper und Geist waren wahrscheinlich auf einer tiefen Ebene miteinander verbunden, sodass die Energie ungehindert zwischen ihnen hin und her fließen konnte. Wenn Sie positive körperliche Erfahrungen machen, lächelt Ihr Geist. Insofern ist es mindestens genauso wirkungsvoll, sich um den Körper zu kümmern, wie den Geist zu trainieren. Grundlage für Leistungskraft und Wohlbefinden sind guter und ausreichender Schlaf, stimmige Ernährung und körperliche Bewegung. Sie müssen keinen Marathon laufen oder Berge besteigen oder fünfzig Liegestütze machen, um gute Ergebnisse zu erzielen. Jede Art von achtsamer physischer Ertüchtigung hat einen positiven Effekt auf Körper und Geist. Vom Schwimmen über Gartenarbeit oder einfach Treppensteigen. Wenn Sie sich in Bewegung bringen, fördert das Ihren Geist, Ihre Gesundheit und Ihr Wohlbefinden. Nutzen Sie in Ihrem beruflichen Alltag jede Gelegenheit, sich zu bewegen. Fahren Sie zum Beispiel mit dem Fahrrad zur Arbeit oder gehen Sie ein paar Meter zu Fuß, statt den Bus zu nehmen. Schon zehn Minuten flottes Gehen gibt Ihnen das Gefühl, weniger müde und insgesamt vitaler zu sein. Und überhaupt, gehen Sie nicht ohnehin ständig von Ihrem Büro zu einem Besprechungsraum oder zur Toilette oder zum Parkplatz? Jeder dieser kleinen Fußwege ist eine großartige Gelegenheit, dem Körper ein wenig Aufmerksamkeit zu schenken.

Bleiben Sie konzentriert

Wenn Sie während einer physischen Aktivität aufmerksam bei der Sache sind, verwandelt das Ihre Beschäftigung in ein Mindfulness-Training und macht sie insgesamt angenehmer. Wenn Sie sich das nächste Mal Bewegung verschaffen, beobachten Sie einmal, welche Wirkung Ihre Gedanken auf Ihr Energieniveau haben. Was geschieht, wenn Sie positive Gedanken haben? Neutrale Gedanken? Negative Gedanken? Welche Auswirkungen haben mentale Abschweifung auf Kraft und Ausdauer? Gedanken und Abschweifungen saugen Energie ab. Negative Gedanken sind am schlimmsten, aber auch positive Gedanken können für den Energiehaushalt nachteilig sein. Wenn Sie während einer Betätigung ruhig, klar und konzentriert sind, verlieren Sie nicht unnötig Energie und haben mehr Kraft und Ausdauer. Probieren Sie es aus und betrachten Sie dann einmal den Zusammenhang zwischen Entspannung und Leistung.

Entspannung ist die Abwesenheit von unnötiger Anstrengung

Aus Sicht des Mindfulness-Trainings ist es wichtig, während körperlicher Aktivitäten entspannt zu sein, wenn sie effizient sein sollen. Es klingt paradox, Entspannung und physische Aktivität in einem Atemzug zu nennen, ist es aber ganz und gar nicht. Um es klar zu sagen: Ich meine nicht, dass Sie sich ein Liegefahrrad anschaffen sollen oder dass Sie Gewichte heben müssen, während Sie auf der Couch liegen. Das ist keine Entspannung im eigentlichen Sinne. Entspannung heißt, sich auf den Weg des geringsten Widerstands zu begeben. Nehmen Sie zum Beispiel die Apnoetaucher. Sie können ohne Sauerstoffgerät lange und tief unter Wasser bleiben. Der Weltrekordhalter Stig Åvall Severinsen hat es einmal geschafft, seinen Atem für zwanzig Minuten und zehn Sekunden anzuhalten. Indem er Atmung und Konzentration bewusst steuerte, konnte er viel Energie sparen, den Sauerstoffverbrauch senken und seine Leistung steigern. Wir verbrauchen weniger Energie und sind effektiver und effizienter, wenn wir konzentriert sind. Ein entspannter Körper – also einer, in dem keinerlei unnötige Anspannung vorhanden ist, verfügt über mehr Ausdauer und fühlt sich insgesamt angenehmer an. Achten Sie während Ihrer Tätigkeiten von Zeit zu Zeit auf Ihren Körper und halten Sie nach Anzeichen für unnötige Anstrengung oder Anspannung Ausschau. Dann entspannen Sie sich. Je lockerer Sie sind, umso mehr schaffen Sie und umso mehr können Sie Ihr Tun genießen.

Entspannung ist zwar wichtig, wenn wir unnötiges Denken und Abschweifen verhindern wollen, aber noch wichtiger ist, dass wir uns auf einen konkreten Gegenstand konzentrieren. Sie brauchen einen Anker, und das ist normalerweise der Atem. Der Atem ist beim stillen Dasitzen ein hervorragender Anker und ebenso nützlich bei körperlicher Aktivität. Aber allein ist er wahrscheinlich nicht ausreichend. Es kann hilfreich sein, den Atem und den natürlichen Rhythmus der körperlichen Bewegungen zu synchronisieren.

Konzentrieren Sie sich auf den Rhythmus

Wenn wir uns bewegen, gibt es einen natürlichen Rhythmus in unseren Bewegungen, in unserem Atem und in anderen Körperfunktionen. Nutzen Sie diesen Rhythmus, um Ihre Konzentrationsfähigkeit zu stärken. Wenn Sie gehen oder rennen, versuchen Sie, den Atem und die Schritte in Einklang zu bringen. Laufen Sie bei jedem Einatmen und bei jedem Ausatmen eine bestimmte Anzahl von Schritten. Auf diese Weise können Sie für längere Zeit sowohl Rhythmus als auch Konzentration gleichmäßig aufrechterhalten. Das ist in der Regel leichter, als sich ausschließlich auf den Atem zu konzentrieren.

Insbesondere wenn Sie sich schwach fühlen oder Schmerzen haben, können Konzentration und Rhythmus enorm hilfreich sein. Unangenehme Erfahrungen werden zumeist von unseren Gedanken hervorgerufen. Gedanken wiederum haben ihren Ursprung in körperlichen Empfindungen oder anderen Ablenkungen. Ihre Realität entsteht durch Ihren Fokus. Wenn Sie sich auf Unangenehmes konzentrieren, wird auch Ihre Realität unangenehm sein. Stattdessen können Sie sich auf Ihre Atmung und den Rhythmus konzentrieren – und auf diese Weise Moment für Moment erleben. Wenn Ablenkungen auftauchen, versuchen Sie diese nicht zu unterdrücken. Nehmen Sie einfach einen Moment nach dem anderen wahr. Einen Schritt nach dem anderen. Einatmen und ausatmen. Denken Sie nicht darüber nach, wie viel Zeit noch bleibt. Verweilen Sie in dem Moment. Mit entspannter Aufmerksamkeit werden sich Unannehmlichkeiten und Schmerz auflösen. Jede Art von körperlicher Ertüchtigung wird Ihnen so helfen, mehr Konzentration und Klarheit zu gewinnen – und wenn Sie dabei die Grundsätze von Mindfulness anwenden, wird sich auch Ihre Leistung verbessern. Mindfulness hilft Ihnen, Fokus, Entspannung und Rhythmus aufrechtzuerhalten, und führt zu mehr Freude und Effektivität in Ihren Aktivitäten.

Tipps und Überlegungen zu Aktivität und Energie

- Körper und Geist stehen in Verbindung. Wenn wir über einen gesunden, engagierten und aktiven Geist verfügen wollen, brauchen wir einen gesunden, engagierten und aktiven Körper.
- Denken Sie darüber nach, wie intensiv und wie häufig Sie sich innerhalb einer Woche bewegen. Nutzen Sie die Gelegenheiten, die sich bieten, um sich mehr zu bewegen? Kriegen Sie während Ihrer gewohnten Beschäftigungen ausreichend Bewegung?
- Überlegen Sie, wie Sie Konzentration, Entspannung und Rhythmus nutzen könnten, um sich mehr körperliche Bewegung zu verschaffen – und nutzen Sie wiederum körperliche Bewegung, um Konzentration, Entspannung und Rhythmus zu fördern.

Methode 13 – Arbeitspausen

Viele von uns sind so geschäftig, dass sie vergessen, Pausen zu machen. Die einzige Pause, die wir tagsüber machen, ist meistens die Mittagspause. Und selbst diese »Pause« sieht oft so aus, dass wir innerhalb von fünf Minuten etwas zu essen besorgen und damit an unseren Schreibtisch zurückkehren. Wie oft machen Sie im Laufe eines Arbeitstages eine Pause? Was hält Sie davon ab, mehr Pausen zu machen? Überraschend ist, das Unternehmen beziehungsweise das Management die geringste Hürde für eine Pause sind. Tatsächlich sind sich die meisten Organisationen und Manager über den Wert von Pausen völlig im Klaren - viele regen sogar dazu an, mehr Pausen zu machen. Und das Beste ist, dass echte Pausen, die die Qualität unserer Arbeit fördern, weniger als eine Minute in Anspruch nehmen.

Arbeitspausen mit Mindfulness

Ein Tag ohne Pausen ist für unseren Geist das Gleiche, was ein Marathon ohne Wasser für unseren Körper wäre: unnötig anstrengend. Bewusste Arbeitspausen sind eine erholsame Art, Konzentration und Klarheit aufrechtzuerhalten, und kosten wenig Zeit. Eine achtsame Arbeitspause ist im Grunde nichts anderes als eine extrem kurze Mindfulness-Trainingseinheit. Und mit kurz meine ich ungefähr fünfundvierzig Sekunden.

Achtsame Arbeitspause einmal pro Stunde

- Halten Sie in Ihrer Beschäftigung inne. Sie müssen dazu an keinen speziellen Ort wechseln. Schließen Sie Ihre Augen oder halten Sie sie offen, ganz wie es Ihnen beliebt.
- Richten Sie Ihre volle Aufmerksamkeit auf den Atem. Machen Sie dann für drei volle Atemzüge Folgendes:
    - Mit dem ersten Einatmen nehmen Sie Ihren Atem wahr. Mit dem ersten Ausatmen entspannen Sie Schultern, Nacken und Arme.
    - Mit dem zweiten Einatmen konzentrieren Sie sich vollkommen auf das Einatmen. Mit dem zweiten Ausatmen konzentrieren Sie sich vollkommen auf das Ausatmen.
    - Verstärken Sie mit dem dritten Einatmen noch einmal Ihre Aufmerksamkeit. Bewahren Sie mit dem dritten Ausatmen Klarheit.
- Lösen Sie sich von der Übung und kehren Sie mit frischer Entspannung, Konzentration und Klarheit zurück zur Arbeit.

Mit diesen achtsamen Arbeitspausen geben Sie Ihrem Geist eine Chance, sich von den konzeptionellen Denkprozessen zu erholen, die bei der Arbeit ständig gefordert werden. Der konzeptionelle Geisteszustand ist einer des »Tuns« – überwiegend darauf bedacht, Aufgaben so schnell und effizient wie möglich zu erledigen. Eine achtsame Pause bringt Ihren Geist dagegen in einen Zustand des »Seins« oder des puren Wahrnehmens. Pures Wahrnehmen erlaubt uns, einfach zu *sein*. Unser Gehirn kennt vor allen Dingen zwei Zustände – den konzeptionellen und den wahrnehmenden Modus. Wir nutzen den konzeptionellen Geisteszustand vor allem, wenn wir planen, Probleme lösen und intensiv nachdenken. Die meisten von uns befinden sich überwiegend in diesem konzeptionellen Geisteszustand. Im Gegensatz dazu geht es im Zustand der Wahrnehmung nur darum, zu beobachten.

Es hat zahlreiche Vorteile, wenn wir dem Gehirn erlauben, sich in kurzen regelmäßigen Pausen von konzeptionellen Aktivitäten zu erholen: Es wird dadurch wieder mit Energie versorgt, unser Geist wird konzentrierter und klarer, unser Körper entspannt sich, und zu guter Letzt durchbrechen wir den Fluch der Sucht nach Geschäftigkeit. Mir ist schon klar, dass es nicht immer möglich ist, wirklich jede Stunde eine achtsame Arbeitspause einzulegen. In wichtigen Meetings könnten Kollegen verärgert die Stirn runzeln, wenn Ihr Erinnerungsalarm plötzlich losgeht oder wenn Sie einfach das Meeting verlassen, um eine Atemübung zu machen. Es ist zwar nicht das Ende der Welt, wenn Sie mal eine Pause ausfallen lassen müssen. Dennoch, je häufiger Sie pausieren, desto erholter und effizienter wird Ihr Geist tagsüber sein.

Wenn es für Sie nicht möglich ist, jede Stunde eine achtsame Pause einzulegen, gibt es zahlreiche andere Gelegenheiten für kurze Denkpausen. Nehmen Sie sich zum Beispiel vor, jedes Mal, wenn Ihr Telefon klingelt, erst einmal ganz bewusst durchzuatmen, bevor Sie drangehen. Oder legen Sie jedes Mal, wenn Sie von einer Aufgabe zur nächsten wechseln – von einer Besprechung zu E-Mails, von E-Mails zum Auto, vom Auto nach Hause –, eine kurze Pause ein. Finden Sie heraus, was für Sie am besten funktioniert. Denken Sie daran: Wann immer Sie Mindfulness praktizieren, verstärken Sie Ihr neuronales Netzwerk, wodurch es Ihnen immer leichter fallen wird, über Konzentration und Klarheit zu verfügen, wenn es notwendig ist.

Tipps und Überlegungen für Arbeitspausen mit Mindfulness

- Unser Geist operiert auf zwei verschiedene Arten: entweder im konzeptionellen oder im wahrnehmenden Modus. Die meisten von uns befinden sich die meiste Zeit des Tages im konzeptionellen Modus – der Zustand, in dem wir unter anderem denken und kommunizieren.
- Leistungsunterbrechungen schenken unserem denkenden Geist eine Atempause. Der Geisteszustand, in dem wir erleben und wahrnehmen, fördert Gelassenheit und Resilienz.
- Überlegen Sie sich, wie Sie häufiger eine echte Denkpause in Ihren Alltag integrieren können.

Methode 14 – Arbeitswege und Dienstreisen

Eric war Senior Manager in einem internationalen Technologieunternehmen in Kalifornien. Er führte eine große Abteilung und hatte viel zu tun. Eric legte großen Wert auf das Mindfulness-Training. Es half ihm, konzentriert zu bleiben – und gesund. Trotzdem merkte er nach einiger Zeit, dass er immer seltener übte. Die reale Welt hat manchmal andere Pläne mit uns und nimmt auf unsere guten Absichten keine Rücksicht. Erics Realität bestand aus einer gnadenlosen E-Mail-Flut, einem Meeting nach dem anderen und einer Familie mit drei Kindern. Das machte es ihm schwer, täglich zehn Minuten für das Mindfulness-Training zu reservieren. Wochenlang plagte er sich damit herum, diese zehn Minuten in seinem vollen Kalender unterzubringen.

Dann fiel es ihm wie Schuppen von den Augen: Er pendelte jeden Tag vierzig Minuten zur Arbeit. Jeden Morgen und jeden Abend verbrachte er vierzig Minuten allein im Auto. Er dachte immer, dass diese Zeit Erholung für ihn sei. Doch je mehr ihm bewusst wurde, wie Geist und Körper funktionieren, desto klarer wurde ihm, dass er sich ganz und gar nicht beim Autofahren entspannte. Im Grunde praktizierte er dabei Multitasking beziehungsweise versuchte es, in jeder einzelnen der vierzig Minuten Fahrtzeit. Er machte Anrufe, suchte Musik im Radio oder hupte andere Autofahrer an, die ihn auf der Autobahn schnitten. Die angeblich ruhigen Fahrten waren wesentlich stressiger, als Eric je bemerkt hatte. Statt diese vielen Aktivitäten in seinem fahrenden Auto zu erledigen, entschied sich Eric dafür, einen Teil der Zeit seinem täglichen Mindfulness-Training zu widmen. Er steckte ja ohnehin im Verkehr fest, warum also nicht das Beste daraus machen? Und so kam er nicht nur konzentrierter bei der Arbeit an, er kehrte am Ende des Tages auch gelassener und präsenter zu seiner Familie zurück.

Wahrscheinlich kennen Sie das auch: Bei der Arbeit anzukommen und noch mit all dem beschäftigt zu sein, was am Morgen schon los war. Oder vielleicht sind Sie auch schon mal zu Hause angekommen und haben bemerkt, dass Ihr Geist nicht mitgekommen ist, dass er noch immer bei der Arbeit war. Wenn Ihnen so etwas schon passiert ist, ist das ein untrügliches Zeichen dafür, dass Sie auf Autopilot unterwegs waren und dabei Ihre Produktivität, Effizienz und Ihr Wohlbefinden geopfert haben. Aber vor allem haben Sie kostbare Momente Ihres Lebens verpasst.

Mit Mindfulness zur Arbeit zu fahren, ist ein einfacher, aber effizienter Weg, um diese Lebenszeit zurückzuerobern und sie auf lohnendere Weise zu verbringen: nämlich indem Sie Konzentration und Klarheit kultivieren.

Das Einmaleins achtsamer Arbeitswege

Je nachdem wie Sie unterwegs sind, können Sie die speziellen Mindfulness-Instruktionen für Arbeitswege anwenden. Unabhängig davon, ob Sie selbst fahren, mit dem Bus oder Flugzeug reisen, werden Sie mit der Zeit wesentlich konzentrierter und effizienter sein, wenn Sie einen Teil dieser Fahrtzeiten für Mindfulness-Training nutzen.

Nutzen Sie Wegstrecken, um Fokus und Klarheit zu verbessern

- Passive Beförderung: Wenn Sie für kurze Distanzen öffentliche Verkehrsmittel, Taxis oder andere Fahrgelegenheiten nutzen, verwenden Sie die ersten und letzten fünf Minuten (oder mehr) für das ABCD-Fokus-Training wie in Kapitel 2 beschrieben. Legen Sie Ihre volle Aufmerksamkeit darauf, den Atem zu spüren, die Atemzüge zu zählen und sich von Ablenkungen zu lösen.
- Aktive Beförderung: Wenn Sie mit dem Fahrrad, dem Auto oder einem anderen Fahrzeug unterwegs sind, das Sie selbst steuern, lassen Sie die Fahrt gemächlich angehen und ausklingen. Lassen Sie in den ersten und letzten

fünf Minuten das Radio aus und führen Sie keine Telefonate. Schenken Sie Ihren Händen am Steuer die volle Aufmerksamkeit, Ihren Füßen auf den Pedalen und dem Verkehr um Sie herum. Seien Sie vollkommen für die Erfahrung präsent, zu fahren beziehungsweise in die Pedale zu treten. Lösen Sie sich von jeglichen anderen Gedanken, die möglicherweise auftauchen.
- Lange Reisen: Wenn Sie mit dem Zug oder mit dem Flugzeug reisen – insbesondere auf Langstreckenflügen durch verschiedene Zeitzonen – können Sie mithilfe von Mindfulness erfrischt und erholt am Ziel ankommen. Nehmen Sie sich über die gesamte Reisedauer jede Stunde Zeit, um die Augen zu schließen, und absolvieren Sie zehn Minuten Mindfulness-Training wie im dritten Teil beschrieben. Ich reise häufig von Europa aus zu Konferenzen und Meetings nach Asien, Australien und Nordamerika. Ich leide wesentlich weniger unter Jetlag, wenn ich in der Luft Mindfulness praktiziere.

Die Zeit, die wir auf Fahrten zur Arbeit oder von der Arbeit nach Hause verbringen, ist kostbar. Nutzen Sie sie, um Konzentration und Klarheit zu gewinnen, statt sie mit Frust über verstopfte Autobahnen oder dem Irrglauben an Multitasking zu verschwenden. Legen Sie eine wohlverdiente Denkpause ein. Genießen Sie es, zu spüren, wie Sie fahren, treten, sitzen. Klug genutzt, können unsere Fahrtzeiten dafür sorgen, dass wir entspannt und klar bei der Arbeit landen und offen und präsent zur Familie zurückkehren. Indem wir Arbeit und Zuhause durch achtsames Pendeln deutlich voneinander trennen, können wir unsere Work-Life-Balance verbessern, was im Methoden-Kapitel 16 näher erläutert wird. Auf jeden Fall werden wir privat und beruflich durch mehr innere Balance auch glücklicher, gesünder und wesentlich effizienter.

Tipps und Überlegungen zu Arbeitswegen mit Mindfulness

- Erholen Sie sich auf Ihrem Weg zur oder von der Arbeit? Oder ist es eher eine stressige Zeit, in der Sie versuchen, alle Bälle in der Luft zu halten – Anrufe, das Radio, Gedanken über bevorstehende Meetings oder Aufträge?
- Den Weg zur und von der Arbeit nach Hause achtsam zu gestalten, ist eine großartige Möglichkeit, innere Balance und Resilienz zu fördern.
- Wenn Sie während der Fahrten ein bisschen Mindfulness-Training machen, hilft Ihnen das, sowohl am Arbeitsplatz als auch zu Hause konzentrierter, wesentlich weniger gestresst und mit offener Wahrnehmung anzukommen.
- Wie viel Zeit verbringen Sie damit, zur Arbeit beziehungsweise nach Hause zu kommen? Ziehen Sie in Erwägung, etwas von dieser Zeit bewusst für Mindfulness-Training wie in Teil III dargelegt, zu nutzen.

Methode 15 – Emotionale Balance

Wir treffen täglich Entscheidungen, die auch andere Menschen betreffen. Und nicht immer zu deren Gunsten. Und wenn unsere Handlungen negative Konsequenzen für andere Menschen haben, ist es normal, dass diese emotional reagieren – häufig ist das allerdings weder für das Unternehmen noch für Ihre persönliche Gesundheit förderlich. Gefühle gehören zu unserem Menschsein. Wenn wir geschickt mit ihnen umgehen, können sie uns viel Freude und Energie schenken. Im ungünstigen Fall kommen sie uns in die Quere und rufen Frustration, Konflikte und Enttäuschungen hervor. Emotional ausgeglichen zu sein heißt nicht, Gefühle zu unterdrücken oder loszuwerden. Aber es heißt genauso wenig, den Gefühlen die Kontrolle über unser Leben zu überlassen. Vielmehr ist emotionale Balance gleichbedeutend mit der Fähigkeit, sich nicht von den natürlichen Höhen und Tiefen unserer Gefühlswelt gefangen nehmen zu lassen. Wenn wir emotional im Gleichgewicht sind, heißt das, dass wir unsere Gefühle bewusst wahrnehmen und in der Lage sind, auf sanfte, ehrliche und weise Art mit ihnen umzugehen. Emotionale Balance entsteht aus einer Kombination von emotionaler Intelligenz und der mentalen Fähigkeit, Gefühle in dem Moment, wenn sie auftreten, zu registrieren und dann angemessen zu reagieren. Emotionale Balance entscheidet, wie Menschen im Berufsleben miteinander umgehen und zusammenarbeiten.

Unsere typischen Reaktionen auf Gefühle

Als Abteilungsleiter in einem großen verarbeitenden Betrieb wurde Thomas angewiesen, 25 Prozent seiner Mitarbeiter zu entlassen. Diesen Leuten, mit denen er so viele Jahre zusammengearbeitet hatte, zu sagen, dass sie ihren Job verlieren, gehörte zu einer der schwierigsten Aufgaben, die er sich jemals hätte vorstellen können. Die bevorstehenden Mitarbeitergespräche setzten ihm zu. Er konnte nicht schlafen, sein Leistungsvermögen litt, und innere Ruhe und Resilienz ließen deutlich nach. Thomas wusste, was er in den Entlassungsgesprächen fühlen würde. Er ahnte, dass er selbst leiden würde, wenn er mitbekam, wie die Menschen litten, die ihm etwas bedeuteten. Und tatsächlich war er noch Stunden nach den Gesprächen bedrückt. Es wäre auch seltsam gewesen, wenn er nicht mitgelitten hätte. Gefühle von anderen Menschen nachzuempfinden ist ganz natürlich. Dafür sorgen die sogenannten Spiegelneuronen. Wenn wir jemanden sehen, der sich freut, sorgt unser Gehirn dafür, dass wir uns auch freuen. Das Gleiche gilt für Ärger, Trauer und alle anderen Gefühle. Für Thomas war es eine Herausforderung, mit seinen Gefühlen professionell umzugehen. Er sah es kommen, dass er Kummer, Bedauern, vielleicht sogar Traurigkeit fühlen würde. Trotzdem wollte er gelassen und klar bleiben und auf beste Weise für die Leute da sein.

Die meisten von uns versuchen, ihre Gefühle entweder zu unterdrücken oder auszuagieren. Beim Unterdrücken ist das Dumme, dass Gefühle irgendwohin müssen. Genauso wenig, wie man einen Luftballon auf Dauer unter Wasser halten kann, lassen Gefühle sich dauerhaft verdrängen. Außerdem verbraucht es ungeheure Mengen mentaler Energie, wenn wir versuchen, Gefühle zu unterdrücken – Energie, die fehlt, um Fokus und Klarheit aufrechtzuerhalten. Es fühlt sich zwar manchmal gut an, Gefühle auf aggressive oder auch passiv-aggressive Art herauszulassen, aber wenn überhaupt, ist das nur für einen kurzen Moment hilfreich. Langfristig führt es nur zu Enttäuschung, Kummer oder Scham. Die Unterdrückung und das Ausagieren von Gefühlen sind wie die zwei entgegengesetzten Enden einer Wippe. Je nachdem auf welche Seite Sie das Gewicht verlagern, kommt die Wippe aus der Balance. Anstatt im Umgang mit Gefühlen auf eine dieser beiden Verhaltensweisen zurückzugreifen, probieren Sie einfach einmal eine dritte Möglichkeit aus: Wenn Sie Mindfulness einsetzen, können Sie auch in emotional schwierigen Situationen ausgeglichen bleiben. Wir zeigen Ihnen, wie Sie sowohl im Berufsleben als auch privat schwierige Gefühle leichter annehmen können.

Emotionale Balance beibehalten

Im Mindfulness-Training entwickeln wir mentale Kapazitäten wie Geduld und Mut, um schwierige Situationen leichter zu überstehen. Gleichzeitig lernen wir, unsere Gefühle einigermaßen neutral zu beobachten. Wir bringen ein wenig Abstand zwischen uns und unsere Gefühle. Statt auf Autopilot zu laufen und von Gefühlen gefangen genommen zu werden, halten wir einen Moment lang inne. Damit sind wir eine Sekunde schneller als jede automatische Reaktion. Und so gewinnen wir Zeit, Raum und Freiheit, um bewusste und wohlüberlegte Entscheidungen treffen zu können. Wenn Sie diese Fähigkeiten eine Weile lang trainieren, fällt es Ihnen immer leichter, sie in unterschiedlichen Situationen anzuwenden. Folgende vier Schritte sind entscheidend: Machen Sie sich Ihre Gefühle bewusst, nehmen Sie sie an, setzen Sie Geduld und Gelassenheit ein und wählen Sie ganz bewusst einen angemessenen Umgang mit der Situation.

Emotionale Wahrnehmung

Der erste Schritt zu emotionaler Balance ist, die Gefühle wahrzunehmen. Das erscheint logisch, ist aber nicht immer so leicht, wie es klingt. In unserem Alltag sind wir mit Myriaden von Ablenkungen und Bergen von Informationen beschäftigt. Angesichts dieses Ansturms unterdrücken wir üblicherweise unsere Gefühle, ohne es wirklich zu bemerken. Wir nehmen sie erst wahr, wenn sie so stark geworden sind, dass sie sich in den Vordergrund unserer Wahrnehmung schieben. Mit Gefühlen gut umzugehen bedeutet, sich erst einmal einzugestehen, dass sie da sind.

Achtsam Annehmen

Der zweite Schritt, um emotional im Gleichgewicht zu bleiben, besteht darin, die Emotion anzunehmen, sie willkommen zu heißen. Das heißt zu bemerken, dass das Gefühl da ist, und es innerlich zu halten, ohne es zu unterdrücken oder auszuagieren. Das Training für offenes Gewahrsein, das wir in Kapitel 3 beschreiben, ist hier von unschätzbarem Wert. In der Lage zu sein, die Emotion als eine Erfahrung von vielen zu sehen und sich nicht von ihr überrollen zu lassen, nimmt ihr die Macht. Wir können dann eher *mit* dem Gefühl da sein, als ständig *dagegen* anzukämpfen. In diesem Zusammenhang ist Atem ein wichtiger Helfer. Achten Sie auf Ihren Atem, während Sie Ihre Gefühle beobachten. Lassen Sie sich von seinem sanften Rhythmus beruhigen.

Geduld und Gelassenheit

Im dritten Schritt wenden wir Geduld und Gelassenheit an. Geduld ist nichts anderes, als den Mut aufzubringen, den gefühlsmäßigen Unannehmlichkeiten offen zu begegnen. Geduld versetzt Sie in die Lage, Emotionen auszuhalten und durchzustehen, statt vor ihnen wegzurennen. Geduld hilft Ihnen, auf der Welle der Emotion zu surfen, und Gelassenheit hilft Ihnen, neutral zu bleiben. Gelassenheit verhindert automatische Reaktionen wie Abwehr oder sich von dem Gefühl regelrecht angezogen zu fühlen. Wenn Sie Emotionen mit Geduld und innerer Gelassenheit begegnen, können Sie die nötige Konzentration und Klarheit aufbringen, um zu ermitteln, welcher Umgang mit der Situation am besten, am produktivsten ist.

Angemessener Umgang

Der vierte und letzte Schritt dreht sich um die Entscheidung, auf der Grundlage von Wahrnehmung, Annahme, Geduld und Gelassenheit die bestmögliche Umgangsweise für die Situation zu wählen. Und natürlich sind angemessene Antworten je nach Situation verschieden.

Thomas hat sich mithilfe dieser vier Schritte auf die Entlassungsgespräche mit seinen langjährigen Mitarbeitern vorbereitet. Obwohl Mindfulness nichts daran ändern konnte, dass diesen Menschen gekündigt wurde, hat sie die Dynamik der Gespräche durch Achtsamkeit positiv beeinflusst. Mindfulness brachte Thomas genau die Sekunde ein, die darüber entschied, nicht reflexhaft in Verzweiflung zu geraten, sondern vollkommen präsent, klar und konzentriert seine Kollegen dabei zu unterstützen, neue Anstellungen zu finden. Da er das Gefühl hatte, seinem Team zu dienen – und nicht nur mit seinen eigenen Gefühlen zu kämpfen –, konnte Thomas wesentlich leichter mit der Situation umgehen. Ansonsten wäre sie sicherlich sehr schwierig geworden und hätte ihn emotional ausgelaugt. Emotionale Balance ist wichtig, um effizient arbeiten zu können. Und für die meisten von uns ist es noch wichtiger, eine Balance zwischen Berufs- und Privatleben zu finden.

Tipps und Überlegungen für emotionale Balance

- Auch wenn wir Menschen Gefühle völlig unterschiedlich erleben und ausdrücken, ist es unbestritten, dass wir emotionale Wesen sind, die ihre Gefühle ohne Ausnahme mit ins Büro bringen.

- Nehmen Sie sich einen Moment Zeit und fragen Sie sich, wie Sie mit Ihren Gefühlen am Arbeitsplatz umgehen. Bemühen Sie sich, Ihre Gefühle zu ignorieren oder zu unterdrücken? Oder agieren Sie sie aus?
- Könnte es für Sie von Nutzen sein, wenn Sie Ihren Emotionen offen begegnen und sie annehmen? Welche Auswirkung hätte es auf Ihre Gesundheit und auf Ihre Fähigkeit, mit anderen effizient zusammenzuarbeiten?

Methode 16 – Work-Life-Balance

Es ist noch gar nicht lange her. In einer Zeit, als es noch keine E-Mails und kein Internet gab, konnten die Menschen Berufs- und Privatleben ganz gut auseinanderhalten. Wenn sie arbeiteten, arbeiteten sie, und wenn sie zu Hause waren, haben sie Dinge getan, die man eben zu Hause macht - essen, schlafen, Zeit mit Familie und Freunden verbringen. Technischer Fortschritt erlaubt es uns heute, unsere Arbeit überall mit hinzunehmen. Die meisten Menschen gehen davon aus, dass sie vierundzwanzig Stunden lang an sieben Tagen in der Woche erreichbar sein können und möglicherweise auch *müssen*. Aber das Verschmelzen von Berufs- und Privatleben hat bedeutende Auswirkungen auf unsere Gesundheit, unser Glück und unsere geistig-emotionale Verfassung.

Was ist Work-Life-Unausgewogenheit?

Work-Life-Balance ist eine Geistesverfassung. Und was dem Einzelnen ein Gefühl von Ausgewogenheit vermittelt, ist von Mensch zu Mensch verschieden. Lucy, Vertriebsleiterin in einer der größten Banken Kanadas, wurde durch ihre

Tochter darauf aufmerksam, dass sie zu viel arbeitete: Als Lucy ihrer Tochter eines Abends eine Gutenachtgeschichte vorlas, klingelte ihr Telefon. Lucy unterbrach ohne zögern und hielt im Lesen inne. Da schaute ihre Tochter sie an uns sagte: »Geh schon, Mama, und sieh nach, wer was von dir will – ich lese die Geschichte einfach selber zu Ende.« In diesem Moment wurde Lucy klar, dass sie aus der Balance geraten war. Sie erkannte, dass sie, wenn die Arbeit rief, auf Autopilot fuhr. Und das führte dazu, dass sie für die Menschen, die ihr im Leben am allerwichtigsten waren, oft gar nicht richtig präsent war. Sie konnte nicht einmal eine Gutenachtgeschichte zu Ende lesen. Mindfulness-Training half ihr, die Ursachen dieses Problems besser zu verstehen. Immer »online« zu sein, gab ihr das Gefühl, wichtig zu sein. Aber die Tatsache, dass sie dadurch fast ausschließlich auf die Arbeit fokussiert war, beeinträchtigte die Beziehungen, die ihr am wichtigsten waren, erheblich.

Wenn Menschen davon sprechen, dass sie mit der Work-Life-Balance zu kämpfen haben, meinen sie, dass die Arbeit ihrem Leben im Wege steht. Irgendwie fehlt es an einer Art Barriere, die verhindert, dass sich die beiden Bereiche ineinander verflechten. Gleichzeitig ist Unausgewogenheit zwischen Beruf und Privatleben nur dann ein Problem, wenn die Betroffenen es auch so erleben beziehungsweise wenn die Arbeit andere Bereiche des Lebens negativ beeinflusst. Es ist nicht zwingend ein Problem, wenn ich nachts lange aufbleibe, um ein Angebot oder einen Bericht zu schreiben. Es ist nur dann ein Problem, wenn ich mich dadurch unausgeglichen fühle oder wenn es Beziehungen beeinträchtigt, die mir wirklich wichtig sind – zu Familienangehörigen oder Freunden etwa. Die unschuldige Bemerkung ihrer Tochter machte Lucy diese negative Verflechtung glasklar. Wenn wir uns um mehr Work-Life-Balance bemühen wollen, sollten wir sowohl die verschiedenen Arten von Unausgewogenheit genauer untersuchen als auch die zahlreichen Möglichkeiten, mit denen Mindfulness zu Erholung und Ausgleich beitragen kann. Lassen Sie uns dazu noch einmal die Matrix anschauen, als Modell, das uns zu den tiefer liegenden Ursachen einer unausgeglichenen Work-Life-Balance führt.

Work-Life-Disbalance in der Matrix

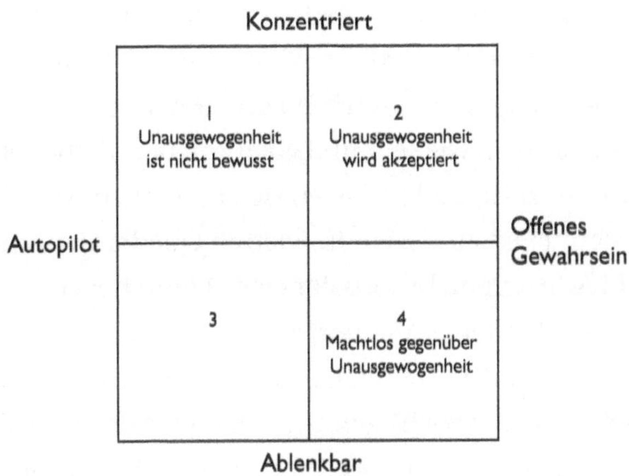

Abb. 16

Im ersten Quadranten sind sich die Menschen, und das galt auch lange Zeit für Lucy, gar nicht bewusst, dass sie aus der Balance geraten sind. Besonders betroffen sind typische Erfolgsmenschen, diejenigen, die in dem, was sie tun, sehr effizient sind. Gerade weil sie immer an die Arbeit denken – und weil es immer noch etwas gibt, was sie tun könnten –, sind die Leute in Quadrant 1 davon überzeugt, dass es vollkommen normal ist, permanent zu arbeiten. Sie bemerken gar nicht, dass ihre Arbeit andere Lebensbereiche negativ beeinflusst. Sie ziehen die Arbeit allen anderen Dingen vor – so lange, bis sie durch Angehörige oder gravierende Gesundheitsprobleme mit der Nase darauf gestoßen werden, dass ihre Beziehung zum Job ungesund ist. Bezogen auf Work-Life-Balance sind Menschen, die sich überwiegend im ersten Quadranten aufhalten, zwar bei der Sache, laufen dabei aber auf Autopilot und nehmen nicht wirklich bewusst wahr, was um sie herum und mit ihnen selbst geschieht.

Während Leute im ersten Quadranten konzentriert und effektiv arbeiten, fehlt es den Menschen im dritten Quadranten an Konzentration – sodass sie weder beruflich noch im privaten Bereich wirklich effektiv sind. Die meiste Zeit fühlen sie sich gestresst, zerrissen und überfordert. Ihnen ist gar nicht bewusst, wie sehr ihr Leben von beruflichen Belangen durchsetzt ist, und sie lassen sich permanent von diesen Angelegenheiten ablenken. Im vierten Quadranten sind Leben und Arbeiten nicht ausbalanciert. Menschen, die sich in diesem Quadranten aufhalten, wissen, dass sie zu viel arbeiten. Sie wissen, dass sie nichts dagegen unternehmen, dass die Arbeit anderen wichtigen Dingen im Leben in die Quere kommt. Aber obwohl sie es genau sehen, haben sie den Eindruck, keine andere Wahl zu haben. Sie sind sich der Unausgewogenheit bewusst und fühlen sich unfähig, etwas zu ändern. Unabhängig davon, wo Sie sich in Bezug auf die Work-Life-Balance in der Matrix einordnen, bleibt die Frage: »Was kann ich tun? Wie kann ich mich in den zweiten Quadranten, in dem wir lernen, mit Unausgewogenheit bewusst umzugehen, hineinbewegen?«

Unausgewogenheit gegensteuern

- Es wird immer eine Herausforderung sein, die Work-Life-Balance bewusst zu steuern: wenn Ihr Kind etwa ausgerechnet dann krank wird, wenn Sie eine große Präsentation halten müssen, oder wenn Sie vom Chef gebeten werden, an einem Samstag zu arbeiten, an dem Sie Ihrem Sohn bereits versprochen haben, sich sein Fußballspiel anzuschauen. Solche Dinge kommen vor. Und es wird Zeiten geben, in denen die Arbeit verhindert, dass Sie gut essen, gut schlafen und genug Zeit finden, sich zu bewegen. Es wird immer Momente der Unausgewogenheit geben. In diesen Phasen müssen Sie schwierige Entscheidungen treffen: Bleiben Sie bei Ihrem kranken Kind und lassen möglicherweise das Team bei der Präsentation hängen? Sagen Sie Ihrem Chef, dass Sie für die Samstagsschicht nicht zur Verfügung stehen? Finden Sie Möglichkeiten, sich besser um sich zu kümmern, oder vertagen Sie das auf einen späteren Zeitpunkt, an dem es möglicherweise schon zu spät ist? Es gibt für keine dieser Fragen eine richtige oder falsche Antwort. Wie Sie mit Unausgewogenheit in Ihrem Leben umgehen, liegt ganz allein an Ihnen. Mindfulness allerdings bietet in diesem Zusammenhang zwei Vorteile:

- Konzentration – Mindfulness-Training führt dazu, dass Sie sich von täglichen Aufgaben und Herausforderungen weniger vereinnahmt fühlen. Es verleiht Ihnen die notwendige Klarheit, hinzunehmen, was Sie nicht ändern können, und bewusst zu entscheiden, worauf Sie Ihre begrenzte Aufmerksamkeit richten, sodass es Ihnen und anderen zum Vorteil gereicht. Außerdem hilft es Ihnen, bei dem Unwohlsein über die Unausgewogenheit präsent zu sein, diese Erfahrung zu beobachten, ohne dass Sie davon geistig oder emotional überwältigt werden.
- Bewusste Wahrnehmung – Mindfulness-Training hilft Ihnen, bewusst wahrzunehmen, wenn Sie aus der Balance

geraten sind. Es hält Sie davon ab, in gewohnte Muster zu verfallen, die sowohl für Sie selbst als auch für die Menschen in Ihrem Umfeld ungesund sind. Diese Fähigkeit erlaubt Ihnen zu unterscheiden, was Sie steuern können und was nicht.

Im zweiten Quadranten der Matrix, in dem Sie sowohl konzentriert sind als auch offen wahrnehmen, was in Ihnen und um Sie herum geschieht, entwickeln Sie Widerstandskraft beziehungsweise Anpassungsfähigkeit gegenüber Herausforderungen. Diese verschwinden zwar nicht, aber sie werden beherrschbar. Mindfulness hilft Ihnen, sich innerlich ausgeglichen zu fühlen, indem Sie akzeptieren, dass Unausgewogenheit zum Leben gehört. Sie erlaubt Ihnen, sich von Dingen zu lösen, die Sie nicht kontrollieren können, um Ihre mentale Energie für solche Dinge zur Verfügung zu haben, die Sie durchaus beeinflussen und mit denen Sie Stress und Sorgen reduzieren können.

Work-Life-Balance-Strategien

Regelmäßiges Mindfulness-Training ist hochwirksam – so wirksam, dass es Ihr Gehirn neu verschaltet und dazu beiträgt, Sie die guten Momente des Lebens mehr genießen zu lassen und gegen Unausgewogenheit resilient zu werden. Zusätzlich zu einem regelmäßigen Training, wie im dritten Teil des Buches beschrieben, sollen Ihnen folgende Tipps helfen, Ihre Work-Life-Balance zu verbessern.

Work-Life-Balance durch Mindfulness

- *Praktizieren Sie auch während des Tages Mindfulness*: Zusätzlich zu regelmäßigem, täglichem Mindfulness-Training können Sie kurze Mindfulness-Einheiten in Ihren Arbeitstag integrieren. Zum Beispiel wenn Sie auf Ihrer Arbeitsstelle ankommen, vor dem Mittagessen, bevor Sie nach Hause gehen oder bei anderen Gelegenheiten (vergleiche Kapitel »Arbeitspausen«. Das ist eine wirkungsvolle Art, um den eigenen Geist zu überprüfen und sicherzustellen, dass die Prioritäten stimmen. Es sind erfrischende Gelegenheiten, bei denen Sie tagsüber ein bisschen Konzentration, Entspannung und Klarheit tanken können.

- *Treffen Sie messerscharfe Entscheidungen*: Je besser Sie die Unausgewogenheit in Ihrem Berufs- und Privatleben wahrnehmen, desto klarer können Sie erkennen, dass Sie immer eine Wahlmöglichkeit haben, wenn Sie Herausforderungen gegenüberstehen. Mithilfe von Mindfulness können Sie Ihre Wahl ruhig und gelassen treffen statt überarbeitet, überfordert und automatisiert.
- *Setzen Sie Grenzen*: Schauen Sie sich einmal an, was Sie in Ihrem Leben ablenkt. Was führt zu Unausgewogenheit zwischen Arbeit und Familie? Setzen Sie angemessene Grenzen. Viele Menschen werden durch das Mobiltelefon und andere elektronische Geräte abgelenkt. Grenzen Sie klar ab, wann diese Werkzeuge benutzt werden und wann sie abgeschaltet bleiben sollen. Das bringt Ihnen mentalen Frieden und fördert die Qualität Ihrer Beziehungen. Überlegen Sie auch, ob Sie Grenzen setzen können hinsichtlich der Frage, abends, an Wochenenden oder in den Ferien zu arbeiten. Es ist in Ordnung, einmal gesetzte Grenzen außer Kraft zu setzen, wenn es sein muss, aber lassen Sie es nicht zur Regel werden.
- *Planen Sie Zeit für sich selbst ein*: Nehmen Sie sich Zeit, um klar zu identifizieren, was Sie erfrischt und Ihnen Energie spendet. Ergründen Sie, was Sie für Ihre Entspannung

tun, und prüfen Sie, ob Ihnen diese Dinge tatsächlich helfen zu entspannen. Wenn Sie das Gefühl haben, keine Zeit für sich selbst zu haben, nehmen Sie sich Zeit. Jeder braucht Zeit, in der er sich um sich selbst kümmern kann. Wenn Sie andere zu Aktivitäten einladen, die Sie selbst erbaulich finden, können Sie sowohl etwas für sich tun als auch die Qualität Ihrer Beziehungen verbessern.

Work-Life-Unausgewogenheit ist in unserem Leben ungefähr das, was für einen Kajakfahrer Stromschnellen sind. Manchmal wird das Boot vom reißenden Wasser nach rechts gestoßen und manchmal nach links. Manchmal kentert man sogar. Aber mit ein bisschen Übung kann man sich auch schnell wieder aufrichten. Im unendlichen Spiel von Balance und Disbalance kann Mindfulness den Unterschied machen, ob wir mit dem Kiel oben schwimmen oder aufrecht im Boot sitzen.

Tipps und Überlegungen zur Work-Life-Balance

- Work-Life-Balance ist ein Geisteszustand, der davon abhängt, wie wir Unausgewogenheit in unserem Leben wahrnehmen und steuern.
- Nehmen Sie Unausgewogenheit wahr? Sind Sie bereit, die Unausgewogenheit anzuerkennen und etwas dagegen zu unternehmen?
- Wählen Sie ein oder zwei der Work-Life-Balance-Strategien aus und wenden Sie diese eine Woche lang an. Beobachten Sie, welche Auswirkungen das auf Ihr Leben und Ihre Arbeit hat.

Teil II
Mentale Strategien

Wenn Sie mit dem Mindfulness-Training beginnen, werden Sie wahrscheinlich jede Menge interessante Entdeckungen über die Natur Ihres Denkens machen. Ihr Geist wird umherschweifen und es Ihnen schwermachen, sich auf die Gegenwart zu konzentrieren. Oder Ihr Geist wird sich auf einen Gedanken oder eine Sinneserfahrung fixieren und kaum davon abzubringen sein. Allgemein wird es so sein, dass er wie gewohnt eher neuronale Muster abspult, die belastend sind, und sich nur selten darauf besinnt, was förderlich ist – für Sie selbst und für andere. Diese ungesunde Angewohnheit können Sie verändern. Es gibt verschiedene mentale Strategien, die uns helfen, besser mit nutzlosen neuronalen Reaktionsmustern umzugehen und effektivere Verhaltensweisen zu entwickeln. In dem einen Moment, in der Sekunde der Freiheit zwischen Gedanke und Reaktion, können diese Strategien die Weichen in förderlicher oder schädlicher Richtung stellen.

Die acht mentalen Strategien, mit denen wir uns in diesem Buch befassen – Präsenz, Geduld, Freundlichkeit, Anfängergeist, Akzeptanz, Gelassenheit, Freude und Loslassen –, sind ausschlaggebend, um zwischen unserem täglichen Training und unserem Alltag eine Brücke zu schlagen. Sie verschaffen Ihnen einen zeitlichen, zu Ihrer Umgebung, Ihren Gedanken und Ihren Emotionen. Wenn Sie diese Strategien konsequent anwenden, werden Sie früher oder später zu Ihrer gewohnten Verhaltensweise, und Ihr Geist wird zunehmend ruhiger und klarer werden.

In diesem zweiten Teil des Buches werde ich jede mentale Strategie einzeln vorstellen und Hinweise liefern, wie Sie sie in Ihrem Alltag umsetzen können. Sie müssen sie nicht alle über Nacht beherrschen. Am meisten profitieren Sie, wenn Sie jeweils eine Woche lang eine Strategie im Sinn behalten, während Sie die Methoden aus Teil I in Ihren Alltag integrieren. Und noch besser ist es, wenn Sie jeweils eine Strategie pro Woche in Ihr tägliches Mindfulness-Training einbeziehen.

In praktischer Hinsicht gehen die Strategien Hand in Hand mit der Matrix, die wir im ersten Kapitel vorgestellt haben. Je mehr Sie diese mentalen Strategien in Verhaltensgewohnheiten überführen, desto mehr Zeit werden Sie im zweiten Quadranten der Matrix, zubringen. Und je häufiger Sie in diesem Quadranten unterwegs sind, desto effektiver und produktiver können Sie arbeiten. Stellen Sie sich vor, dass diese Strategien eine weitere »Schicht« bilden, die Sie über Ihre Methoden legen und damit schnell und leicht Ihre Leistungsfähigkeit verbessern können. Die Strategien ersetzen nicht die Methoden – und noch weniger ersetzen sie die Grundlagen des methodischen Trainings, aber sie entschärfen die hartnäckigen Gedanken und Verhaltensweisen, die Sie davon abhalten, die beste Version Ihrer selbst zu sein. Moment für Moment.

Strategie 1 – Präsenz

Haben Sie sich schon einmal dabei ertappt, während eines Meetings in Tagträumen zu versinken? Oder noch schlimmer: Wurden Sie schon einmal aus Ihren Tagträumen gerissen, weil jemand Ihren Namen sagte? Und Sie wussten überhaupt nicht, wieso er oder sie Sie anspricht und wovon die Rede ist? Oder vielleicht etwas weniger dramatisch: Haben Sie schon einmal erlebt, dass Sie einen Artikel gelesen haben und sich nach dem letzten Satz nicht erinnern konnten, was Sie da gerade gelesen haben? Das sind nur einige Beispiele dafür, was passieren kann, wenn Sie nicht vollkommen präsent sind. Natürlich mögen Sie häufig körperlich anwesend sein, aber wirklich präsent zu sein heißt, sich vollkommen auf die gegenwärtige Situation einzulassen, unabhängig davon, ob Sie in einem Meeting sind, eine Mahlzeit zu sich nehmen oder ein Buch lesen. Präsenz ist die Grundlage für Mindfulness. Präsent zu sein heißt per definitionem, den Menschen, Gegenständen und Gedanken, denen wir begegnen, Beachtung zu schenken. Auf diese Weise aufmerksam zu sein, ist entscheidend, um Konzentration und Gewahrsein, die wesentlichen Aspekte von Mindfulness, zu steuern. Und sie ist der entscheidende Faktor für mentale Effektivität. Wann ist für Sie der richtige Moment gekommen, um mehr Präsenz zu entwickeln?

Nichts als die Gegenwart

Mikel, gehobener Manager einer großen niederländischen Organisation im Gesundheitswesen, wurde häufig von seinen Mitarbeitern dafür kritisiert, nicht genügend Zeit für sie zu haben. Er schien ihnen immer zu beschäftigt, geradeso als ginge jeglicher Versuch, mit ihm persönlich zu sprechen, zulasten seiner kostbaren Zeit. Diese Vorwürfe frustrierten Mikel. Er sah die Dinge anders. Er hatte nämlich den Eindruck, bereits sehr viel Zeit mit seinen Mitarbeitern zu verbringen. Er versuchte sogar, seinen gefühlten Eindruck mit harten Fakten zu untermauern, und begann jede Minute, die er mit Angestellten verbrachte, zu dokumentieren. Die Zahlen schienen ihm recht zu geben. Aber es überrascht nicht, dass die Daten und Fakten, die er seinen Mitarbeitern präsentierte, wenig an deren Wahrnehmung änderten. Alles wurde anders, nachdem er täglich Mindfulness-Training praktizierte. Mikel wurde immer häufiger von seinen Angestellten dafür gelobt, zugänglich, aufmerksam und verbindlich zu sein. Besonders beeindruckte Mikel die Tatsache, dass er nicht wirklich *mehr* Zeit mit seinen Mitarbeitern verbrachte. Eigentlich verbrachte er quantitativ sogar weniger Zeit mit ihnen. Allerdings war die Qualität seiner relativ kurzen Zusammenkünfte mit seinen Mitarbeitern wesentlich höher. Er achtete darauf, jede Gelegenheit gut zu nutzen. Er war präsent für die Menschen, ihre Fragen und Anforderungen.

Das Wort »Präsenz« oder »präsent« hat verschiedene Bedeutungen. Es steht für die Gegenwart, also das Jetzt. Es bedeutet Anwesenheit, also das Hier. Im Englischen bedeutet *present* außerdem »Geschenk«. Wenn wir für andere präsent sind, verkörpern wir alle drei Aspekte: Wir sind *jetzt* ganz *hier* und *schenken* unserem Gegenüber unsere volle *Aufmerksamkeit*. Zwei Minuten, die wir mit jemandem verbringen, der vollkommen präsent ist, sind wirkungsvoller und effizienter, als zehn Minute mit jemandem zusammen zu sein, der abgelenkt ist. Denken Sie nur daran, wie viel produktiver und effizienter, Sie sein könnten, wenn Sie vollkommen präsent wären. Auch Sie könnten wie Mikel im wortwörtlichen Sinne mehr in kürzerer Zeit schaffen und dabei bessere Ergebnisse erzielen.

Aus jedem Moment das Beste rausholen

Die Vergangenheit ist vorbei. Die Zukunft hat noch nicht begonnen. Dennoch bewegen sich unsere Gedanken unentwegt zwischen ihnen hin und her. Wir alle haben gelegentlich Schwierigkeiten, im Hier und Jetzt anwesend zu sein. Die meisten von Ihnen kennen ADHS, die Aufmerksamkeitsdefizit-Hyperaktivitätsstörung: Betroffene haben große Probleme, sich zu konzentrieren. Dagegen ist ADS, das Aufmerksamkeitsdefizitsyndrom, nur wenigen bekannt. Es ist dennoch ein reales Phänomen, bei dem eine Überlastung des Gehirns dazu führt, dass sich Menschen leicht ablenken lassen und ungeduldig werden.[1] Forscher weisen darauf hin, dass ADHS eine genetische Komponente hat und sich durch ein hektisches Umfeld verschlimmern kann. ADS dagegen ist ausschließlich durch unser technischorientiertes Umfeld bedingt. Der Psychiater Edward Hallowell urteilt: »Ebenso wie Verkehrsstaus ist auch ADS ein Produkt modernen Lebens. Es wird durch Anforderungen hervorgerufen, die an unsere Zeit und Aufmerksamkeit gestellt werden und in den letzten zwei Jahrzehnten explosionsartig gestiegen sind. Wenn unser Verstand mit Lärm angefüllt ist, verliert unser Gehirn die Fähigkeit, vollkommen präsent zu sein.«[2]

Aufgrund zahlreicher Ablenkungen in unserem Leben, innerlichen wie äußerlichen, ist ADS für manche Arbeitsumfelder geradezu endemisch und bereitet auch den stärksten Leistungsträgern Schwierigkeiten. Sie kommen mit dem Zeitmanagement, der Organisation und Priorisierung von Aufgaben nicht mehr mit.[3]

Hallowell kommentiert seine Schlussfolgerungen aus einer Studie treffend: Das moderne Büroleben und der sich ausbreitende Zustand des sogenannten Aufmerksamkeitsdefizitsyndroms verwandelt verlässliche Führungskräfte in Wahnsinnige, die unter ihren Möglichkeiten bleiben.«[4] Hallowells Studie stammt aus Amerika, ähnliche Entwicklungen können wir aber in der ganzen Welt beobachten. Unabhängig von Branche und Kultur finden es Berufstätige heute immer schwieriger, sich auf den gegenwärtigen Moment zu konzentrieren. Aus neurologischer Sicht fahren die Leute in ihrem Gehirn permanent Karussell.

Wenn wir präsent sind, ist unser präfrontaler Kortex (Stirnlappen) besonders aktiv. Sobald der Verstand abschweift, verlagert sich die Aktivität zum hinteren Bereich und zu den Seiten des Gehirns, zum Temporallappen und zum cingulären Cortex und noch einigen anderen Regionen. In dem Moment, in dem wir uns des Abschweifens bewusst werden, werden die vordere Insula und der vordere cinguläre Kortex tief im Inneren des Gehirns aktiviert. Sobald wir unsere Aufmerksamkeit wieder in den gegenwärtigen Moment zurückführen, wird der sogenannte Parietallappen getriggert und die Hirnaktivität bewegt sich wieder zum Ausgangspunkt zurück – zum präfrontalen Kortex. Gehirnanatomisch läuft die Aufmerksamkeit quasi im Kreis, wenn sie sich von Gegenwärtigkeit zu Abschweifungen und zurück zur Präsenz bewegt. So geschieht es wieder und wieder, tagein und tagaus, angetrieben von internen und externen Ablenkungen.

Wir müssen nicht zwangsläufig internen oder externen Ablenkungen nachgeben. Wir können etwas dagegen unternehmen. Anstatt darauf zu hoffen, dass unser neuronales Karussell gerade dann präsent ist, wenn wir mit anderen Menschen zusammen sind, sollten wir uns dafür entscheiden, vollständig präsent zu sein, wenn wir uns bestimmten Aufgaben widmen und wenn wir konkreten Herausforderungen gegenüberstehen. Einigen von Ihnen mag diese mentale Strategie selbstverständlich oder allzu simpel erscheinen. Ihnen sage ich: »Unterschätzen Sie niemals die Macht der Präsenz.«

Marketing und Vertriebsexperten in der Südostasienzentrale eines weltweit agierenden Technologiekonzerns haben es zum Beispiel unmittelbar erlebt, dass es einen Unterschied macht, wenn sie sich vornehmen, in Kundenmeetings präsent zu sein. Anstatt sich darüber Gedanken zu machen, ob sie den Auftrag erhalten oder nicht, was sie im Anschluss des Meetings noch tun müssen, oder wie viele E-Mails sich in der Zwischenzeit in ihrem Postfach auftürmen, blieben diese Marketing- und Vertriebsexperten bewusst auf den Kunden konzentriert, der ihnen gegenübersaß. Es freute sie ungemein, dass Meetings wesentlich erfolgreicher und vergnüglicher abliefen, wenn sie bewusst präsent waren. Sie bemerkten dabei, dass der Geist häufig auf Wanderschaft gehen möchte und dies die Effizienz von geschäftlichen Besprechungen einschränken kann. Wenn Sie ganz im gegenwärtigen Moment anwesend sind, machen Sie am meisten aus Ihrer kostbaren Zeit. Wenn Sie nicht präsent sind, sind Sie nicht ganz da und machen Multitasking. Doch wie anfangs erläutert: Es ist unmöglich, mehrere kognitive Aufgaben gleichzeitig zu erledigen. Keiner von uns kann das. Präsent zu sein hilft Ihnen, bewusst zu entscheiden, mit was Sie sich beschäftigen und wie Sie Ihr Leben führen. Es hilft Ihnen, Sie selbst in Ihrer besten Verfassung zu sein. Um im Moment gegenwärtig zu sein, ist es nicht erforderlich, das, *was* Sie tun, zu ändern. Es ist erforderlich, aufmerksam dafür zu sein, *wie* Sie die Dinge tun, die Sie tun. Es ist eine bewusste Entscheidung im *Hier* und *Jetzt* präsent zu sein. Es gibt nur das *Jetzt*. Eine andere Zeit existiert nicht – keine Vergangenheit oder Zukunft. Die einzige Zeit, in der wir irgendetwas erledigen können, ist *Jetzt*, in diesem Moment, in dieser einen Sekunde.

Mindfulness-Training ist der beste Weg, um die eigene Präsenzfähigkeit zu entwickeln. Indem Sie sich einatmend bewusst werden, dass Sie einatmen, und ausatmend bewusst werden, dass Sie ausatmen, verschalten Sie Ihr Gehirn auf neue Weise und lernen, Moment für Moment aufmerksam zu sein. Seien Sie ganz präsent bei Ihrem Atemzug, atmen Sie ein, ohne über den vorherigen Atemzug nachzudenken oder über den nächsten oder über die letzte Ablenkung. Mindfulness-Training heißt nicht, zehn Minuten lang andauernd präsent zu sein. Mindfulness-Training heißt, jeden einzelnen Atemzug bewusst wahrzunehmen für zehn Minuten.

Einige von uns haben den Ehrgeiz einen bestimmten geistigen Zustand während des Mindfulness-Trainings oder während irgendeiner anderen Aktivität im Leben zu erlangen. Doch in dem Augenblick, in dem wir eine bestimmte Vorstellung davon haben, wie wir sein sollten, haben wir das Ziel bereits verfehlt. Denn wenn wir mental in der Zukunft sind, gibt es keinen Weg in der Gegenwart präsent zu sein. Präsent zu sein ist der Weg. Wenn Sie sich auf das Ziel fixieren, verpassen Sie den Moment. Wenn Sie sich auf den Weg konzentrieren, haben Sie das Ziel erreicht.

Tipps und Reflexionen, wie Sie Präsenz kultivieren

- Überlegen Sie, wie, wann und warum es für Sie von Vorteil ist, präsent zu sein.
- Treffen Sie bewusste Entscheidungen, präsent zu sein für einen Kollegen, einen Kunden, in einem Meeting oder zu Hause.

- Beachten Sie sowohl Vorteile als auch Schwierigkeiten, die damit einhergehen, im Moment aufmerksam zu sein. Fragen Sie sich, wie Sie diesen Schwierigkeiten begegnen können, damit es Ihnen leichter fällt, präsent zu sein.

Strategie 2 – Geduld

Lene arbeitete für eine europäische Regierungsorganisation. Sie kämpfte jeden Tag mit Herausforderungen, die viele von uns nur allzu gut kennen - sich selbst und die zwei kleinen Kinder anziehen, mit Frühstück versorgen und das Haus rechtzeitig verlassen, ohne irgendwann die Geduld zu verlieren. Sie war sehr gewissenhaft. Sie sorgte dafür, dass alle früh genug auf waren und ausreichend Zeit für die morgendliche Routine hatten. Und trotzdem wiederholte sich jeden Tag dieses frustrierende Muster aufs Neue: Immer wenn sie gerade aus dem Haus gehen wollten, wollte eines der Kinder doch noch mal zurück und irgendetwas holen. Oder es bestand darauf, unbedingt etwas anderes anzuziehen. Oder es hatte doch noch Hunger oder musste noch einmal dringend auf die Toilette. Oder es war verärgert über irgendetwas, was der Bruder oder die Schwester getan hatte. Es war nicht immer dasselbe, aber irgendetwas war immer. Obwohl Lene diese Verhaltensmuster ganz genau kannte, reagierte sie jedes Mal mit Frust. Sie konnte ihren Kindern in diesem Moment weder Raum noch Aufmerksamkeit schenken, wie es die Situation eigentlich erfordert hätte, sie war gestresst und genervt. Häufig erhob sie ihre Stimme, obwohl es die Situation noch verschlimmerte. Es regte sie furchtbar auf und raubte ihre ganze Kraft. Wenn sie schließlich zur Arbeit kam, war sie bereits müde und einigermaßen überfordert. Doch als Lene anfing, Geduld als mentale Strategie einzuüben, änderte sich einfach alles. Als Sie begriff, was ihr Reaktionsmuster hervorrief, entdeckte sie alternative Möglichkeiten, mit der Situation umzugehen, und konnte ihr Verhalten positiv verändern.

Diese oder ähnliche Geschichten kennen auch viele andere Menschen. Das Leben ist voller Herausforderungen und testet immer wieder unsere Geduld. Wir reagieren auf Schwierigkeiten häufig unbewusst mit Reaktionsmustern, die tief in unserem Gehirn verwurzelt sind. Das Ergebnis ist häufig nicht so schön. Geduld oder, anders gesagt, die Fähigkeit, Unbehagen besser aushalten zu können, ist eine effiziente Strategie, um mit einer wohlbedachten Antwort, statt impulsiv nach einem eingeübten Verhaltensmuster zu reagieren. Ein altes Sprichwort sagt: »Ein Augenblick Geduld in einem Augenblick des Ärgers erspart dir tausend Augenblicke voller Kummer.« Und das gilt nicht nur für das Leben allgemein sondern natürlich auch für die Arbeit. Es gibt neuronale Muster, die diesen Reaktionen zugrunde liegen. Um unser Verhalten besser zu verstehen, ist es daher sinnvoll, einmal auf das sogenannte dreieinige Gehirn zu schauen.

Das dreieinige Gehirn

Das menschliche Gehirn besteht grob gesagt aus drei Teilen, die jedoch eng miteinander verknüpft funktionieren und daher nicht als dreiteilig, sondern eher als »dreieinig« anzusehen sind. Die drei Strukturen sind das sogenannte Reptiliengehirn, das limbische System und der Kortex.[1] Das Reptiliengehirn ist der älteste Teil unseres Gehirns. Es entstand ungefähr vor 225 Millionen Jahren. Diese Gehirnstruktur ist auf unsere Grundbedürfnisse des Überlebens ausgerichtet. Der zweitälteste Teil des Gehirns ist das limbische System, etwa 170 Millionen Jahre alt. In dieser Zeit wurden unsere biologischen Vorfahren zu Lebewesen, die sich fürsorglich um ihren Nachwuchs kümmerten. Das limbische System ist genau auf diese Fürsorge ausgerichtet – es ist auch zuständig für Gefühle und Stimmungen. Der Kortex – das Großhirn – ist nur schlappe 40 Millionen Jahre alt und war das letzte Gehirnareal, das sich entwickelte. In diesem Bereich findet unser rationales, intellektuelles, logisches Denken statt. Hier ist unser Bewusstsein zu Hause.

Wenn wir uns bedroht fühlen, sorgt die sogenannte Amygdala als Teil des limbischen Systems dafür, dass die Kampf-Flucht-Programme des Reptiliengehirns aktiviert werden. Es wird oft gesagt, dass die Amygdala unser Gehirn beziehungsweise die rationalen Funktionen des Kortex korrumpiert. Und damit wird es schwer, unser Verhalten zu kontrollieren. Im Kampf-oder-Flucht-Modus bereitet sich unser Körper darauf vor, sich entweder physisch gegen Angriffe zu wehren oder wegzurennen. Die Kampf-oder-Fluchtreaktion hat unser Überleben in der frühen Phase unserer Evolution gesichert, und das tut sie natürlich auch noch heute, wenn wir uns in einer gefährlichen Situation wiederfinden. Zwar geraten die wenigsten von uns im Alltag tatsächlich in Gefahr für Leib und Leben, aber es gibt immer wieder Situationen, in denen wir uns bedroht fühlen. Und eben weil diese nur selten eine echte physische Gefahr darstellen, ist es besser, rationale, bewusste statt automatisierte unterbewusste Entscheidungen zu treffen – besser für unsere Beziehungen, unsere Gesundheit, unsere Produktivität und unser Wohlbefinden. Das Leben ist voller Momente, die Ihren Tagesablauf »gefährden«, Ihre Pläne, Ziele oder Absichten. Doch ist es nicht notwendig, die Kontrolle dem uralten Reptiliengehirn zu überlassen. Sie haben als *Homo sapiens* ein Großhirn, und dieser Kortex ermöglicht es Ihnen, zu logischen, vernünftigen Lösungen zu kommen – und er hilft Ihnen außerdem, Geduld zu erwerben.

Kampf, Flucht oder Geduld

Geduldig zu sein, heißt unter anderem, in schwierigen Situationen ruhig zu bleiben, selbst wenn der Kampf-oder-Flucht-Reflex bereits aktiviert ist. Geduld ist die Fähigkeit, Unangenehmes auszuhalten, sich der Situation zu stellen und eher bedächtig als impulsiv mit ihr umzugehen. Geduld hat mehr mit langfristigen Zielen als mit kurzfristigen, schnellen Lösungen zu tun. Kampf und Flucht zielen darauf ab, Probleme zu lösen, indem wir die äußeren Bedingungen verändern, sie bekämpfen oder vor ihnen flüchten. Geduld verleiht uns die notwendige Klarheit, um unsere Probleme an der Wurzel zu lösen, und zwar durch Nachdenken. Geduld verschafft uns diesen Vorsprung von einer Sekunde, in der wir unser inneres Reaktionsmuster erkennen können, abwägen und angemessen handeln. Geduld führt ohne Umschweife zu einem erfolgreichen Leben, in dem wir uns mit den Wurzeln von Problemen beschäftigen und weniger mit ihren Symptomen.

Nicht jedem Menschen fällt es leicht, Geduld zu üben. Manche verspüren den Drang zu Kampf und Flucht stärker als andere. Ich versichere Ihnen, dass Sie Courage entwickeln und lernen können, unangenehme Situationen durchzustehen. Mithilfe von Mindfulness-Training lernen wir die Realität mehr und mehr durch den Kortex, den vernünftigen, logisch denkenden Teil unseres Gehirns, wahrzunehmen und zu verarbeiten und weniger durch das Reptiliengehirn. Dadurch verschaltet sich unser Gehirn neu, und es wird immer selbstverständlicher, sich in Geduld zu üben.

Wenn Sie das Mindfulness-Training, wie im dritten Teil des Buches beschrieben, ausprobieren, werden Sie sicher auch Phasen von Unruhe erleben. Vielleicht wird Ihre innere Stimme sagen: »Warum sitze ich hier nur rum und tu nichts? Ich habe noch so viele Dinge zu erledigen.« In diesen Momenten bietet sich Ihnen eine Gelegenheit, Geduld zu üben. Anstatt aufzugeben, könnten Sie versuchen, entschlossen und couragiert die Rastlosigkeit zu tolerieren. Sehen Sie der Unruhe ins Auge. Folgen Sie nicht dem spontanen Impuls aufzuspringen oder das Gefühl zu unterdrücken. Wenn Sie vor dem Gefühl fliehen, können Sie sicher sein, dass es sich an anderer Stelle wieder meldet. Eine unangenehme Erfahrung kann nur dort wirklich gelöst werden, wo sie auftaucht: in unserem Kopf, das heißt in unseren Gedanken und Reaktionsmustern.

Tipps und Reflexionen, um sich in Geduld zu üben

- Könnte es für Sie von Vorteil sein, geduldiger zu sein, und wenn ja, warum? Wäre es zu Hause nützlich oder bei der Arbeit?
- Denken Sie über Situationen nach, in denen Ihr Kampf-oder-Flucht-Reflex aktiviert wurde und Ungeduld hervorgerufen hat.
- Das nächste Mal, wenn Sie in eine solche Situation geraten, halten Sie für einen Moment inne und holen Sie bewusst Atem. Bleiben Sie anschließend so lange auf Ihren Atem konzentriert, bis Sie sich beruhigt haben. Vielleicht merken Sie ja sogar, ob Ihr Verhalten eher vom Reptiliengehirn oder vom Großhirn gesteuert wird.

- Wenn Sie solche Momente regelmäßig erleben, heißen Sie sie willkommen und sehen Sie sie als prima Gelegenheit an, Geduld zu üben.
- Stellen Sie sicher, dass Sie mit sich selbst auch geduldig sind, während Sie praktizieren. Es bedarf einiger Mühe, über Ärger oder Frustration hinauszuwachsen: Nehmen Sie sich bewusst vor, es zu versuchen.

Strategie 3 – Freundlichkeit

Jeder von uns möchte glücklich sein, niemand will leiden. Dennoch handeln wir nicht immer in diesem Interesse, weder für uns selbst noch für andere. Wieso Menschen Dinge tun, die sogar ihnen selbst Leid bringen, ist von Person zu Person verschieden. Überlegen Sie für einen Augenblick, was das für Sie bedeutet. Wenn es wahr ist, dass wir alle glücklich sein wollen und niemand leiden will, was brauchen wir dann von anderen Menschen, um tatsächlich glücklich zu sein? Die Antwort ist einfach: Präsenz, Aufmerksamkeit, Respekt, Verständnis und Akzeptanz. Und was brauchen andere Menschen von uns, um glücklich zu sein? Exakt dasselbe. Insofern sind alle Menschen Spezialisten für das Glück der anderen.

Was heißt es, freundlich zu sein?

Sie haben wahrscheinlich schon einmal von der goldenen Regel gehört: Behandle andere so, wie du selbst behandelt werden willst. Eine Säule der Mindfulness-Praxis folgt diesem Imperativ und fordert dazu auf, nach Glück zu streben: »Möge ich glücklich sein und möge ich alles in meiner Macht

Stehende tun, damit du glücklich sein kannst.« Wobei »Glück« auch durch »Freundlichkeit« oder »Güte« ausgetauscht werden kann. Es wäre für uns alle also ein Leichtes, andere Menschen glücklich zu machen. Aber wenn wir alle glücklich sein wollen und wenn wir alle wissen, wie man andere glücklich machen kann, warum sind wir es nicht? Der Grund: Wir sind alle ziemlich beschäftigt und vergessen die Dinge zu tun, von denen wir wissen, dass sie immens wichtig sind – zum Beispiel uns selbst und andere zu respektieren und auf unser Glück und auf das Glück der anderen aufzupassen. Im Trubel von Fristen und Anforderungen vergessen wir die Freundlichkeit.

Mit Freundlichkeit ist nicht gemeint, es anderen immer recht zu machen und höflich zu sein. Das Gütigste, was Sie für andere tun können, ist zum Beispiel, ihnen aufrichtiges, konstruktives Feedback zu geben. Sie tun anderen keinen Gefallen, wenn Sie sie im Glauben lassen, ihre Leistungen seien besser, als sie in Wahrheit sind. Ich spreche aus eigener Erfahrung, wenn ich sage, dass es sogar ein Akt der Freundlichkeit sein kann, jemanden zu entlassen. Und gerade wenn die Grundmotivation dabei ist, gütig zu sein, wird es allen Beteiligten wesentlich besser gehen. Freundlichkeit oder Güte kann auch für Resultate sehr nützlich sein. Denken Sie zum Beispiel an die treibenden Kräfte in einer Beratungsfirma. Wenn Organisationen Berater anheuern, geht es zunächst darum, ihr Wissen und ihre Kompetenzen anzuzapfen. Allerdings können diese nur Erfolg bringen, wenn sie in effiziente Handlungen umgesetzt werden.

In einem Training mit Beratern in New York kam die Frage auf den Tisch, inwiefern Güte und Freundlichkeit für ihren Arbeitsalltag nützlich wären. Die Teilnehmer schwiegen eine Weile, denn schließlich ist es in diesen Beratungsfirmen, in denen enormer Leistungsdruck herrscht, nicht üblich, über Güte zu sprechen. Doch nach einiger Zeit überlegte ein Teilnehmer laut, dass es wahrscheinlich ihre Arbeit erheblich effizienter machen würde, wenn sie sich vornehmen würden, freundlich und gütig mit ihren Klienten umzugehen, und dass diese ihre Empfehlungen auch leichter umsetzen könnten. In diesem Licht betrachtet, bewertete diese Beratergruppe Freundlichkeit – und damit meine ich nicht Höflichkeit, sondern Güte – als möglichen Wettbewerbsvorteil. Eine Weile testeten Sie den Effekt von Güte und Freundlichkeit auf ihre Arbeitsweise und die Ergebnisse. Sie fanden heraus, dass es sich unmittelbar auswirkte, freundlich zu sein: Meetings mit ihren Klienten verliefen erfreulicher, leichter und produktiver. Sie bestätigten außerdem, dass Güte und Freundlichkeit sich deutlich positiv auf sie selbst als Fachleute, Kollegen, Freunde und Familienangehörige auswirkten. Es sind nicht nur die anderen, die von unserer Freundlichkeit profitieren. Freundlich und gütig zu sein, ist die effektivste Art, für sich selbst zu sorgen. Neurologisch betrachtet ist Freundlichkeit das genaue Gegenteil eines unangenehmen Geisteszustands und befriedet negative Verhaltensmuster nicht nur, sondern reißt sie regelrecht mit der Wurzel aus. In einem Geist voller Güte und Freundlichkeit ist kein Platz für Wut und Ärger.

Wissenschaft der Freundlichkeit

Es ist wissenschaftlich nachgewiesen, dass Freundlichkeit einen positiven Effekt auf unser mentales und körperliches Wohlbefinden hat.[1] Wenn Sie freundlich sind, wird Ihr Immunsystem gestärkt, Sie werden kreativer, Sie haben bessere soziale Beziehungen und steigern Ihre Lust am Leben. Ärger –

das Gegenteil von Freundlichkeit und Güte – zeigt ebenfalls lang anhaltende Effekte, allerdings negativer Art: erhöhtes Herzinfarktrisiko, chronische Kopfschmerzen, Zunahme zahlreicher anderer Krankheiten und statistisch eine verkürzte Lebenszeit.[2]

Martin Seligman, einer der führenden Wissenschaftler auf dem Gebiet der positiven Psychologie, fand Folgendes heraus: Wenn Sie sich anderen gegenüber gütig verhalten, ist das in ihrem eigenen Glückslevel noch bis zu acht Wochen später messbar. Aber bevor wir zu anderen gütig sein können, müssen wir mit uns selbst freundlich umgehen. Wenn wir nicht freundlich mit uns selbst sind, ist es schwierig, wenn nicht sogar unmöglich, zu anderen freundlich und gütig zu sein. Denken Sie an die Sicherheitshinweise im Flugzeug: »Im Falle eines Notfalls legen Sie erst die Sauerstoffmaske bei sich selbst an, bevor Sie anderen helfen.« Warum sollten Sie sich selbst zuerst helfen? Weil Sie niemandem helfen können, wenn Sie ohnmächtig werden. Es liegt absolut nichts Heldenhaftes darin, ohnmächtig zu werden, während Sie anderen zu helfen versuchen. Das Gleiche gilt, wenn wir Freundlichkeit entwickeln wollen: Der erste Schritt ist, freundlich und gütig mit uns selbst umzugehen. Verschonen Sie sich selbst. Prügeln Sie nicht auf sich ein, wenn Sie mal einen Fehltritt begangen haben. Behandeln Sie sich selbst so, wie Sie von anderen behandelt werden wollen, nämlich mit Verständnis und Respekt. Wenn Sie freundlich und fürsorglich mit sich selbst sind, gelingt es Ihnen auch, anderen gegenüber gütig zu sein.

Es liegt nicht nur in unserer Macht, wie wir unser Leben gestalten wollen, sondern auch, wie unser Gehirn auf Stimuli aus unserer Umgebung reagiert. Wenn wir zulassen, dass wir auf Frustration mit Ärger reagieren, entwickeln wir ein standardisiertes mentales Verhaltensmuster. Wenn wir uns darin üben, freundlich zu reagieren, wird Freundlichkeit zu unserer standardisierten, neurologisch festgelegten Reaktion. Wir besitzen die Freiheit, diejenigen Qualitäten zu kultivieren, die wir in unserem Leben anheben und stärken wollen. Jeder von uns kennt sowohl Ärger als auch Freundlichkeit. Es liegt an uns zu entscheiden, welche der beiden Qualitäten wir fördern wollen. Wenn Sie Ihre Fähigkeit, freundlich und gütig zu sein, erhöhen wollen, beziehen Sie die Übung der Freundlichkeit in Ihr tägliches Mindfulness-Training ein.

Tipps und Reflexionen, um Freundlichkeit zu kultivieren

- Inwieweit wäre mehr Freundlichkeit zu Hause oder am Arbeitsplatz von Vorteil für Sie? Malen Sie sich genau aus, wie es wäre und warum es nützlich sein könnte.
- Üben Sie sich darin, in ebensolchen Situationen freundlich zu sein, und beobachten Sie, was geschieht.
- Stellen Sie sich vor, dass Freundlichkeit die Linse ist, durch die Sie all Ihre Erfahrungen betrachten – im Büro, zu Hause, unter Freunden und Nachbarn. Sorgen Sie dafür, dass Freundlichkeit Ihre grundlegende Haltung gegenüber sich selbst und gegenüber allem prägt, was Sie erleben.
- Wenn Sie Ihrem täglichen Mindfulness-Training nachgehen, umhüllen Sie sich selbst und jede Erfahrung, die Sie machen, mit Freundlichkeit.
- Je häufiger Sie so denken und so trainieren, umso mehr wird Freundlichkeit als *Modus Operandi* in Ihnen gestärkt, da sich das entsprechende neuronale Netz immer weiter entwickelt.

Strategie 4 – Anfängergeist

Vor Jahren unternahm ich einmal zusammen mit meinen Kindern einen Waldspaziergang. Auf einmal rief mich einer der Jungen aufgeregt zu sich. Er hielt ein Stück Birkenrinde in seinen Händen. Ich muss zugeben, dass es für mich nach nichts Besonderem aussah. Für ihn war diese Rinde allerdings ein Schatz. Er erklärte, dass es die perfekte Leinwand sei und er zu Hause unbedingt darauf malen wolle. Als mein anderer Sohn zu uns kam, war er auch ganz aufgeregt. Er nahm das Stück Rinde und warf es in die Höhe. Die Rinde schwebte durch die Luft wie ein Segelflugzeug. Voller Freude rief er: »Das perfekte Flugzeug!« Als die Rinde am Boden landete, hob meine Tochter sie auf. Ganz entzückt rief sie: »Boot!« Sie kniete an einem kleinen Bachlauf nieder und ließ ihr Schiff zu Wasser. Was für mich nur ein gewöhnliches Stück Rinde war, bildete im selben Augenblick eine Leinwand zum Malen, ein Flugzeug und ein Boot. Während ich Opfer meiner eigenen Begrenzungen und gewohnten Wahrnehmung war, sahen meine Kinder verschiedene Möglichkeiten.

Für diese Fähigkeit haben die Japaner ein spezielles Wort: *mitate*. Es heißt: »etwas aufs Neue betrachten.« Meiner Erfahrung nach ist »etwas aufs Neue zu betrachten« fundamental, um geschäftlich erfolgreich zu sein. Wenn wir dazu nicht in der Lage sind, agieren wir auf der Grundlage gestriger Erkenntnisse und Vorstellungen von Markt und Wettbewerb. Wir werden selbstgefällig, und eines Tages wachen wir vielleicht auf und erkennen, dass wir im Strom hinter anderen herschwimmen. Man muss nur Leute von Nokia zu dem berühmt-berüchtigten Absturz der Firma befragen. Nokias Marktanteil war von 49,4 Prozent im Jahr 2007, fünf Jahre später, 2013, auf beschämende 3 Prozent gefallen. Wie war das geschehen? Ein Kommentar aus dem Jahr 2007 von dem damaligen CEO Olli-Pekka Kallasvuo gibt einen Hinweis: »Aus Sicht des Wettbewerbs ist das iPhone ein Nischenprodukt.« Die Geschichte und der Markt – so stellte sich später heraus – wetteten anders.

Im Mindfulness-Training nennen wir die Fähigkeit, Dinge mit frischem Blick zu sehen, »Anfängergeist«. Fehlender Anfängergeist hat bei Nokia dazu geführt, ein neues Produkt stiefmütterlich zu behandeln und daran beinahe bankrottzugehen. Wir Menschen haben leider einige Wesenszüge, die einem Anfängergeist im Wege stehen: *gewohnte Wahrnehmung* beziehungsweise *kognitive Rigidität.*

Wir haben das alles schon mal gesehen

Stellen Sie sich vor, zum allerersten Mal eine Rose zu betrachten. Sie nehmen die Farbe wahr, wie weich sich die Blütenblätter anfühlen, den süßen Duft und die Dornen, ganz so, als hätten Sie noch nie etwas Ähnliches gesehen. Beim ersten Mal fertigt Ihr Verstand ein Bild von diesem neuen Objekt und legt es unter »Rose« ab. Wenn Sie das nächste Mal eine Rose sehen, werden Sie die Rose umgehend erkennen. Da Ihr Verstand die Rose mit dem gespeicherten Bild assoziiert, werden Sie innerlich das Bild Ihrer Erinnerung sehen, nicht das Objekt vor Ihren Augen. Statt die Rose so zu sehen, wie sie wirklich ist, stellt Ihr Verstand fest: »Noch eine Rose.«

Nicht nur der Mensch, auch andere Tiere erleben Vergleichbares. Eine Gruppe von Forschern hat zum Beispiel Ratten vor die Tür zu einem Labyrinth gesetzt. Mit einem Klicken öffnete sich das Labyrinth und die Ratten konnten hinein und nach einem Stückchen Schokolade suchen. In den ersten Runden des Experiments verzeichneten die Wissenschaftler hohe Gehirnaktivitäten bei den Ratten, während diese das Labyrinth erkundeten. Nach einigen Runden verringerte sich die Gehirnaktivität und zeigte sich nur noch beim Klicken der Tür deutlich und in dem Moment, in dem die Ratte die Schokolade fand.

Die Ratten hatten eine gewohnte Wahrnehmung verinnerlicht und nahmen das Labyrinth nicht mehr so wahr wie in den ersten Runden. Nun kannten sie ihren Weg.[1]

Das ist nicht unbedingt schlecht. Unser Leben wäre ziemlich anstrengend, wenn wir nicht in der Lage wären, Dinge wiederzuerkennen, die wir zuvor schon gesehen haben. Auf die Evolution bezogen, spricht man von Musterwahrnehmung. Sie zählt zu den großartigsten Fähigkeiten des menschlichen Gehirns. Ohne die Mustererkennung würden wir überhaupt nichts zustande bekommen: Wir müssten jedes Mal, wenn wir schreiben wollen, herausfinden, was ein Stift ist und wie er funktioniert. Dennoch: Die automatische Verknüpfung zwischen dem, was Ihnen wirklich gegenübersteht, und dem, was Sie in der Vergangenheit schon einmal gesehen haben, was wir neurologisch als gewohnte Wahrnehmung bezeichnen, kann problematisch werden. Denn sie führt dazu, dass Sie das, was da ist, mit dem Sie konfrontiert sind, nicht wirklich *sehen*.

Im Grunde hat das, was Sie sehen, wesentlich weniger mit der Realität zu tun als mit der Realität, die Ihr Geist auf der Grundlage Ihrer Geschichte und Gewohnheiten zusammenbaut. Anders gesagt: Sie sind darauf programmiert, die Realität auf bestimmte Weise wahrzunehmen. Jede Rose ist immer dieselbe Rose. Und Rosen sind nicht das Einzige, was wir immer wieder wahrnehmen. In Bezug auf andere Menschen, auf unsere Arbeit, auf uns selbst beschränken wir uns auf festgelegte Wahrnehmungen – je nachdem, was wir wissen und immer schon gewusst haben. So werden wir kognitiv rigide und starr. So erging es mir, als ich mit meinen Kindern im Wald spazieren ging, und es geschah dem CEO von Nokia, als er erstmals ein iPhone in Händen hielt. Kognitive Rigidität, Unbeweglichkeit, hervorgerufen von gewohnter Wahrnehmung, ist unserer Kreativität wenig zuträglich. Sie hilft uns nicht, innovativ zu sein. Und unterstützt uns nicht dabei, neue Lösungen für alte Probleme zu finden. Sie lässt nur neue Lösungen für neue Probleme zu. Kognitive Rigidität behindert unsere Effizienz und unsere Leistungsfähigkeit – sowohl persönlich als auch professionell. Glücklicherweise ist niemand zu kognitiver Rigidität oder gewohnter Wahrnehmung verdammt. Dinge auf neue Weise zu betrachten – mit Anfängergeist –, ist eine bewusste Entscheidung, die wir treffen können.

Gewohnte Wahrnehmung verlernen

Wie häufig begegnen wir den gleichen Herausforderungen immer und immer wieder, sowohl zu Hause als auch am Arbeitsplatz? Wie wäre es, wenn wir diese Herausforderungen mit frischem Blick betrachten könnten? Wären wir ihnen besser gewachsen? Die Wissenschaft scheint genau das nahezulegen. In einer Studie der Ben-Gurion-Universität haben Forscher die Auswirkungen von Mindfulness-Training auf kognitive Rigidität untersucht: Zu Beginn wurden den Teilnehmern Probleme präsentiert, zu deren Lösung relativ komplexe Überlegungen notwendig waren. Im weiteren Verlauf des Tests wurden die Aufgaben sehr viel leichter. Nachdem sie sich mit den schwierigen Problemen befasst hatten, fiel es den Teilnehmern schwer, die leichten Lösungen zu erkennen.

Albert Einstein wird die Aussage zugeschrieben, ein Problem könne nicht auf derselben geistigen Ebene gelöst werden, auf der es entstanden ist. Da scheint etwas Wahres dran zu sein. Die Probanden wurden von der Erfahrung geblendet, dass komplexe Lösungsansätze gefragt sind. Obwohl die späteren Probleme sehr viel leichter waren, wurden sie von ihrer vorhergehenden Erfahrung daran gehindert, die leichten Lösungen zu erkennen. Nachdem die gleichen Personen acht Wochen Mindfulness-Training absolviert haben, verbesserten sich ihre Ergebnisse signifikant. Ihr Verstand war weniger rigide, und sie konnten die realen Probleme vor sich sehen, statt sich auf die gewohnte Wahrnehmung zu beziehen.[2] Aber inwiefern bewirkt Mindfulness-Training, dass unser geistiges Festgefahrensein nachlässt? Es ist wieder diese eine Sekunde, die wir gewinnen, die Freiheit, die Jakob im ersten Kapitel benannt hat. Diese eine Sekunde macht den Unterschied. Sie hält uns davon ab, in gewohnte Muster zu verfallen, und ermöglicht es uns, stattdessen einen Moment innezuhalten, um ganz bewusst die Situation so zu sehen, wie sie ist. Durch Mindfulness-Training lernen wir, unseren Sehgewohnheiten nicht automatisch nachzugeben. Automatische Verknüpfungen laufen dann weniger automatisch ab. In der einen Sekunde zwischen dem Moment, in dem wir die Rose vor uns sehen, und dem Moment, in dem wir sie mit unserem mentalen Bild verknüpfen, können wir uns dazu entscheiden, die Rose aufs Neue anzuschauen.

Die Fähigkeit, die Realität so zu sehen, wie sie ist, oder zumindest die Dinge nicht immer wieder auf althergebrachte Weise zu sehen, ist das Wesen des Anfängergeistes. Wenn wir nicht über Anfängergeist verfügen, sind wir in unseren alten Erfahrungen gefangen. Wir stecken in gewohnten Sichtweisen fest. Mit Anfängergeist betrachten wir die Dinge mit frischem Blick und offenem Geist. Glücklicherweise haben wir selbst die Wahl.

Entscheiden Sie sich für den Anfängergeist

Das Team für Umweltgesundheit und Sicherheit eines großen Energieunternehmens, mit dem wir ein Mindfulness-Training in den Ölfeldern von Alberta, Kanada, durchgeführt haben, entdeckte extrem wirkungsvolle Anwendungen für den Anfängergeist. Eine der vorrangigen Aufgaben dieses Teams ist es, sicherzustellen, dass die Leute die Standards für Umweltgesundheit und Sicherheit einhalten. Zu wissen, wie leicht es geschieht, dass Menschen Dinge durch die Brille der Gewohnheit sehen, war für das Team bedeutend. Es hat erkannt, dass seine Art, Sicherheitshinweise zu kommunizieren, nicht unbedingt dazu geeignet war, die Aufmerksamkeit der Leute zu fesseln und die Menschen für mögliche Unfälle und Gefahren zu sensibilisieren. Die Mitglieder des Teams fragten sich, wie sie mit offenem Geist Nachforschungen anstellen und herausfinden konnten, Warnhinweise effektiv zu vermitteln. Sie diskutierten auch darüber, ob sich nicht die allgemeine Sicherheit verbessern werde, wenn das Personal vor Ort darin geschult würde, mehr Achtsamkeit zu entwickeln und kognitive Rigidität zu überwinden. Ihre eigenen Gewohnheiten zu erkennen und sich für die Haltung des Anfängergeistes zu entscheiden, hatte deutliche Auswirkungen auf ihre Arbeit. Statt sich auf das Erprobte und angeblich Richtige zu verlassen, begannen die Leute, alte Probleme zu behandeln, als wären sie neu. Sie folgten nicht länger der Annahme, die richtige Antwort zu kennen. Vielmehr wollten sie offen sein und sich die Freiheit nehmen, Situationen so zu sehen, wie sie sind.

Wenn Sie Anfängergeist entwickeln, kann das die Art, wie Sie das Leben wahrnehmen, auf wunderbare Weise verändern. Unabhängig von Ihrer Arbeitsumgebung kann sich Ihr tägliches Leben mit Wundern und Möglichkeiten füllen, wenn Sie die Dinge aus einer neuen Perspektive betrachten.

Tipps und Überlegungen, um den Anfängergeist zu kultivieren

- Denken Sie an Dinge oder Personen in Ihrem Leben, die ihnen tendenziell negativ erscheinen. Fragen Sie sich, ob es für Sie selbst, die Dinge beziehungsweise Menschen nützlich wäre, wenn Sie über Anfängergeist verfügten.
- Versuchen Sie, diesen Situationen, Dingen oder Menschen mit Anfängergeist zu begegnen. Nehmen Sie wahr, ob Sie sie dann anders erleben. Können Sie dann im Umgang mit anderen Verbesserungen beobachten? Wie schätzen Sie Ihre eigene Wirksamkeit ein?
- Fordern Sie sich selbst heraus und versuchen Sie, bei Ihren Alltagsbeschäftigungen neugierig zu sein. Seien Sie offen für das, was mit Ihnen geschieht – von Moment zu Moment. Je weniger Sie glauben, etwas bereits zu wissen, desto mehr wird sich Ihr Geist öffnen.

Strategie 5 – Akzeptanz

Das Marketing einer dänischen Handelskette hatte ein Jahr lang an einer Kampagne gearbeitet. Die Mitarbeiter investierten Stunden, um alles auszuhecken und so lange zu optimieren, bis es endlich perfekt war. Kurz bevor sie die Kampagne veröffentlichen wollten, fanden sie heraus, dass noch eine andere Abteilung eine umfassende Kampagne zum selben Zeitpunkt starten wollte. Oje.

Es war allen sofort klar, dass die beiden Kampagnen nicht gleichzeitig ins Rennen gehen konnten. Zwei Abteilungen desselben Unternehmens würden sich dabei gegenseitig Konkurrenz machen. Das rief jede Menge Ärger und Frust bei denjenigen hervor, die nun das Gefühl hatten, ein ganzes Jahr Arbeit verschwendet zu haben. Ich fragte die Gruppe, ob sie alles getan hätten, um die Situation noch abzuwenden. Selbstverständlich, sagten die Beteiligten. Nun fragte ich sie, ob sie alles unternommen hätten, eine ähnliche Situation in Zukunft zu vermeiden. Die Antwort war erneut »selbstverständlich«. Schlussendlich fragte ich sie, ob es noch etwas gäbe, was sie tun könnten, um das Problem zu beheben. Vollkommen niedergeschlagen sagten sie, dass sie alle Versuche unternommen hätten. Es war aus und vorbei. Wie das Leben so spielt, war das Thema unserer Sitzung in dieser Woche Akzeptanz. Als sie mit einer inneren Haltung von Akzeptanz auf die Situation schauten, war es ihnen möglich, sich von ihrem Frust zu lösen und ein Gefühl von Ruhe und Friedlichkeit zu kultivieren.

Akzeptanz ist die Fähigkeit, eine bereits schwierige Situation bewusst nicht noch schwieriger zu machen. Das Team begriff, dass es unsinnig ist, sich zu plagen, wenn es ein Problem lösen kann. Dass es jedoch ebenso unsinnig ist, sich zu plagen, wenn es keinerlei Möglichkeiten hat, ein Problem zu lösen.

Falls es ein Problem gibt, zu dessen Lösung Sie beitragen können, sollten Sie entsprechend Ihrer Einflussmöglichkeiten handeln. Wenn es ein Problem gibt, an dem Sie nichts ändern können, sollten Sie nicht gegen die Realität ankämpfen und die Situation dadurch verschlimmern. Eine Situation ist wie sie ist. Akzeptieren Sie das und schreiten sie voran, ohne sich in einem inneren Kampf zu verlieren.

Null Widerstand

Wir neigen aus neurologischen Gründen dazu, gegen Dinge Widerstand zu entwickeln, die wir nicht mögen – auch wenn wir nichts dagegen unternehmen können. Im Grunde sind wir darauf programmiert, an frustrierenden Dingen festzuhalten. Es fällt uns schwer, Dinge, die uns stören, zu akzeptieren, auch wenn wir wissen, dass es wesentlich gesünder wäre, uns von ihnen zu lösen.

S x W = L

Beschwerden, Leid und Ungemach existieren nicht aus sich selbst heraus, sind nicht unabhängig von uns. Wir tragen jede Menge zu ihnen bei. Denken Sie einmal über die oben stehende Formel nach: S steht für Schmerz, W für Widerstand und L für Leid. Stellen Sie sich einmal vor, Sie sind in einer Situation mit zehn Einheiten Schmerz (Zahl und Maßeinheit spielen eigentlich keine Rolle). Gleichzeitig kämpfen Sie mit der gleichen Menge gegen den Schmerz an, also mit zehn Einheiten Widerstand. Das führt zu hundert Einheiten Leid und Ungemach. Egal wie Sie es betrachten, hundert Einheiten Leid sind deutlich mehr als überhaupt kein Leid. Was würde also geschehen, wenn Sie in der gleichen Situation keinerlei Widerstand leisten wurden? Auch wenn Sie zu Beginn tausend Einheiten Schmerz messen würden, null Widerstand führt zu null Leid. Schmerz ist unvermeidbar im Leben. Das ist eine Tatsache. Wir haben jedoch die Wahl, wie sehr wir unter ihm leiden. Wenn Sie zu mehr Akzeptanz gelangen, gewinnen Sie mental Raum und Konzentration für die Dinge, auf die Sie tatsächlich Einfluss haben. Sie hören auf, sich über solche Dinge Sorgen zu machen, an denen Sie ohnehin nichts ändern können, und fokussieren sich auf Dingen, die Sie zu ändern vermögen.

Akzeptanz ist Macht

Akzeptanz steigert nicht nur unsere Effektivität, sondern auch unser Glück – allein indem wir die Art und Weise verändern, mit der wir Hindernisse und Herausforderungen betrachten. Akzeptanz heißt nicht, sich selbst zum Fußabtreter zu machen, aufzugeben und apathisch zu sein. Es geht nicht um Passivität. Wenn Sie etwas tun können, um Ihre Situation zu verändern und zu verbessern, sollten Sie es in jedem Fall tun. Wenn Sie die Situation jedoch nicht beeinflussen können, sollten Sie Ihre mentalen Ressourcen schonen. Aber wie erkennen Sie, was Sache ist? Wie können Sie den Unterschied sehen, in welcher Situation es zu kämpfen gilt und Veränderungen herbeizuführen, und in welcher es angezeigt ist, zu akzeptieren und loszulassen?

In vielen Arbeitssituationen ist es schwer auszumachen, wann dieser Wendepunkt erreicht ist. Daher ist es wesentlich, sich zu vergegenwärtigen, dass Akzeptanz eine mentale Strategie ist und weniger damit zu tun hat, was Sie tun oder nicht tun. Vielmehr ist es die Art und Weise, wie Sie Ihre Umwelt wahrnehmen und erleben. Ich kann akzeptieren, dass es mir im Laufe meines Lebens nicht gelingen wird, Weltfrieden herzustellen, aber das heißt nicht, dass ich es nicht unentwegt versuchen werde. Und damit meine ich, dass ich mit einer friedlichen, klaren und akzeptierenden Geisteshaltung meinen Teil dazu beitrage.

Wir sind frei darin, viele Dinge in unserem Leben zu beeinflussen. Aber manches lässt sich einfach nicht ändern. Akzeptanz hilft uns, nicht länger auf dem Unveränderlichen herumzureiten und schwierige Situationen noch zu verschlechtern. Akzeptanz ist eine großartige Basis, um die nächste mentale Strategie der Gelassenheit zu erkunden.

Tipps und Überlegungen, um Akzeptanz zu kultivieren

- Überlegen Sie, wie es Ihnen zugutekäme, unabänderliche Dinge zu akzeptieren. Denken Sie auch an konkrete Fälle, in denen Sie es schwierig finden.
- Wenn Sie das nächste Mal bei der Arbeit eine frustrierende oder entmutigend Situation erleben, fragen Sie sich: »Habe ich alles in meiner Macht Stehende unternommen, um dieses Problem zu lösen?« Wenn die Antwort »Ja« lautet, entscheiden Sie sich ganz bewusst, die Sache zu akzeptieren und voranzuschreiten. Je häufiger Sie das tun, desto leichter wird es Ihnen fallen.
- Denken Sie über den Unterschied zwischen Akzeptanz und Apathie nach. Gibt es Dinge, die Sie vielleicht vorschnell akzeptieren? Gibt es Dinge, die Sie nicht so richtig akzeptieren wollen?
- Mindfulness-Training hilft Ihnen, Akzeptanz zu kultivieren. Wenn Sie still dasitzen, denken Sie daran, all Ihren Erfahrungen akzeptierend zu begegnen. Wenn Sie unruhig sind, wird Ihr Widerstand die Situation noch schwieriger machen. Verhalten Sie sich akzeptierend gegenüber der Unruhe.

Strategie 6 – Gelassenheit

Freiheit ist ein Geisteszustand. Kein Ort. Keine Situation. Freiheit ist ein Kontinuum von mentalem Raum und Effektivität. Genau das erkannte Sue im Laufe eines Mindfulness-Trainings, das sie in einer sozialen Einrichtung absolvierte, für die sie in Australien arbeitete. Sue war Leiterin der Abteilung Human Ressources und hatte zwei kleine Kinder. Ihr Leben war voller Verpflichtungen und forderte viel Zeit und Aufmerksamkeit von ihr. Während sie sich darin übte, die mentale Strategie der Gelassenheit zu kultivieren, entdeckte sie die Chance, sich inmitten ihres geschäftigen Lebens frei zu fühlen. Um zu verstehen, was mit Gelassenheit gemeint ist, schauen wir uns an, wie sich das Lebensgefühl und die Lebenserfahrungen von Sue veränderten, ohne dass sie irgendetwas an ihren äußeren Lebensumständen änderte.

Sues Gehirn wurde damals pro Sekunde mit ungefähr elf Millionen Bits Informationen bombardiert.[1] Den größten Teil dieser Informationen nahm Sie mit den Augen auf, der Rest kam durch andere Sinneskanäle. So ähnlich sieht es auch bei Ihnen aus. Doch in der Regel nehmen Sie von dieser Datenflut nur ungefähr sieben Bits bewusst wahr. Den Rest nehmen Sie unterhalb Ihrer Bewusstseinsschwelle wahr, er kann aber Ihr Denken und Verhalten immens beeinflussen. Hinsichtlich der sieben »bewussten« Bits gibt es drei Möglichkeiten, darauf zu reagieren: Sie mögen die Informationen, Sie mögen sie nicht oder Sie stehen ihnen neutral gegenüber.

Bei Sue gab es Dinge, die ihr Bewusstsein erreichten und die sie eindeutig mochte. Sie mochte es, gutes Feedback von Ihrem CEO und von ihren Kollegen zu erhalten; sie mochte es, sich respektiert zu fühlen, einen bequemen Parkplatz zu finden; und sie mochte es, wenn ihre Kinder einigermaßen auf sie hörten. Es gab andere Dinge, die sie nicht leiden konnte. Sie mochte keine Kritik; sie konnte es nicht leiden, wenn ihre Mitarbeiter schlechtes Feedback vom Kunden bekamen; sie mochte kein kaltes Wetter und auch keine kurzfristigen Änderungen im Tagesablauf ihrer Kinder.

Wahrscheinlich können Sie ähnliche Reaktionsmuster bei sich selbst feststellen. Alle Erfahrungen, die wir machen, können einem der drei Urteile – mag ich, mag ich nicht, neutral – zugeordnet werden. Doch damit nicht genug. Jedes kleine Urteil führt zu einer neurologischen Reaktion. Unsere natürliche Reaktion auf Dinge, die wir mögen, ist, noch mehr davon haben zu wollen. Und die Reaktion auf Dinge, die wir nicht leiden können, ist, sie von uns fernzuhalten. Sue zum Beispiel wünschte sich mehr positives Feedback und wehrte sich gegen Kritik.

Überlegen Sie, inwieweit das auch auf Sie zutrifft. Erinnern Sie sich daran, wie sie vor Kurzem vielleicht ein leckeres Stück Schokolade aßen oder etwas anderes, das Sie sehr gerne mögen? Waren Sie nach dem ersten Bissen befriedigt und haben den Rest zur Seite gelegt? Oder wollten Sie mehr und dachten schon an den nächsten Happen? Stellen Sie sich einmal vor, Sie bekommen ein leckeres Stück Schokolade angeboten, und gerade als sie zubeißen wollen, wird es Ihnen entrissen und weggeworfen. Wie fühlen Sie sich dann? Glauben Sie, dass Sie zufrieden wären und für Sie alles in Ordnung wäre? Oder würden Sie Gegenwehr spüren? Das ist ein natürliches Reaktionsmuster, und es kann leicht erklärt werden, wenn wir uns die neurochemischen Prozesse im Gehirn anschauen, insbesondere die Produktion von und das Verlangen nach Dopamin.

Süchtig nach Dopamin

Neurotransmitter sind Chemikalien, die Signale zwischen den verschiedenen Gehirnzellen übermitteln. Zwei der bedeutendsten Neurotransmitter sind Dopamin und Serotonin. Sie sind dafür zuständig, dass wir Dinge anziehend finden oder ablehnen – und das geschieht im täglichen Leben permanent. Dopamin ist eine Belohnungssubstanz und erzeugt Gefühle von Freude, Befriedigung und Erfüllung. Jedes Mal, wenn wir etwas bekommen, das wir mögen, schüttet unser Gehirn Dopamin aus. Dann fühlen wir uns gut. Und das ist auch der Grund, weshalb wir von dem, was wir mögen, mehr wollen. Obwohl Dopamin aus verschiedenen Gründen ganz gut ist, hat es auch seine Schattenseiten. Es macht süchtig. Alle Arten von Sucht – ob Spielsucht, Drogensucht, Esssucht oder die Sucht nach Lob vom Chef – basieren auf dem Verlangen nach einem Dopaminrausch. Wenn Lob die Droge Ihrer Wahl ist, wird jedes Schulterklopfen von einem Schuss Dopamin begleitet. Damit hängen aber Frust und Freude am Arbeitsplatz erheblich von anderen Menschen ab. Ob Sie effizient und energiegeladen sind, hängt dann davon ab, ob Sie das kriegen, was Sie mögen, und ob Sie vermeiden können, was Sie nicht leiden können. Glücklicherweise müssen wir unser Glück nicht von äußeren Umständen abhängig machen. Wir können es sogar verhindern, Opfer unserer eigenen Dopaminsucht zu werden. Der andere Neurotransmitter, der einen enormen Einfluss auf Körper und Geist hat, ist Serotonin. Er ist hauptsächlich dafür zuständig, impulsives Verhalten zu unterdrücken und Entspannung und Klarheit zu steigern.

Serotonin-Produktion ankurbeln

Serotonin und Dopamin stehen in enger Verbindung. Wenn wir in Balance sind, können wir uns an gutem Essen erfreuen, an einem Glas Wein oder an Lob, ohne davon abhängig zu werden. Serotonin gleicht die negativen Effekte von Dopamin aus und sorgt dafür, dass Widrigkeiten uns nichts anhaben können - selbst bei Kritik oder körperlichem oder emotionalem Schmerz können wir gelassen bleiben. Wie können wir also die Serotoninproduktion steigern und mehr Frieden und Freiheit erfahren? Die Forschung hat gezeigt, dass der Serotoninspiegel im Gehirn durch Mindfulness-Training angehoben werden kann.[2] Wenn Sie einem Impuls nach »mehr« widerstehen können - sagen wir, dass Sie nach einem Drink oder einer Portion ihres Lieblingsessens einfach aufhören können -, dann neutralisiert Serotonin den Dopaminausstoß. Während des Mindfulness-Trainings widerstehen wir andauernd Impulsen, zum Beispiel dem Impuls, uns von Gedanken ablenken zu lassen, oder dem Impuls, Anspannung festzuhalten. Indem wir unsere Fähigkeit trainieren, die eigenen Erfahrungen zu beobachten, wächst der mentale Raum, in dem wir uns ganz bewusst für eine bestimmte Reaktion auf eine Situation entscheiden können, statt automatisch zu reagieren. Jedes Mal, wenn Sie eine automatische Reaktion erfolgreich unterdrücken, steigt Ihr Serotonin-Spiegel.

Führt das dazu, dass Sie nichts mehr im Leben genießen können? Das Gegenteil ist der Fall. Es führt dazu, dass Sie die Dinge, die Sie mögen, wirklich genießen können, ohne grenzenloses Verlangen oder gar eine Sucht zu entwickeln. Es führt auch dazu, dass Sie auf Dinge, die Sie nicht leiden können, geschickt reagieren, ohne wütend oder aggressiv zu werden. Sie finden insgesamt zu mehr Gelassenheit. Sehr wahrscheinlich werden Sie bei regelmäßigem Mindfulness-Training bemerken, dass Sie häufiger ruhig und friedlich sind und seltener impulsiv reagieren. Je mehr Sie sich darin üben, automatischen Impulsen zu widerstehen, desto ausgeglichener wird Ihr Dopamin-Serotonin-Haushalt. Gelassenheit ist wahre Freiheit, Freiheit die von innen kommt. Gelassenheit ist auch ein guter Ausgangspunkt für die nächste mentale Strategie der Freude.

Tipps und Überlegungen, um Gelassenheit zu kultivieren

- Wenn Sie den Impuls fühlen, einer Sache, die Sie mögen, nachzujagen, halten Sie für einen Moment inne, damit die Produktion von Serotonin das bereits ausgeschüttete Dopamin ausgleichen kann.
- Identifizieren Sie die Aufgaben am Arbeitsplatz, die Ihnen sofortige Befriedigung verschaffen, zum Beispiel eine E-Mail zu beantworten. Identifizieren Sie außerdem die Aufgaben, die Ihnen Unbehagen bereiten. Vielleicht sind es Kundenbeschwerden, falls Sie im Außendienst unterwegs sind, oder Kollegen, die unwirsch sind. Werden Sie sich Ihrer Reaktionen bewusst und mäßigen Sie sie, indem Sie einerseits die Befriedigung, die Sie durch angenehme Erfahrungen erlangen, ein wenig hinauszögern oder begrenzen und indem Sie andererseits unangenehmen Erfahrungen weniger aus dem Weg gehen, sondern sich ihnen offensiv stellen.
- Werden Sie sich während des Mindfulness-Trainings bewusst, wie Sie auf Ihre Erfahrungen reagieren. Die simple Übung der Atembetrachtung kann zu einer Quelle für Freude und Frieden werden und das Verlangen aus-

lösen, darin zu verweilen. Dann laufen Sie Gefahr, sich an eine angenehme Erfahrung zu klammern. Ein anderes Mal werden Sie sich vielleicht von einem ablenkenden Gedanken gestört fühlen oder so etwas wie Unbehagen oder Schmerz erleben. Dann besteht die Gefahr, Widerstand gegen etwas, das Sie nicht mögen, aufzubauen.

- Sie trainieren Gelassenheit, indem Sie sich Ihrer bewertenden Reaktionen auf alles, was Sie erleben, bewusst werden: angenehm, unangenehm, neutral. Nehmen Sie zur Kenntnis, welche Erfahrungen Sie mögen und welche nicht, welche Dinge Sie anziehend finden und welche Sie ablehnen.
- Allein die Tatsache, sich dieser Reaktionen bewusst zu werden, wird zu Veränderungen führen. Wenn Sie sich über ein Verlangen bewusst werden, wird es geringer – denn es wird von dem Bewusstsein über Verlangen zurückgedrängt. Wenn Sie sich über Widerstand klar werden, wird der Widerstand geringer werden, da an seine Stelle das Bewusstsein vom Widerstand getreten ist. Wenn etwas angenehm und schön ist, beobachten Sie es nur, ohne dieser Erfahrung mehr Bedeutung zu geben oder an ihr festzuhalten. Wenn etwas unangenehm ist, beobachten Sie es nur, ohne es wegzuwünschen.

Strategie 7 – Freude

Bevor wir tiefer in das Thema Freude einsteigen, mache ich ein kleines Experiment mit Ihnen. Nehmen Sie sich einen Moment Zeit, um an jemanden zu denken, den Sie wirklich mögen. Schließen Sie nun Ihre Augen und visualisieren Sie das Gesicht der Person. Denken Sie daran, wie sehr Sie diese Person mögen und welche Gefühle sie in Ihnen hervorruft. Nehmen Sie nun wahr, was Sie in diesem Moment erleben – körperlich und geistig. Wie fühlen Sie sich dabei? Ist es angenehm oder unangenehm? Leicht oder schwierig? Ist Ihr Geist eher offen oder verschlossen? Hell oder dunkel? Hätten Sie gerne mehr oder weniger von diesem Gefühl?

Nehmen Sie sich nun einen Moment Zeit, um an jemanden zu denken, den Sie so gar nicht leiden können. Und auch jetzt schließen Sie Ihre Augen und malen Sie sich aus, dass diese Person direkt vor Ihnen steht. Machen Sie sich klar, wie wenig Sie diese Person leiden können und was sie für Gefühle bei Ihnen verursacht. Geben Sie sich eine Zeit lang dieser Erfahrung hin. Nehmen Sie wahr, was Sie in diesem Moment erleben – körperlich und geistig. Wie fühlen Sie sich dabei? Ist es angenehm oder unangenehm? Leicht oder schwierig? Ist Ihr Geist eher offen oder verschlossen? Hell oder dunkel? Hätten Sie gerne mehr oder weniger von diesem Gefühl?

Wir können aus diesem einfachen Experiment drei Dinge lernen:

- Negative Geisteszustände wie Wut oder Frust führen nicht dazu, dass wir uns körperlich wohlfühlen.
- Positive Geisteszustände wie Glück oder Freude fühlen sich dagegen auch körperlich gut an.
- Gefühle wie Wut oder Freude sind unabhängig davon, welchen äußeren Umständen wir ausgesetzt sind. Wir können Sie willentlich hervorrufen.

Gefühle kommen von innen. Wie Sie soeben selbst festgestellt haben, können wir uns zwischen Wut, Freude oder einem anderen Gefühl entscheiden, indem wir an etwas denken, was diese Gefühle in uns auslöst. Zugespitzt bedeutet das: Wir können uns dafür entscheiden, glücklich zu sein, oder wir können uns dafür entscheiden, ärgerlich zu sein. Wir können in beinahe jeder Situation Gefühle wecken und kultivieren. Freude ist da keine Ausnahme. Und es gibt viele gute Gründe, mehr Freude im Leben zu entwickeln. Freude entfacht unsere Energie und Leistungsfähigkeit. Sie stärkt unsere Fähigkeit, gute Arbeit zu leisten und uns beruflich selbst zu übertreffen. Wie jedes andere Gefühl auch, können wir Freude in uns selbst aktivieren. Bevor wir uns der Frage zuwenden, wie Freude als wirkungsvolle Strategie kultiviert werden kann, werfen wir einen Blick darauf, welchen Einfluss Freude im Vergleich zu Ärger auf unser Nervensystem hat.

Körper-Geist-Verbindung

Was wir mental fühlen, beeinflusst erheblich unseren physischen Körper. Unser Nervensystem reagiert unmittelbar auf unseren Geisteszustand. Konkret: Unser sympathisches Nervensystem geht in den Kampf- oder-Flucht-Modus, wenn wir uns bedroht oder gestresst fühlen. Das entspricht derselben körperlichen Verfassung, in die wir geraten, wenn wir ernstlich in Gefahr sind. Wenn wir entspannt und unbekümmert sind, versetzt unser parasympathisches Nervensystem unseren Körper in den Modus der Erholung und Verdauung. Das ist ungefähr das gleiche Gefühl, das wir auch nach einer richtig guten Mahlzeit haben. In diesem Modus sind wir bereit, uns dem augenblicklichen Genuss hinzugeben. Um sowohl Wohlbefinden als auch Leistungsfähigkeit steigern zu können, ist es wichtig, den Einfluss unserer mentalen Verfassung auf unseren Körper genau zu verstehen. Freude zu kultivieren, schenkt uns die Extrasekunde, die wir brauchen, um klar und besonnen statt hastig zu reagieren. Auf diese Weise stabilisiert Freude unser Nervensystem, wenn wir uns bedroht fühlen. Sie kann uns auch dabei helfen, besser zu schlafen und leichter zu verdauen. Freude ist gleichbedeutend mit Fürsorge für Körper und Geist. Wenn wir bei einer Beschäftigung glücklich sind, wachsen unsere mentalen und körperlichen Kräfte. Wir können Probleme besser lösen, wir sind unbekümmert und wir lernen schneller. Unsere sozialen Fähigkeiten nehmen zu, und damit fällt es uns leichter, neue soziale Verbindungen einzugehen und bestehende zu stärken. Unsere Gesundheit verbessert sich, und unsere körperlichen Kräfte wachsen. Aus psychologischer Sicht entwickeln wir mehr Stabilität und Zuversicht.[1] Einigen mag das unrealistisch oder zu optimistisch klingen. Widerstehen Sie dem spontanen Impuls, so zu denken. Freude kann einen gewaltigen Einfluss auf Ihr Nervensystem haben und ist relativ leicht zu kultivieren. Außerdem ist Freude ansteckend.

Spiegeln

In einer Studie, die im *British Medical Journal*[2] veröffentlicht wurde, berichten Wissenschaftler, dass Glück ein kollektives Phänomen ist. Glück ist nichts, was wir alleine genießen. Wenn Sie glücklich sind, hat das einen ansteckenden und messbaren Effekt auf die Menschen um Sie herum. Freude hat nicht nur eine positive Wirkung auf Ihr eigenes Nervensystem, sondern kann auch anderen helfen, sich zu beruhigen und zu entspannen. Menschen sind im höchsten Grade soziale Wesen. Bewusst oder unbewusst schauen wir auf die Menschen in unserer Umgebung, um zu entziffern, wie wir uns in der jeweiligen Situation verhalten und fühlen sollten, um dazuzugehören. Wissenschaftler haben die sogenannten Spiegelneuronen[3] als Ursache dafür ausgemacht, dass wir andere kopieren beziehungsweise zurückspiegeln, was eine andere Person fühlt. Die Spiegelneuronen sind der Grund dafür, dass wir beim Anblick eines lachenden Babys ebenfalls lächeln oder dass wir in Tränen ausbrechen, wenn wir sehen, dass jemand, den wir lieben, Schmerzen erleidet. Wenn Sie sich mit Menschen umgeben, die voller Freude sind, wirkt das neurologisch ansteckend. Und wenn Sie im Gegensatz dazu mit jemandem zusammen sind, der regelmäßig verärgert, niedergeschlagen oder zornig ist, können diese Gefühle ebenfalls auf Sie niederschlagen.

Angesichts dessen, wie leicht unser Verhalten andere in unserer Umgebung beeinflussen kann, lohnt es sich, für einen Moment innezuhalten und darüber nachzudenken, auf welche Weise positive Emotionen wie Freude für Sie selbst, Ihre Kollegen und Ihre Organisation von Vorteil sein könnten. Wenn Sie Ängstlichkeit, Stress, Irritation und Frustration in Ihre Arbeitsumgebung bringen, ist es wichtig zu beachten, welchen Einfluss Sie damit auf Ihre Kollegen ausüben. Eins ist klar: Ich sage nicht, dass es immer leicht ist, freudig zu sein. Wir sollten uns auch nicht dafür bestrafen, wenn wir ärgerlich oder enttäuscht sind. Wir alle führen ein anstrengendes Leben mit vielen Anforderungen, die um unsere Zeit und Aufmerksamkeit buhlen. Positive Geisteszustände können im Ozean der Alltäglichkeiten leicht untergehen. Aber glücklicherweise können wir uns darin üben, mehr Freude in unserem Leben zu haben. Wir müssen nicht darauf warten, dass sie uns findet, wir können uns proaktiv für die Freude entscheiden.

Freude hegen und pflegen

In Singapur in einem mittelständischen Non-Profit-Unternehmen löste die Vorstellung, mehr Freude zu aktivieren, jede Menge Diskussionen aus. Im ersten Moment äußerten die Teilnehmer Widerspruch und Zweifel, ob Freude in ihrem Arbeitsumfeld von Bedeutung sei, insbesondere da sie Menschen unterstützten, die ernsthafte gesundheitliche Probleme hatten. Eine leitende Angestellte – zuständig für Finanzen – war der Ansicht, dass Freude etwas sei, was sie zu Hause erlebe oder wenn Sie mal bummeln gehe, und dass Freude nur wenig mit Arbeit zu tun habe. Sie war außerdem in Sorge, dass es irgendwie falsch wäre, angesichts des Leids der anderen selbst freudig zu sein. Andere Führungskräfte wiesen sie auf die möglichen Vorteile hin, die es hätte, wenn sich in ihrem Team Freude ausbreitete. Durch ihren Austausch wurde der Gruppe deutlich, dass gut gestimmt zu sein nicht zwangsläufig heißt, ausgelassen über die Gänge zu hüpfen. Die Mitarbeiter könnten Freude daran haben, anderen zu dienen. Gemeinschaftlich kam die Gruppe zu dem Schluss, dass Freude zu fördern das beste Mittel gegen Stress wäre und zu mehr Präsenz und Freundlichkeit im Umgang mit den Patienten führen würde. Sie nahmen sich als Strategie vor, mehr Freude am Arbeitsplatz zu entwickeln.

In der Übung zu Beginn dieses Kapitels haben wir erlebt, dass es möglich ist, spontan Freude zu entwickeln – in uns selbst und aus uns selbst heraus. Dasselbe können wir auch in unserem geschäftigen Alltag tun. Das Büro bietet ebenso wunderbare Gelegenheiten, Freude zu aktivieren, wie das tägliche Mindfulness-Training.

Tipps und Überlegungen, um Freude zu kultivieren

- Freude ist unkompliziert. Das Einzige, was Sie dazu tun müssen, ist, sich am stillen Dasitzen zu erfreuen, an einem Lächeln oder Lachen. Sich an den vielen Momenten, aus denen unser Tag besteht, zu erfreuen.
- Die meisten von uns sind immer »online«, immer verbunden, immer auf dem Sprung von einem zum anderen. Der Schlüssel zur Freude ist, sich an diesen täglichen Aktivitäten zu erfreuen. Das gilt besonders, falls beziehungsweise wenn Sie sich zum täglichen Mindfulness-Training aufraffen – betrachten Sie das Training als ein Geschenk, das Sie sich jeden Tag selber machen.
- Verschaffen Sie sich durch ihr Mindfulness-Training eine Gelegenheit, sich von Aufgabenlisten und Ambitionen zu lösen. Sich davon zu lösen, etwas zu leisten. Erlauben Sie sich einfach dazusitzen, jeden Atemzug wertzuschätzen, jeden Moment zu feiern – mit Freude. Diese Minuten, in denen Sie sich mit den Strategien befassen, sind Ihre Zeit. Genießen Sie sie mit einem Lächeln.

Strategie 8 – Loslassen

Marie arbeitete bei einem europäischen Finanzdienstleister und hatte den Auftrag, eine neue Organisationsstruktur für Ihre Abteilung zu entwickeln. Die Zukunft von mehreren Hundert Arbeitsplätzen und Menschen lag in ihren Händen. Ihr war bewusst, welch große Verantwortung sie trug. Sie war sich dessen so sehr bewusst, dass sie diese Last nach Hause und in die Nacht mitnahm. Die Belastung zermürbte sie innerlich, und so fiel es ihr zunehmend schwer, richtig für ihre Familie da zu sein. Wenn Marie zu Bett ging, war sie erschöpft.

Obwohl sie dringend Schlaf benötigte, wurde sie von Gedanken an die Arbeit wach gehalten und wälzte sich hin und her. Die meisten von uns kennen dieses Problem: den Geist nicht lang genug ruhigstellen zu können, um einzuschlafen. Einige von uns kämpfen damit, Gedanken zurückzulassen, wenn sie von einer Aufgabe zur nächsten wechseln. Und andere haben diese Schwierigkeiten, wenn sie von der Arbeit nach Hause gehen. Mindfulness kann Ihre Fähigkeit stärken, einen Gedanken loszulassen, bevor er zu weiteren ähnlichen Gedanken führt. Wir werden geistig leichtfüßiger und beweglicher, je besser es uns gelingt, Gedanken loszulassen. Sie können es mit Ihrem Computer vergleichen, der in der Regel wesentlich besser läuft, wenn Sie die Festplatte gesäubert und den Cache geleert haben. Loslassen reduziert das Durcheinander in unserem Kopf.

Zwei tibetische Begriffe kennzeichnen die Herausforderung loszulassen ganz treffend: Stellen Sie sich vor, Sie liegen an einem Strand, weit von zu Hause entfernt. Auf einmal kommt Ihnen ein Gedanke, etwas, für das Sie am Arbeitsplatz verantwortlich sind. Das ist ein nam, ein einzelner Gedanke, der im Geist aufpoppt. Aber ein Nam kommt selten allein. Tok ist das tibetische Wort für jeden weiteren Gedanken, der spontan auftaucht und auf den ersten Gedanken zurückzuführen ist. Wenn Ihr Arbeits-Nam mit einer sich anbahnenden Deadline beginnt, könnten sich die damit verbundenen Toks um künftige Meilensteine oder noch zu erledigende Aufgaben ranken. In den meisten Fällen gibt es mehrere verschiedene Toks, die mit einem Nam auftauchen. In der Tat können sich ganze Kaskaden weiterer Gedanken ergeben – je nachdem wie unser Geist auf den ersten Nam reagiert.

Für Marie waren genau diese Toks die Ursache ihres Problems. Es war weniger der erste Gedanke, der sie vom bitter benötigten Schlaf abhielt, als die vielen überflüssigen, wenig hilfreichen Gedanken, die darauf folgten. Und der Schlafmangel sorgte dafür, dass sie sich bei der Arbeit noch weniger konzentrieren konnte und auch für ihre Familie noch weniger präsent war. Es war ein Teufelskreis. Aber Marie fasste den Entschluss loszulassen.

Im Rahmen eines groß angelegten Programms in ihrem Unternehmen hatte sie damit begonnen, täglich zehn Minuten Mindfulness-Training zu absolvieren. Darüber hinaus beobachtete sie nun, wo diese unerbittlichen Gedankenströme ihren Anfang nahmen, fest entschlossen, das Übel an der Wurzel zu packen und auszureißen. Typischerweise fingen ihre Gedanken in dem Moment zu rasen an, in dem ihr Wecker klingelte. Sie wollte den destruktiven Kreislauf durchbrechen und entschied, dass der Wecker sie nunmehr daran erinnern sollte, ihre Gedanken loszulassen. Bevor sie aufstand, machte sie fünf Minuten Mindfulness-Training im Bett. Fünf Minuten Mentaltraining verhalfen ihr dazu, mit einem ruhigen, geordneten und präsenten Geist aufzustehen. Nach wenigen Monaten fiel es Marie immer leichter, sich von aufdringlichen Gedanken zu lösen. Sie war nun in der Lage, ihre morgendliche Routine abzuwickeln, ohne gestresst oder überfordert zu sein. Den Tag ruhig und klar zu beginnen, war ein viel besserer Start in ihren Tag. Das führte auch zu viel besserem Schlaf in der Nacht, und Marie war präsent und zugänglich für ihre Kinder. Loslassen ist eine simple, aber zugleich wirkungsmächtige mentale Strategie.

Tipps und Überlegungen, um Loslassen zu kultivieren

- Wenn Sie ein Thema oder ein Problem ausfindig machen, das ihnen überallhin folgt – von Aufgabe zu Aufgabe oder von der Arbeit nach Hause –, bleiben Sie mental am Ball. Isolieren Sie den Nam bevor die Toks sich vermehren. Nachdem Sie den Nam isoliert und beobachtet haben, lassen Sie ihn vorüberziehen. Konzentrieren Sie sich auf den gegenwärtigen Moment und nehmen Sie wahr, was geschieht.

- Wenn Sie sich auf das tägliche Mindfulness-Training eingelassen haben, nehmen Sie sich vor, sich von jedem Gedanken, der auftaucht, bewusst zu lösen. Lassen Sie auch alle Ablenkungen vorüberziehen. Im Grunde ist es auch ein Gedanke, der Ablenkungen in Gang setzt. Lösen Sie sich von dem Verlangen, sich auf etwas Bestimmtes zu fixieren. Lösen Sie sich auch von Ihren Erwartungen in Bezug auf Ergebnisse. Lassen Sie alles los und seien Sie einfach gegenwärtig.
- Machen Sie sich Entspannung zunutze, sie hilft Ihnen, Gedanken loszulassen. Wenn Sie denken, verspannen Sie Ihren Körper. Wenn Sie Ihren Körper *ent*spannen, entspannen Sie auch Ihre Gedanken. Entspannen Sie Ihren Körper und lassen Sie auch eine natürliche mentale Entspannung zu. Anschließend richten Sie Ihre Konzentration auf Ihren Atem. Das hilft Ihnen, die Gedanken loszulassen und im Moment zu sein – bei jedem einzelnen Atemzug.
- Wenn Sie die Natur Ihrer Gedanken näher erkunden, werden Sie einige Gedanken bemerken, die Sie nur schwer loslassen können. Nehmen Sie das als Gelegenheit wahr, Ihr Gehirn neu zu verschalten, sodass es mit der Zeit leichter wird loszulassen. Jedes Mal, wenn solch ein schwieriger Gedanke auftaucht, registrieren Sie, dass der Gedanke da ist, und schauen, ob Sie ihn loslassen können oder nicht.

Teil III
Grundlagentraining

Bis hierher haben wir uns hauptsächlich mit Methoden beschäftigt, die dazu geeignet sind, am Arbeitsplatz achtsamer zu sein, ergänzt von mentalen Strategien, mit denen wir unter anderem Geduld, Freundlichkeit und Freude kultivieren können. Ich hoffe, dass Sie das dazu anregt, einige Ihrer Arbeitsgewohnheiten und Denkmuster zu ändern und damit ein bisschen mehr mentale Freiheit und mehr Effektivität in Ihrem Leben zu finden. Darüber hinaus umfasst Mindfulness natürlich wesentlich mehr. Im Kern handelt es sich darum, ins mentale Fitnessstudio zu gehen und von Moment zu Moment die neurologischen Netze im Gehirn neu zu verschalten. Mindfulness ist Training. Es ist Arbeit, allerdings eine recht angenehme Art der Arbeit. Mindfulness-Training ist eine Investition. Es nimmt Zeit in Anspruch. Und es bedarf des Engagements. Und obwohl einige sagen werden, dass Sie keine Zeit für Mindfulness-Training haben, weil sie zu beschäftigt sind, sehe ich das vollkommen anders. Je mehr ich zu tun habe, desto wichtiger wird Mindfulness für mich. Je mehr ich zu erledigen habe, desto häufiger trainiere ich. Auf diese Weise kann ich sicherstellen, dass ich konzentriert bleibe, ruhig und effizient, und dass die Geschäftigkeit meinen Geist nicht durcheinanderbringt.

Nun ist der Moment gekommen, Sie mit dem eigentlichen Mindfulness-Training vertraut zu machen. Es geht darum, den Geist täglich in einer extra dafür vorgesehenen Zeit zu trainieren. In den Kapiteln 2 und 3 werde ich Ihnen die zwei Grundprinzipien des Mindfulness-Trainings vorstellen: erstens den gerichteten Fokus, wodurch ihre allgemeine Konzentration steigt, Ihre gedankliche Klarheit und Gelassenheit. Damit werden Sie insgesamt effizienter und erfolgreicher. Zweitens das offene Gewahrsein, was Ihre Selbstwahrnehmung und die Fähigkeit zu erkennen, was Sie wirklich glücklich macht, fördert. In Kapitel 4 finden Sie die Anleitung, mit der Sie schrittweise und systematisch sowohl gebündelte Aufmerksamkeit als auch offenes Gewahrsein trainieren und alle Methoden und Strategien, die in diesem Buch beschrieben werden, anwenden können. Lassen Sie uns zusammen Ihr Leben erneuern – mit nur zehn Minuten Training pro Tag.

Kapitel 2
Gebündelte Aufmerksamkeit

Susanne, Geschäftsführerin in einem großen, international tätigen französischen Pharmaunternehmen, war wie die meisten von uns permanent beschäftigt. Fast jeder Tag war vollgestopft mit Terminen, von frühmorgens bis zum Abend. Kaum einer schien lang genug zu sein, um alles zu erledigen. Ihre To-do-Liste war nichts anderes als ein Endlager für unerledigte Sachen. Das kam unter anderem daher, dass sie sich auf keine Sache lange genug konzentrieren konnte, um sie zu Ende zu bringen. Die Liste wuchs und wuchs und wurde zu einem Auslöser für jede Menge Frust. Obwohl ihre Planung und Organisation einigermaßen funktionierten, fühlte Susanne sich doch immer wieder gestresst und überfordert. Sie besuchte jeden Zeitmanagementkurs und probierte jede App zur Arbeitsorganisation aus, aber nichts davon gab ihr das Gefühl, die Dinge in den Griff zu bekommen. Sie musste etwas Neues ausprobieren. Sie brauchte keine neue Strategie, sie brauchte mehr Konzentration. Statt zu hoffen, dass ihre erfolglose Taktik irgendwann besser aufging, wendete sie sich dem Mindfulness-Training zu. Nach ein paar Monaten regelmäßigen Trainings bemerkte sie deutliche Veränderungen und sagte: »Wenn ich auf meinen Kalender und meine Erledigungsliste schaue, habe ich genauso viel zu tun wie vorher, aber ich fühle mich nicht so gehetzt. Ich bin beschäftigt, aber entspannter und konzentrierter.«

Beim Mindfulness-Training – und insbesondere beim Fokustraining – geht es nicht darum, Verpflichtungen zu reduzieren. Es geht nicht darum, tägliche Aufgaben zu beseitigen oder sich besser zu organisieren. Vielmehr geht es darum,

Ablenkungen als solche zu erkennen und sich nicht von ihnen steuern zu lassen. Gebündelte Aufmerksamkeit ist die Fähigkeit, sich auf Gedanken und Tätigkeiten Ihrer Wahl zu konzentrieren, ohne dem Drang jeder Ablenkung, die Ihren Geist durchkreuzt, nachzugeben. Mit dieser Art mentaler Klarheit können sogar die extrem Beschäftigten von uns erfolgreich sein und sich entfalten – auch dann, wenn hoher Druck herrscht und jede Menge Ablenkungen auftauchen. Für Susanne bedeutete diese Art von Konzentration den Unterschied zwischen dem Gefühl, ausgeliefert zu sein, und dem Gefühl von Balance und Stabilität in ihrem Leben. Sie selbst sagt: »Es ist, als hätte ich mehr Kapazitäten, mich den Anforderungen zu stellen, ohne von ihnen überrollt zu werden. Ich kann die Dinge nüchterner betrachten. Das hat mir inneren Frieden gebracht und dazu geführt, dass ich meine Arbeit und mein Leben viel mehr genießen kann.«

Wer könnte nicht ein wenig mehr Gelassenheit und Stabilität gebrauchen? Wer könnte nicht ein bisschen mehr inneren Frieden gebrauchen? Meiner Erfahrung nach können Menschen, die an fünf bis sieben Tagen in der Woche jeden Tag zehn Minuten diszipliniert üben, bereits in relativ kurzer Zeit deutliche Verbesserungen hinsichtlich ihrer Konzentrationsfähigkeit beobachten. Unabhängige Evaluationen und interne Befragungen zeigen immer wieder, dass sich die Konzentrationsfähigkeit um etwa 15 Prozent verbessert.[1] Sie können Ihre Konzentration ganz leicht trainieren, aber nicht ohne Mühe. Denn unsere Gedanken sind alles andere als leicht zu steuern. Wenn Sie Schwierigkeiten beim Konzentrationstraining erleben, kann das Frustration hervorrufen. Ebenso gut kann das Konzentrationstraining aber auch große Freude bereiten und innere Ruhe fördern, wenn Sie es zulassen. Um genau das zu ermöglichen, sollten Sie sich von

Ihren Erwartungen lösen. Gefühle von Frust, Gelassenheit oder sogar Glück sind für sich genommen keine Anzeichen für Erfolg. Trainingserfolg zeigt sich in der Fähigkeit, abschweifende Gedanken zu steuern und dabei entspannt, konzentriert und geistig klar zu bleiben – einen Vorsprung von einer Sekunde zu haben, unabhängig davon, was Ihre Aufmerksamkeit an sich reißen will.

Die ABCD-Methode

Mindfulness-Training ist nicht passiv. Es ist ein aktives Eingreifen in die neuronalen Netzwerke in Ihrem Gehirn. In jedem Moment, in dem Sie Konzentration aufrechterhalten, schaffen Sie neue neuronale Konzentrationsverbindungen und -fähigkeiten. Dank der Neuroplastizität unseres Gehirns werden diese Verbindungen stärker, je mehr wir trainieren – und umso leichter fällt es uns, konzentriert zu bleiben. Um Sie beim Fokustraining zu unterstützen, haben wir den Prozess in eine einfache Methode mit vier Schritten eingeteilt und in einem leicht zu merkenden Akronym zusammengefasst: ABCD. Jeder einzelne Schritt wird nachfolgend beschrieben.

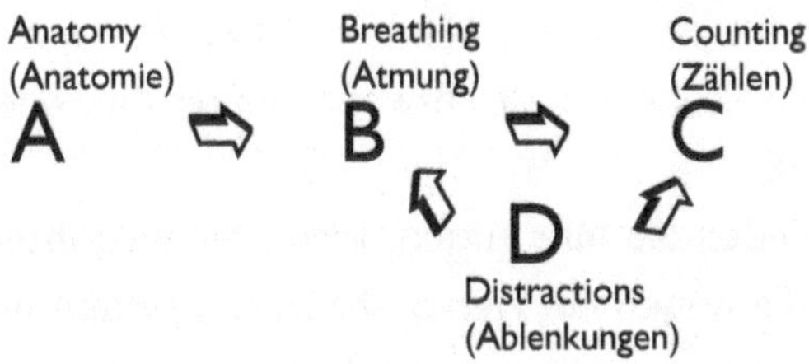

ABCD-Fokustraining

A für Anatomy (Anatomie) – die richtige Körperhaltung finden

Vielleicht erscheint es Ihnen merkwürdig, mit Überlegungen zur Anatomie zu beginnen, wo es doch um Mentaltraining gehen soll. Doch es ist wissenschaftlich anerkannt, dass unsere Körperhaltung einen wesentlichen Einfluss auf unsere mentale Verfassung ausübt. Wenn Sie Ihren Geist trainieren, ist es gerade zu Beginn wichtig, dass Ihnen Ihr Körper dabei nicht in die Quere kommt.

Eine bequeme Sitzposition finden

- Setzen Sie sich auf einen Stuhl und stellen Sie beide Füße fest auf den Boden. Finden Sie die Balance, ohne sich nach vorne, nach hinten oder zur Seite zu lehnen.
- Sitzen Sie mit aufgerichtetem Rücken, dennoch entspannt. Die aufrechte Haltung wird Ihnen helfen, wach und aufmerksam zu bleiben.
- Entspannen Sie Ihren Körper so gut Sie können. Achten Sie dabei besonders auf Ihren Nacken, die Schultern und Arme – Bereiche, in denen viele von uns angespannt sind. Nehmen Sie sich Zeit, um Spannungen, die Sie spüren, zu lösen. Es könnte helfen, den Nacken zu rollen oder die Schultern ein paarmal zu heben und fallen zu lassen. Nehmen Sie gerne auch einen tiefen Atemzug und entspannen Sie während der Ausatmung.
- Legen Sie Ihre Hände entweder auf die Knie oder in Ihren Schoß.
- Schließen Sie Ihre Augen. Wenn Sie wegdösen, öffnen Sie die Augen ein wenig. Ihr Nervensystem wird etwas aktiviert, wenn Sie ein bisschen Licht hineinlassen. Sollten Sie sich dafür entscheiden, die Augen offen zu lassen, senken Sie Ihren Blick und schauen Sie nach vorne auf den Boden.
- Atmen Sie durch die Nase ein und aus.

Es könnte hilfreich sein, in den ersten Minuten des Trainings – oder so lange, wie es braucht, damit Sie sich wach und entspannt fühlen – den Körper nach Anspannung abzusuchen und diese immer mehr zu lösen. So werden Sie Ihren Körper Schritt für Schritt entspannen. Und ein entspannter Körper bildet das Fundament für einen entspannten Geist – beides Voraussetzungen, um Konzentration zu trainieren. Nach einiger Zeit wird es Ihnen immer leichter fallen, bestimmte Absichten und Vorsätze im Training zu verfolgen. Sie werden die Warnsignale erkennen, bevor sich Schläfrigkeit breitmachen kann, und in der Lage sein, geistig klar zu bleiben. Sobald Sie bequem und entspannt sitzen, wählen Sie einen Anker für Ihre Aufmerksamkeit.

Atmung als Anker für Ihre Aufmerksamkeit

Sind Sie jemals auf einem Boot gewesen? Nicht auf einem großen Schiff, eher auf einem kleineren Boot, einem Kahn oder einer Segeljolle? Es ist unmöglich, sich nicht vom Fleck zu bewegen – also fokussiert zu bleiben –, wenn das Boot von jeder Welle oder Windbö fortgetragen wird. Um das Abdriften zu verhindern, setzt der Steuermann einen Anker. Mit einem unkonzentrierten Geist verhält es sich mitunter so wie mit einem Boot, das nicht festgemacht wurde: Der Geist verliert bei jeder Gelegenheit den Kurs und wandert ziellos umher. Damit Sie Ihren Geist steuern können, brauchen Sie einen Anker für Ihre Aufmerksamkeit. Die Atmung kann als Anker für die Konzentrationsübung herangezogen werden.

B für Breathing (Atmung) – richtig Atmen

Sie können theoretisch zwar irgendetwas als Anker nehmen, aber der Atem hat zwei wichtige Vorteile: Erstens aktiviert der Atem den parasympathischen Zweig des Nervensystems und erlaubt Ihnen, besser zu entspannen und sich zu erholen. Zweitens steht der Atem jederzeit zur Verfügung. Egal wo Sie sind oder wohin Sie gehen, Ihr Atem wird mit Ihnen zur Stelle sein.

Den Atem als Anker setzen

- Richten Sie Ihre volle Aufmerksamkeit auf das Atmen. Nehmen Sie wahr, wie sich Ihr Bauch ausdehnt, wenn Sie einatmen, und wie er sich zusammenzieht, wenn Sie ausatmen.
- Sollte es sich nicht natürlich anfühlen, den Atem in der Bauchgegend zu beobachten, können Sie ausprobieren, den Atem an den Nasenflügeln zu beobachten. Beachten Sie, wie Luft in die Nase ein- und aus ihr herausströmt.
- Achten Sie darauf, dass Ihre Beobachtung neutral und mühelos ist. Es ist nicht notwendig, tief oder langsam zu atmen. Es ist nicht notwendig, den Atem in irgendeiner Weise zu beeinflussen oder zu verändern. Sie brauchen sich überhaupt nicht einzumischen. Beobachten Sie Ihren Atem so, als würden Sie Wellen am Strand beobachten. Sie versuchen nicht, die Wellen zu steuern – Sie betrachten sie einfach nur. Auch wenn es herausfordernd sein kann, ist neutrale Beobachtung für den weiteren Verlauf des Trainings äußerst wichtig.

Wenn Sie erst einmal Ihren Körper und Geist entspannt und Ihre Aufmerksamkeit beim Atem versammelt haben, kann es hilfreich sein, den Atem zu zählen.

Konzentration durch Zählen

Wenn ein Boot vor Anker liegt, kann es trotzdem passieren, dass es durch eine heimtückische Welle oder durch eine plötzliche Bö aus der Ruhe gebracht wird. Und genauso wahrscheinlich ist es, dass, während Sie ruhig sitzen und auf Ihren Atem konzentriert sind, unvermittelt aufdringliche Gedanken und Ablenkungen auftauchen. Das Zählen des Atems kann sehr unterstützend dabei sein, sich nicht ablenken zu lassen.

C für Counting (Zählen) – das Zählen der Atemzüge
Hier finden Sie Tipps, die Ihnen helfen, das Zählen dafür zu nutzen, gebündelte Aufmerksamkeit zu trainieren und aufrechtzuerhalten.

Zählen Sie, um dranzubleiben

- Atmen Sie ein. Atmen Sie aus. Sobald Sie ausgeatmet haben, zählen Sie »eins«. Denken Sie einfach nur die Zahl – kurz und bündig. Atmen Sie wieder ein und wieder aus, und zählen Sie »zwei«. Fahren Sie in dieser Weise fort bis zehn, und dann zählen Sie wieder rückwärts bis eins. Wiederholen Sie diesen Kreislauf.
- Falls es schwierig für Sie sein sollte, weiter als drei oder auch sieben zu kommen, ohne den Fokus zu verlieren, seien Sie unbesorgt. Es geht beim Zählen nicht darum, möglichst häufig den Kreislauf zu durchlaufen. Vielmehr ist es nur ein Werkzeug, um bei der Sache und konzentriert zu bleiben.
- Sollten Sie auf einmal bei siebenunddreißig gelandet sein, ist das ein Zeichen dafür, dass Sie im Autopilotmodus gezählt und Ihre Aufmerksamkeit nicht gesteuert ha-

ben. Beginnen Sie einfach wieder bei »eins«. Und sollten Sie feststellen, dass Sie aufgehört haben zu zählen, tun Sie dasselbe: Beginnen Sie wieder bei »eins«.

- Sollten Sie bemerken, dass sich Gedanken zwischen die Zahlen mogeln, heißt das, dass Sie nicht vollkommen auf Ihren Atem konzentriert sind. Schärfen Sie Ihre Konzentration und schenken Sie Ihrem Atem die volle Aufmerksamkeit – ganz entspannt.

Für die meisten Menschen ist das Zählen eine große Stütze, um Konzentration zu trainieren, besonders dann, wenn Sie gerade erst anfangen. Aber manche Menschen finden das Zählen auch eher ablenkend. Wenn Sie dazugehören, lassen Sie das Zählen weg und konzentrieren Sie sich nur auf den Atem. Für das Mindfulness-Training gilt generell, dass es das Beste ist, die Endziele im Blick zu behalten – einen entspannten Körper und einen ruhigen Geist. Wenn Zählen oder eine andere Vorgehensweise zu einem Hindernis werden, ärgern Sie sich nicht. Seien Sie dankbar, dass Sie mitbekommen, was nicht funktioniert, und nehmen Sie die Gelegenheit wahr, um Ihr Training anzupassen und noch effizienter zu machen.

Das letzte Element der ABCD-Methode bezieht sich explizit darauf, wie Sie mit Ablenkungen umgehen können.

D für Distracted (Abgelenkt sein)

Ablenkungen: Entspannen – loslassen – zurückkehren

Ablenkungen Sind Ihre besten Freunde beim Konzentrationstraining. Ablenkungen sagen Ihnen, wenn Sie vom Weg abgekommen sind. Was ist eine Ablenkung? Im Grunde ist alles, was nicht Ihr Atem ist, eine Ablenkung. In der Regel entspringt jede Ablenkung einer von sechs Quellen: Riechen, Schmecken, Körperempfindungen, Sehen, Hören und Denken. Unabhängig davon, aus welcher dieser Quellen eine Ablenkung stammt, die Anleitung für den Umgang mit ihr ist immer die gleiche: entspannen - loslassen - zurückkehren.

Ablenkungen meistern

- Entspannen: Wenn Sie feststellen, dass Sie durch einen Gedanken, ein Geräusch oder eine Körperempfindung abgelenkt wurden, nehmen Sie wahr, ob dies irgendwo im Körper zu Anspannung führt. Setzen Sie alles daran, diese Anspannung zu lösen. Entspannen Sie sich. Nehmen Sie zur Kenntnis, dass Sie abgelenkt waren. Das ist kein Weltuntergang. Anstatt sich also zu ärgern oder frustriert zu sein, betrachten Sie die Ablenkung als guten Freund – als jemanden, der Sie freundlich daran erinnert, dass Ihre Aufmerksamkeit abgeschweift ist. Wann immer Sie bemerken, dass Sie abgelenkt waren, sollten Sie diesen Moment feiern. Denn wenn Sie bemerken, dass Sie abgeschweift sind, sind Sie in diesem Moment achtsam.
- Loslassen: Lösen Sie sich von der Ablenkung, unabhängig davon, was es ist, indem Sie Ihre Aufmerksamkeit wieder auf den Atem richten. Ihre volle Aufmerksamkeit kann immer nur an genau einem Ort zur selben Zeit sein. Wenn Sie sich also für den Atem entscheiden, lassen Sie die Ablenkung nach und nach los. Seien Sie dabei dankbar, denn die Ablenkung hat Ihnen geholfen wahrzunehmen, dass Sie Ihren Atem aus dem Blick verloren hatten.
- Zurückkehren: Sobald Sie sich von der Ablenkung gelöst haben und ein wenig Entspannung zurückgewinnen

konnten, kehren Sie mit erneuter Konzentration und frischer Wahrnehmung zum Atem zurück.

Sie werden feststellen, dass Fokustraining ein permanentes Hin und Her ist zwischen »auf den Atem achten« und »abgelenkt sein«. An manchen Tagen werden Sie häufiger abgelenkt als konzentriert sein. An anderen Tagen wird die Konzentration überwiegen und Sie werden seltener abgelenkt sein. Erinnern Sie sich daran: Es geht nicht darum zu sitzen, ohne je abgelenkt zu werden. Wenn das das Ziel wäre, würde niemand von uns zum Erfolg kommen. Das Ziel ist es, wahrzunehmen, dass Sie abgelenkt sind, und anzuerkennen, dass Sie in der Lage sind, Ihre Konzentration zum Atem zurückzuführen. Es geht darum, die Aufmerksamkeit bewusst zu lenken, was wesentlich ist, um gebündelte Aufmerksamkeit zu trainieren. Während Sie das so üben, laden Sie Ihr neuronales Netz in Turbogeschwindigkeit auf und können es voller Energie mit zur Arbeit nehmen. Sie üben sich darin, auf die Dinge, die anstehen, voll konzentriert zu sein, unabhängig davon, um was es sich handelt. Und gleichzeitig mitzubekommen, wenn Sie abgelenkt sind, um dann Ihre Aufmerksamkeit wieder zu der aktuellen, anstehenden Angelegenheit zurückzuführen. Diese beiden Fähigkeiten sind in Arbeitsumfeldern, in denen es schnell und fordernd zugeht, extrem hilfreich.

Die Kernqualitäten von Mindfulness – Entspannung, Konzentration und Klarheit

Im Konzentrationstraining gibt es drei Qualitäten, die für einen leistungsfähigen Geist wesentlich sind: Entspannung, Konzentration, Klarheit. Diese drei Qualitäten brauchen wir in jeder Situation, in der wir unsere Aufmerksamkeit effektiv steuern wollen. Wenn wir für und mit anderen präsent sein müssen, wenn wir arbeiten und wenn wir unseren Geist trainieren. Die drei Qualitäten helfen uns, unser Bestes zu geben. Sie verschaffen uns einen Vorteil gegenüber Ablenkungen. Sie verschaffen uns einen Vorsprung von einer Sekunde. Sie sind außerdem die Gegenmittel zu den drei Schwierigkeiten, denen Menschen beim Mindfulness-Training hauptsächlich begegnen: Anspannung, Rastlosigkeit und Schläfrigkeit. Anspannung kann durch Entspannung bewältigt werden, Rastlosigkeit durch Konzentration und Schläfrigkeit hat keine Chance gegen Klarheit.

Anspannung durch Entspannung überwinden

Vielleicht fühlen sich Ihre Schultern nach der Arbeit angespannt an. Vielleicht bekommen Sie auch manchmal Kopfschmerzen aufgrund von Stress. Ungeachtet dessen, wie sich Anspannung zeigt, sind wir alle neurologisch darauf geeicht, nicht nachzugeben und weiter zu funktionieren. Zu Hause und bei der Arbeit stehen viele von uns unter großem Druck und müssen die Dinge so schnell wie möglich geregelt kriegen. Permanenter Druck führt zu neurologischen Leistungsmustern, die sich tief eingraben.

Auch beim Mindfulness-Training kann es passieren, dass Sie in diesen neurologisch geprägten Leistungsmodus hineingeraten. Dann könnte es regelrecht unnatürlich erscheinen, stillzusitzen, besonders dann, wenn noch so viele Dinge darauf warten, erledigt zu werden. Ganz im Sinne des »Leisten-Müssens« kann es geschehen, dass Sie sich strikt an die Anweisungen halten, ohne ihren tieferen Sinn zu erfassen. Falls Sie versuchen, in Sachen Mindfulness »gut zu werden, um …«, und erwarten, so bald wie möglich in den Genuss eines leistungsfähigen Geistes zu kommen, werden Sie nicht weit kommen. Gebündelte Aufmerksamkeit lässt sich nur mit einem entspannten Geist aufbauen. Aber wie kultivieren wir erfolgreich Entspannung, wenn die Anspannung so tief in uns sitzt?

Entspannung kultivieren

- Suchen Sie während des Einatmens den Körper nach Bereichen ab, in denen Anspannung herrscht. Achten Sie während der nächsten Ausatmung auf diesen Bereich und lassen Sie zu, dass sich die Anspannung etwas löst.
- Lassen Sie Anspannung mit jedem Ein- und Ausatmen mehr und mehr los. Es kann sein, dass Sie diese Übung ein paarmal wiederholen müssen, um einen Effekt zu bemerken. Nehmen Sie sich für jeden Bereich, in dem Sie Anspannung wahrnehmen, so viel Zeit wie nötig, bevor Sie zu einem anderen angespannten Bereich weitergehen.
- Bewahren Sie dabei folgende Definition im Kopf: »Entspannung ist die Abwesenheit unnötiger Anspannung.« Suchen Sie Ihren Körper nach unnötiger Anspannung ab und lassen Sie diese los.
- Schenken Sie zu Beginn des Trainings jeglicher Körperanspannung Aufmerksamkeit und lockern Sie sie. Machen Sie dies für eine Minute oder so lange, wie es nötig ist, um sowohl wachsam als auch entspannt zu sein. So werden sich Ihr Körper und Geist nach und nach entspannen.

Denken Sie daran: Jedes Mal, wenn Sie sich entspannen, schaffen Sie neue neuronale Verbindungen, Verbindungen, die Ihnen das Entspannen leichter machen. Gleichzeitig entsteht so etwas wie eine »Muskelerinnerung« daran, was Entspannung ist und wie sie durch eine mentale Entscheidung aktiviert werden kann. Durch das Training werden Sie Ihren Muskeln nach und nach beibringen, auf Befehl zu entspannen. Und diesen Befehl können Sie dann kurz vor einer wichtigen Präsentation geben, im Laufe eines schwierigen Meetings oder wenn Sie nachts versuchen einzuschlafen. Und ein entspannter Körper und Geist sind die besten Voraussetzungen, um eine bessere Konzentration zu entwickeln.

Rastlosigkeit durch Konzentration überwinden

Ein konzentrierter Geist wandert nicht umher. Ein gesammelter Geist bleibt auf den Gegenstand seiner Wahl konzentriert. Aber manchmal ist unser Geist rastlos, wandert hierhin und dahin oder folgt jeder beliebigen Ablenkung, die auftaucht. Manche Menschen sind von Natur aus etwas konzentrierter als andere. Aber jeder kann sein eigenes Konzentrationsniveau durch Training verbessern. Und trotzdem kann es manchmal ganz schön schwierig sein, sich auf den eigenen Atem zu konzentrieren, auch wenn Sie sich noch so sehr bemühen. Sehen Sie Zeiten, in denen Ihr Geist überreizt ist, als geeignete Gelegenheit, um Konzentration zu entwickeln.

Konzentration aufbauen

- In vielen Fällen reagieren Menschen auf geistige Unruhe mit Frust und strengen sich umso mehr an, die Aufmerksamkeit auf den Atem zu richten. Diese Anstrengung mag zu mehr Konzentration führen, ist aber für einen ruhigen und klaren Geist kontraproduktiv, weil sie anstrengend ist und müde macht. Die erste und wichtigste Reaktion auf einen rastlosen und abgelenkten Geist ist, sich zu entspannen.

- Eine andere Strategie für den Konzentrationsaufbau ist, jede Art von Erwartung und Leistungsdruck loszulassen. Gestatten Sie der Aufmerksamkeit, sich vom Atem tragen zu lassen. Ihr Atem arbeitet ganz von allein. Jedem Einatmen folgt ein Ausatmen. Lassen Sie Ihre Aufmerksamkeit auf dieser Bewegung ruhen – mühelos, wie ein neutraler Beobachter.

Alles, was Sie im Leben erreichen wollen, hängt von Ihrer Fähigkeit ab, Ihre Aufmerksamkeit zu steuern. Wenn Sie diesen beiden Strategien folgen, werden Sie mit der Zeit allmählich neue neuronale Verbindungen aufbauen, die dazu führen, dass entspannte, wache Konzentration eher die Regel als die Ausnahme ist. Ein Geist, der auf diese Art und Weise konzentriert und gesammelt ist, bietet die Grundlage für mentale Klarheit – die letzte der drei essenziellen Geistesqualitäten.

Überwinden Sie Schläfrigkeit mit geistiger Klarheit

Mentale Schläfrigkeit ist manchmal genauso problematisch wie mentale Rastlosigkeit. Auch wenn es sich so anfühlen könnte, als hätten Sie das Ziel des Mindfulness-Trainings erreicht – sich sehr ruhig und entspannt zu fühlen –, ist mentale Schläfrigkeit nicht vorteilhaft. Schläfrigkeit erleben wir eher als düster, nebelig und dumpf. Im Gegensatz dazu ist ein klarer Geist vollkommen wach und nimmt jedes Detail wahr – wie auf einem High-Definition-Bildschirm.

Klarheit kultivieren

- Sobald Sie schläfrig werden, sollten Sie Ihre Aufmerksamkeit wecken und die Wachsamkeit erhöhen. Das erreichen Sie, indem Sie sich etwas mehr aufrichten und einen bewussten tiefen Atemzug nehmen. Sie können auch die Augen öffnen, halten Sie Ihren Blick allerdings gesenkt, um Ablenkungen zu minimieren.

- Eine andere Möglichkeit, die geistige Klarheit zu steigern, ist, ganz neugierig zu werden – für die Erfahrung des Atmens. Erleben Sie jeden Atemzug, als wäre es eine vollkommen neue Erfahrung. Seien Sie neugierig auf jedes kleine Detail der Atemerfahrung. Wo bemerken Sie den Atem? Wie fühlt er sich an? Wie verhält er sich?
- Steigern Sie Ihre Wachsamkeit, sobald Sie einen Anflug von Schläfrigkeit wahrnehmen. Lassen Sie nicht zu, dass Langeweile oder Dumpfheit regieren. Behalten Sie Ihre Trainingsabsicht im Blick, bleiben Sie am Ball. Mit der Zeit wird es leichter. Sie werden die Warnzeichen früher erkennen und Klarheit erreichen können, bevor die Schläfrigkeit Sie übermannt.

Wenn Sie in Ihrem Training geistig klar sind, können Sie alle Details Ihrer Atmung wahrnehmen. Sie werden außerdem sofort bemerken, wenn Sie abgelenkt werden. Entsprechend sehen Sie auch – wenn Sie geistig klar sind – in Ihrem Alltag jede Menge Details im Ausdruck einer anderen Person. Sie können sehr viel leichter erkennen, in welcher geistig-emotionalen Verfassung andere Menschen sind. Sie können den Reichtum an Möglichkeiten sehen, die in jeder Herausforderung liegen. Wenn Sie Ihren automatischen Reaktionen eine Sekunde voraus sind, werden Sie Potenzial sehen, wo Sie zuvor nur Begrenzung wahrgenommen haben. Aus diesem Grunde ist es so wichtig, sich der drei mentalen Schwierigkeiten und der drei förderlichen Geistesqualitäten bewusst zu sein, wenn Sie Ihr tägliches ABCD-Training absolvieren.

Wie würde sich Ihr Alltag unterscheiden, wenn Sie in der Lage wären, allen stressigen und herausfordernden Situationen entspannt, konzentriert und klar zu begegnen? Wenn Sie die Qualitäten von Entspannung, Konzentration und Klarheit trainieren, werden Sie die Fähigkeit entwickeln, in den schwierigsten Situationen entspannt, fokussiert und mental scharfsinnig zu sein. So hat es auch David, ein Senior Manager in einem global agierenden amerikanischen Finanzunternehmen beschrieben: »Fokustraining hat mir die Fähigkeit geschenkt, sogar im absoluten Lebenschaos friedlich und geistesgegenwärtig zu bleiben.« Mindfulness-Training ist eine sehr persönliche Angelegenheit, denn jeder erlebt es unterschiedlich. Trotzdem gibt es einige Wirkungen, auf die sich jeder freuen kann.

Vorteile eines Fokustrainings

Vielleicht haben Sie schon damit begonnen, Ihre Konzentration zu trainieren, und machen ganz ähnliche Erfahrungen, wie sie von zahlreichen Menschen in unseren Trainings und auch in unabhängigen Studien geschildert werden.

Verbesserte Konzentration

Natürlich ist das Hauptziel des Fokustrainings die Verbesserung der Konzentrationsfähigkeit. Und obwohl viele Menschen spürbare Verbesserungen hinsichtlich ihrer allgemeinen Effektivität und Konzentrationsfähigkeit und hinsichtlich der Qualität Ihres Schlafs wahrnehmen, messen einige ihren Fortschritt ausschließlich an der Frage, wie gut oder schlecht sie sich während des Trainings auf ihren Atem konzentrieren können. Das kann in die Irre führen. Manche Menschen merken gar nicht, dass sie Fortschritte machen, obwohl es der Fall ist. Das gilt besonders, wenn Menschen unrealistische Erwartungen haben oder glauben, das Ziel des Trainings sei es, *niemals* abgelenkt zu sein. Aber es ist wichtig zu verstehen, dass Sie auch dann Fortschritte machen, wenn Ihr Geist weiterhin während des Mindfulness-Trainings auf Wanderschaft geht. Sobald Sie mit dem Fokustraining beginnen, nimmt Ihre Konzentration zu – und auch die Bandbreite Ihrer Aufmerksamkeit. Sie werden Dinge beobachten und erkennen, die Sie zuvor nie bemerkt haben. Sie werden ganz neue Ablenkungen wahrnehmen, die immer schon da waren, aber nicht im Feld Ihrer Aufmerksamkeit lagen.

Schlussendlich geht es im Mindfulness-Training auch gar nicht darum still zu sitzen und sich auf den Atem zu fokussieren. Es geht darum, Ihre Fähigkeit zu fördern, sich auf die wichtigsten Facetten Ihres Lebens konzentrieren zu können: Ihre Arbeit, Ihre Kollegen, Ihre Familie. Die meisten Menschen bemerken bereits nach wenigen Wochen starke Auswirkungen auf all diese Lebensbereiche. Versuchen Sie, sich zu entspannen und die Vorteile zu genießen, die Sie, erleben, auch wenn es am Anfang nur zehn Minuten in Ihrem Leben sind, die von Freiheit, Stille und Frieden erfüllt sind.

Verbesserte Fähigkeit, auf Situationen zu antworten, statt zu reagieren

Es gibt Dinge in unserem Leben, die sich unserer Kontrolle entziehen. Wir können weder das Wetter kontrollieren noch den Verkehr, und es liegt auch nicht in unserer Hand, wenn unser Chef negatives Feedback gibt. Aber wir haben es in der Hand, wie wir darauf antworten. Das wirft einige Fragen auf, die es sich lohnt, näher anzuschauen: Wollen wir es zulassen, dass uns äußere Umstände und das Verhalten anderer Menschen negativ beeinflussen? Oder wollen wir den Spieß umdrehen und es als Stärke ansehen, wenn wir nicht immer auf alles reagieren? Wenn wir zwischen Reiz und Reaktion Raum schaffen, erhalten wir die notwendige Freiheit, diese Fragen zu beantworten: selbst zu entscheiden, wann und wie *wir* reagieren wollen. Das ist der Unterschied von einer Sekunde zwischen einer willentlichen Verhaltensantwort und einer instinktiven Reaktion. Diesen Vorteil von einer Sekunde benötigen wir in heiklen Situationen, in denen wir Entscheidungen treffen müssen. Und es ist die Voraussetzung für mentalen Frieden, für Glück und Wohlbefinden.

Je mehr Sie Ihre Konzentration trainieren, desto größer wird der Raum zwischen Reiz und impulsiven Reaktionen. Mit fortschreitendem Training werden Sie aufkommende Gedanken registrieren, noch bevor sie Ihnen vollkommen bewusst werden. Sie können sie dann vorbeiziehen lassen, ehe sie konkret werden. Ebendiese Fähigkeit schafft diesen wirkungsvollen Raum zwischen Reiz und Reaktion. Auf diesem Wege erhalten wir mehr Kontrolle über unser Leben. Wir öffnen den Wahlmöglichkeiten Tür und Tor und werden immer seltener Opfer der Umstände.

Mehr Kreativität

Nehmen wir einmal an, Sie haben sich hingesetzt, um Ihr tägliches zehn-Minuten-Mindfulness-Training zu absolvieren, und plötzlich fällt Ihnen die Lösung zu einem Problem ein, mit dem Sie sich die letzten Wochen lang herumgeschlagen haben. Was tun Sie? Öffnen Sie Ihre Augen und kritzeln Ihren kreativen Lichtblitz auf einen Zettel? Oder beobachten Sie ihn, nehmen ihn als Ablenkung wahr und vertrauen darauf, dass Sie sich an ihn erinnern werden, wenn das Training vorbei ist? Schwierige Entscheidung!

Es gehört mit zu den wirklich erstaunlichen Vorzügen des Fokustrainings, dass kreative Ideen aufpoppen, sobald wir unseren Geist von überflüssigem Müll und Durcheinander befreien. Wir haben schon in dem Methodenkapitel zum Thema Kreativität darüber gesprochen, dass es viele Gründe gibt, warum ein ruhiger, konzentrierter und klarer Geist mehr kreative Erkenntnisse hervorbringt. Hier nun, wo es darum geht, das Fokustraining möglichst effizient zu halten, ist es wichtig, alle Ablenkungen gehen zu lassen, auch wenn es sich bei den Ablenkungen um großartige innovative Ideen handelt. Warum?

Aus zweierlei Gründen. Zunächst einmal ist es sehr wahrscheinlich, dass jede Menge kreative Gedanken auftauchen, wenn Sie mit dem Training anfangen. Es könnte zwar ganz schön sein, sich für all diese wunderbaren Gedanken zu interessieren, die in der Stille zu Ihnen durchdringen, Ihren Geist würden Sie dabei jedoch nicht fit machen. Dazusitzen und über tolle Ideen nachzudenken, ist nicht das Gleiche, wie die Konzentrationsfähigkeit zu trainieren. Ungeachtet dessen, wie brillant ein Gedanke erscheinen mag, üben Sie sich darin, mit Ablenkungen umzugehen, indem Sie Ihre Aufmerksamkeit zu Ihrem Atem zurücklenken. Der zweite Grund ist, Vertrauen in den Prozess zu entwickeln. Einer der größten Vorteile von Fokustraining ist eine verbesserte Gedächtnisleistung. Vertrauen Sie darauf, dass eine Idee, wenn sie wirklich richtig gut ist, nach Beendigung des Trainings zurückkommt. Möglicherweise ist sie dann sogar noch präziser. Kathryn, Stand-up-Comedian in Australien, teilte uns mit: »Wenn ich während des Trainings den Gedanken nicht hinterherjage, sondern sie ziehen lasse und mich auf meinen

Atem konzentriere, habe ich erlebt, dass die Gedanken nach dem Training wieder auftauchen, und zwar noch klarer als vorher. Für mich ist es eine wundervolle Art, zu mehr Ruhe zu finden und gleichzeitig mehr mentalen Raum für richtig gute Einfälle zu schaffen.«

Mehr Frieden und Glücksempfinden

Stellen Sie sich vor, Sie könnten sich ganz entspannt und mit klarem Geist konzentrieren, ohne so reaktiv zu sein. Was würde das für Ihr Glücksempfinden und Ihr Wohlgefühl insgesamt bedeuten?

Zu den allgemeinen Wirkungen von Fokustraining gehört, dass Menschen sich weniger gestresst und innerlich friedlicher fühlen und dass sie mehr Freude am Leben haben. Das ist ein starkes Rezept für Wohlbefinden und Glück. Um Glück zu beurteilen, sind Ihre eigenen Erfahrungen bei Weitem das beste Messinstrument. Achten Sie auf den Grad Ihres Glücksempfindens, wenn Sie in das Training eintauchen. Fragen Sie Ihnen nahestehende Menschen, ob sie Veränderungen an Ihnen bemerken. Manchmal können andere Menschen Veränderungen bereits sehen, bevor Sie sie selbst an sich ausmachen können.

Wissenschaftliche Erkenntnisse legen übrigens einen Zusammenhang zwischen erhöhter Konzentration und gesteigertem Glücksempfinden nahe. Matthew Killingsworth und Daniel Gilbert, Forscher der Harvard-Universität, haben herausgefunden, dass unser subjektives Glücksempfinden sich nicht verbessert, wenn unser Geist abschweift – auch dann nicht, wenn er zu angenehmen Gedanken wandert. Sie haben Ihre Forschungsergebnisse in einem Artikel zusammengefasst: »Der menschliche Geist ist permanent auf Wanderschaft, und ein umherwandernder Geist ist nicht gerade der glücklichste. Die Fähigkeit, über Dinge nachzudenken, die nicht in diesem Moment geschehen, ist eine kognitive Fähigkeit, für die wir einen emotionalen Preis zahlen.«[2] Wir sind weniger glücklich, wenn wir keine Konzentration und Präsenz für das aufbringen, was jetzt gerade geschieht. Selbst dann, wenn sich die abschweifenden Gedanken mit positiven Aspekten der Vergangenheit oder Zukunft befassen.[3]

Die Wissenschaft kommt also zunehmend zu Schlussfolgerungen, die erfahrene Mindfulness-Meister bereits vor Zig tausend Jahren beschrieben haben. In der Mindfulness Tradition ist seit jeher bekannt, dass geistige Konzentration unmittelbar zu mehr Erfüllung führt. Wenn wir vollkommen konzentriert sind, wird unser Geist zu einer unerschöpflichen Quelle für Freude und inneren Frieden.

Von gerichteter Konzentration zu offenem Gewahrsein

Wenn wir es hinbekommen, Erwartungen fallen zu lassen, kann Fokustraining sehr friedvoll und fruchtbar sein. Es ist der Ausgangspunkt, um einen leistungsfähigen Geist zu entwickeln – einen, der sowohl während des Trainings als auch im täglichen Leben relaxt, konzentriert und klar ist. Aber Mindfulness hört hier nicht auf. Mit dem Einüben von offenem Gewahrsein gehen Sie einen Schritt weiter. Im Training des offenen Gewahrseins hilft uns die gebündelte Aufmerksamkeit, Einsichten zu gewinnen – sowohl in die Natur des menschlichen Geistes als auch hinsichtlich der Frage, wie Geistestätigkeit optimiert werden kann. Durch das Training des offenen Gewahrseins entwickeln Sie einen Panoramablick, mit dem Sie sich selbst, andere Menschen und jede Situation objektiver betrachten können. Und das gibt Ihnen die Möglichkeit, selbst zu entscheiden, wem oder was Sie Ihre Aufmerksamkeit schenken und wem oder was Sie Ihre Aufmerksamkeit entziehen.

Kapitel 3
Offenes Gewahrsein

Ribur Rinpoche war ein hoch angesehener Mindfulness-Meister aus Tibet. Im Alter von sechsunddreißig Jahren wurde er in China ins Gefängnis gesperrt, weil er dem Buddhismus angehörte. In den darauffolgenden siebzehn Jahren wurde er jeden Tag gefoltert. Angesichts dieser unablässigen Brutalität würden die meisten Menschen zusammenbrechen. Die meisten Menschen würden ihr Herz für die Täter verschließen. Nicht zu wissen, ob oder wann sie freigelassen werden, ob oder wann sie erneut gefoltert werden, oder ob sie den nächsten Tag erleben, würde die meisten Menschen sicherlich zur Verzweiflung bringen. Rinpoche war da eine Ausnahme. Er setzte auch in Gefangenschaft das Mindfullness-Training fort, das er über viele Jahre erlernt hatte. Obwohl sein Körper den Schergen zum Opfer gefallen war, blieb sein Geist unbezwingbar. Erstaunlicherweise verfügte er bei seiner Entlassung über dieselbe Kraft und Lebensfreude wie zum Zeitpunkt seiner Gefangennahme. Und es war noch erstaunlicher, dass er das Gefängnis mit tiefer Empathie für die Wächter verließ, die genötigt worden waren, ihn zu foltern. Obwohl die Gewalt ihm galt, hatte er großes Mitgefühl für das Leid, das die Täter dadurch erlitten, dass sie ihn folterten. Wie ist es möglich, dass jemand solches Leid erträgt und sogar erfüllt mit Freude und Mitgefühl für seine Folterer daraus hervorgeht? Die Antwort: offenes Gewahrsein.

Offenes Gewahrsein ist die Fähigkeit, den eigenen Geist zu beobachten. Durch das Training machen wir uns damit vertraut, wie der Geist arbeitet, und erkennen, dass genau darin die Ursachen für die Probleme liegen, denen wir im Leben begegnen. Offenes Gewahrsein hilft Ihnen, kein Opfer der Umstände zu sei, das auf eintretende Situationen nur instinkthaft und automatisiert reagieren kann. Im offenen Gewahrsein versuchen wir unter anderem, eine neue Beziehung zu unseren Gedanken und zu der Welt um uns herum aufzubauen. Es erzeugt eine Geistesklarheit, die Ihnen einen Vorsprung von einer Sekunde auf Ihre Reaktionen verschafft – unabhängig von der Situation. Das Training des offenen Gewahrseins verhilft Ihnen dazu, sich gegenüber mentalen Geschehnissen neu zu verhalten, und bringt so eine vollkommen neue Art von Richtung und Klarheit in Ihr Leben und Ihre Arbeit.

Ribur Rinpoche ist nur einer von vielen Menschen, die extrem schlimme Erfahrungen gemacht haben und gestärkt aus ihnen hervorgingen. Diese Menschen beweisen, dass es nicht die Umstände selbst sind, die uns Probleme bereiten, sondern eher die Art und Weise, wie wir uns zu ihnen in Beziehung setzen. Wie auch immer, es ist nicht leicht, das zu verwirklichen. Und schon gar nicht geschieht es über Nacht. Es wäre großartig, wenn wir über unseren Reaktionen stehen könnten, die wir auf die Herausforderungen in unserem Leben zeigen. Unglücklicherweise geht es nicht so leicht und bequem. Wir können uns nicht einfach umprogrammieren, uns vornehmen, anders zu denken. Es gibt keinen Knopf oder Schalter, den wir drücken können und der auf magische Weise dazu führt, dass wir unsere Verhaltensmuster ignorieren und auf einmal über Enttäuschungen hinwegsehen und Schmerz einfach loslassen können. Und daher ist das Training für offenes Gewahrsein so wertvoll. Es verschafft Ihnen Gelegenheiten, direkt zu erleben und zu einem tiefen Verständnis dafür zu gelangen, dass die Wurzeln unserer Probleme in unseren Gedanken liegen.

Die vorherigen Kapitel haben sich damit beschäftigt, dass es wichtig ist, gebündelte Aufmerksamkeit zu entwickeln, doch Konzentration allein kann auch blind machen. Offenes Gewahrsein verleiht der Konzentration Richtung und Ziel. Gebündelte Aufmerksamkeit zusammen mit offenem Gewahrsein verhilft Ihnen dazu, Ihre Zeit, Energie und Aufmerksamkeit achtsam einzusetzen und letztlich deren Wirksamkeit in Ihrem Leben und Ihrer Arbeit zu erhöhen. Zusammen können Ihnen beide den Vorsprung von einer Sekunde verschaffen, die möglicherweise darüber entscheidet, ob Sie einfach nur klarkommen oder tatsächlich vorankommen.

Sie haben die Wahl

Stellen Sie sich einmal vor, wie Sie an einem turbulenten Arbeitstag vor Ihrem Computer sitzen. Sie sind den ganzen Tag von einem Meeting zum nächsten gerast und hatten kaum Zeit, Luft zu holen, geschweige denn zu Mittag zu essen. Gerade als Sie glauben, endlich mal eine Minute Zeit zu haben, um sich in Ruhe auf Ihre Arbeit zu konzentrieren, treffen eine ganze Reihe von E-Mails in Ihrem Postfach ein: fünf, acht, fünfzehn – eine Lawine von Fragen und Aufforderungen, die immer größer wird. Während Sie darüber nachdenken, was Sie ohnehin schon alles zu tun haben, bemerken Sie, wie sich Druck aufbaut. Auch das noch – jede Menge Ablenkungen, die ohne Vorwarnung kommen. Sie springen zwischen Ihren ursprünglichen Aufgaben und der neuen E-Mail-Sintflut hin und her, geben Ihr Bestes beim Multitasken, aber haben das Gefühl, überhaupt nicht voranzukommen. Sich das vorzustellen, fällt den meisten von uns gar nicht schwer, oder?

Nun stellen Sie sich vor, dass Sie sich von den neuen Ablenkungen nicht gefangen nehmen lassen, dass Sie sie lediglich registrieren, aber nicht zu ihnen abdriften. Stellen Sie sich vor, Sie würden nicht sofort auf jedes Ping der Inbox reagieren, sondern hätten die Wahl und könnten anders auf die Situation antworten. Machen Sie sich klar, dass die E-Mails selbst nicht drängen, beobachten Sie die E-Mails ganz neutral, nehmen Sie zur Kenntnis, dass sie existieren, während Sie weiterhin Ihre volle Aufmerksamkeit bei der Angelegenheit versammeln, mit der Sie in diesem Moment beschäftigt sind.

Offenes Gewahrsein wird die Anzahl der Ablenkungen in Ihrem Leben nicht reduzieren. Im Gegenteil geht es darum, die Ablenkungen genau als das zu sehen, was sie sind, und sich dann zu entscheiden, welche Ablenkung Ihre Aufmerksamkeit tatsächlich verdient. Die Essenz des Trainings von offenem Gewahrsein ist das Beobachten der eigenen Gedanken, Gefühle, Empfindungen und Anforderungen auf neutrale Art und Weise – wie in einer mentalen Beobachtungsstation. Dabei sind Konzentration und Wahrnehmung eng miteinander verbunden. Wie schon im vorangehenden Kapitel beschrieben, schärfen Sie Ihr mentales Zielfernrohr, wenn Sie Ihre Konzentration trainieren. Sie lernen, Gegenstände oder Erfahrungen, die Sie selbst auswählen, zum Beispiel Ihren Atem, ganz genau anzuschauen. Während des Trainings für offenes Gewahrsein richten Sie Ihr Zielfernrohr auf die inneren Prozesse Ihres Geistes und beobachten, was geschieht, um Einsicht in Ihre eigene Erfahrungswelt zu gewinnen. Offenes Gewahrsein zu trainieren, kann zu zweierlei führen – zu mehr mentaler Freiheit und zu Verständnis für sich selbst.

Das Training von offenem Gewahrsein

Wie viele Sekunden am Tag gehen Ihnen durch Sorgen, Stress oder durch die Illusion verloren, Sie seien in der Lage, mehrere Aufgaben gleichzeitig zu erledigen? Wie viele Momente verschwenden Sie, indem Sie über Dinge nachdenken, die Sie nicht ändern können? Für die meisten von uns lautet die Antwort: zu viele. George, Teamleiter in einer großen amerikanischen Fabrik, war seinen Gedanken lange Zeit auf Gedeih und Verderb ausgeliefert, und er wurde von jedem Gedanken, der auftauchte, gefangen genommen. Wenn Sie mit dem Training beginnen, werden Sie schon bald eine Ahnung davon bekommen, wie viele Gedanken Sie allein in den zehn Minuten haben, in denen Sie sich auf Ihren Atem konzentrieren. Und wenn Sie sich nun vorstellen, dass Sie sich mit jedem Gedanken, den Sie tagsüber haben, einzeln befassen und das täglich neu, wissen Sie, wie es George ging. Nachdem er sich für eine Weile in offenem Gewahrsein geübt hatte, kam er zu tief greifenden Erkenntnissen über seine eigenen Denkmuster und geistigen Aktivitäten. »Mir ist klar geworden, dass ich nicht über jeden Gedanken, der mir in den Sinn kommt, nachdenken muss. So merkwürdig das klingt, ich habe begriffen, dass einige meiner Gedanken es nicht wert sind, über sie nachzudenken, und dass ich besser dran bin, wenn ich sie ziehen lasse.« Offenes Gewahrsein heißt aber nicht, unnütze Gedanken einfach auf einen Stapel mit der Aufschrift »ignorieren« zu werfen. Für George hat sich durch das Training von offenem Gewahrsein seine Beziehung zu seinen Gedanken insgesamt verändert. Wie er sagt: »Es ist unglaublich nützlich, dass ich in der Lage bin, von meinen Gedanken zurückzutreten und mir selbst ein bisschen Zeit zu gönnen, um zu entscheiden, ob beziehungsweise wie ich auf etwas reagieren möchte.«

Für eine Sekunde zurückzutreten, bevor man reagiert, kann einem viele, viele Minuten oder Stunden unnötiger Sorgen und unproduktiver Arbeit ersparen. Natürlich ist es nicht gerade leicht, sein Denken und seine Sicht auf die Welt zu ändern. Doch glücklicherweise gibt es simple Vorgehensweisen, mit denen Sie Ihr Gehirn neu verschalten können.

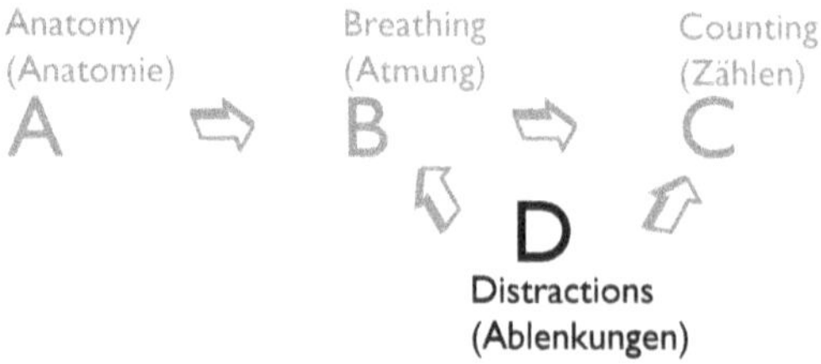

ABCD-Fokustraining

Während des Trainings für offenes Gewahrsein nutzen wir nicht wie beim Fokustraining den Atem als Anker für die Aufmerksamkeit, sondern die sogenannten Ablenkungen. Wir beginnen mit dem ABCD-Basismodell. Es dient dazu, einen ruhigen, klaren, konzentrierten Geist zu entwickeln. Wenn Sie nach einiger Zeit relativ konzentriert sind, öffnen Sie Ihre Wahrnehmung und werden zum Beobachter Ihrer eigenen Erfahrungen. Die konkreten Anleitungen für Offenes-Gewahrsein-Training lauten:

Training für Offenes Gewahrsein Schritt für Schritt

- Nehmen Sie wie beim Fokustraining eine bequeme Haltung ein. Die Beschreibungen finden Sie unter »A« für Anatomie.

- Lenken Sie für ein bis zwei Minuten Ihre volle Aufmerksamkeit auf Ihren Atem. Erlauben Sie Ihrem Geist, sich zu stabilisieren und zu beruhigen. Zählen Sie Ihre Atemzüge, wenn es Ihnen hilft, sich von Ablenkungen zu lösen. Prüfen Sie nacheinander, ob Ihr Geist über die drei Kernqualitäten verfügt: Entspannung, Konzentration, Klarheit.
- Wenn Sie einen gewissen Grad dieser Qualitäten erreicht haben, können Sie damit beginnen, Ihre Wahrnehmung zu öffnen.
- Lösen Sie Ihre Aufmerksamkeit von der Atmung und öffnen Sie sie für das, was auftaucht. Sobald die erste Ablenkung – ein Geräusch, ein Gedanke, eine körperliche Empfindung oder etwas anderes – Ihre Aufmerksamkeit auf sich zieht, führen Sie Ihre volle Aufmerksamkeit genau dorthin und nutzen Sie diese Erfahrung als Anker für Ihre Wahrnehmung.
- Beobachten Sie die Ablenkungen ganz neutral, ganz so, wie Sie es mit Ihrer Atmung getan haben. Denken Sie nicht darüber nach. Mischen Sie sich nicht ein. Versuchen Sie nicht, die Erfahrung aufrechtzuerhalten oder zu löschen. Beobachten Sie einfach nur. Vielleicht hilft Ihnen die Vorstellung, die Ablenkungen zu betrachten, als seien sie Wellen an einem Strand.
- Nehmen Sie den Moment wahr, in dem die Ablenkung in den Fokus rückt. Nehmen Sie zur Kenntnis, dass sie da ist. Bemerken Sie, wenn sie an irgendeinem Punkt verschwindet oder sich in etwas anderes verwandelt.
- Wenn eine Ablenkung verschwindet, öffnen Sie sich wieder – mit der Bereitschaft, die nächste Ablenkung auf gleiche Weise zu empfangen. Wenn eine Ablenkung sich in etwas anderes verwandelt, verfolgen Sie diese Veränderung ganz neutral.

- Wenn Sie an irgendeinem Punkt bemerken, dass Sie sich verwirrt oder von der Ablenkung überrollt fühlen, halten Sie inne – entspannen Sie sich, lösen Sie sich dann von der Ablenkung und kehren Sie zu Ihrem Atem als Anker zurück. Wenn sich Ihre Konzentration nach einigen Momenten wieder stabilisiert hat, lassen Sie den Atem los und öffnen Sie Ihre Wahrnehmung erneut.
- Sie können jederzeit einfach wieder zu Ihrem Atem als Anker zurückkehren. Seien Sie darauf eingestellt, dass Sie möglicherweise während des Trainings immer und immer wieder zu Ihrem Atem zurückkehren müssen, um zu verhindern, dass Sie von Gedanken und Ablenkungen fortgetragen werden.
- Falls es Ihnen schwerfällt, der Ablenkung neutral zu begegnen – zum Beispiel wenn Sie bemerken, dass Sie sich intensiver mit ihr befassen –, kann es helfen, die Ablenkung kurz zu benennen. Zum Beispiel könnte ein Gedanke damit tun haben, das Sie etwas kaufen müssen, dann können Sie ihn mit »Einkaufen« kennzeichnen und die Erfahrung dieses Gedankens beobachten, ohne darüber nachzudenken, um was es sich handelt und wo Sie es bekommen könnten. Sie können auch noch einfachere Bezeichnungen nutzen wie »Gedanke«, »Empfindung«, »Gefühl« – ohne sie näher zu charakterisieren.

Obwohl die Anweisungen einfach sind, ist es doch nicht so leicht, Gedanken, Gefühle und Empfindungen neutral zu beobachten, ohne sich näher mit ihnen zu befassen. Tatsächlich finden viele Menschen das Training des offenen Gewahrseins – gerade am Anfang – recht schwierig. Aber die mentale Stärke und Freiheit, die Sie durch dieses Training erlangen, kann nicht hoch genug geschätzt werden. Eine Sekunde zwischen einem Gedanken selbst und dem Nachdenken über ihn zu gewinnen, kann den Unterschied machen zwischen Schmerz zu haben und vollkommen im Schmerz zu versinken, Ärger zu spüren oder komplett ärgerlich zu sein, Angst zu haben oder im Ganzen ängstlich zu sein. Kurz, die Sekunde, die Sie im Training des offenen Gewahrseins gewinnen, kann die Art und Weise verändern, wie Sie die Welt erleben und wie Sie auf die Dinge im Leben reagieren. In der Lage zu sein, Gedanken und Erfahrungen zu beobachten, anstatt selbst diese Gedanken und Erfahrungen zu sein, mündet nicht nur in mehr Effektivität und mentalem Frieden, sondern schont auch Ihre Energie. Denn am Ende ist zu viel Nachdenken die Hauptursache für mentale Erschöpfung. Nutzen Sie für einige Wochen offenes Gewahrsein als Basis für Ihr Training und entwickeln Sie dabei Ihre Fähigkeit, die eigenen Gedanken und Erfahrungen neutral zu beobachten. Wenn Sie das Gefühl bekommen, Sie könnten auf Ablenkungen absichtsvoll und weniger automatisch reagieren, können Sie mit dem Training für offenes Gewahrsein eine Stufe weitergehen – dort geht es um die drei Einsichten, die unten näher beschrieben werden.

Die drei Einsichten

Die drei Einsichten des offenen Gewahrseins: »Alles ist im Wandel«, »Glück ist eine Frage der Entscheidung« und »Es gibt nichts anderes als Potenzial«, sind grundlegende Tatsachen des Lebens. Sie beziehen sich auf das Wesen unseres Selbst und auf das Wesen der Veränderung, die Hauptursache für unser Unglücklichsein ist. Wenn wir diese beiden Dinge verstehen, können sie uns transformieren – unsere Art und Weise zu leben und unsere Art und Weise, wie wir den Herausforderungen in unserem Leben begegnen.

Einsicht 1: Alles ist im Wandel

Wir haben alle schon schwierige Situationen im Leben erlebt, etwa den Job zu verlieren, sich über gesundheitliche Probleme Sorgen zu machen, ein krankes Kind zu haben und so weiter. Situationen, die uns frustrieren, uns zornig oder wütend machen, sind wirklich herausfordernd und führen häufig zu bedrückenden oder wenig hilfreichen Gedanken. Glücklicherweise ist keine einzige Situation dauerhaft. Veränderung ist unausweichlich. Rational verstehen wir, dass sich auch die schlimmste Situation irgendwann einmal verändern wird. Trotzdem haben wir die Tendenz, an schwierigen Situationen so festzuhalten, als wären Sie dauerhaft.

Bei der ersten Einsicht des offenen Gewahrseins geht es darum, ein instinktives Verständnis davon zu erlangen, dass sich alles verändert, dass alles vergänglich ist. Alles. Je mehr Sie in der Tiefe erfassen, dass sich alles wandelt, desto leichter fällt es Ihnen, mit negativen Dingen umzugehen, weil Sie wissen, dass sie sich verändern. Sie werden außerdem den positiven Dingen, die Sie erleben, einen höheren Wert beimessen, sie mehr zu schätzen wissen, solange sie andauern. Fragen Sie sich, wenn Sie Ablenkungen beobachten, in Ihrem Training und im Leben, unabhängig davon, um was es sich handelt:

- Gibt es etwas, das unveränderlich ist?
- Gibt es einen Gedanken, der niemals geht?
- Gibt es etwas, das fest und statisch ist, oder ist alles ein Prozess?

Stellen Sie sich diese Fragen immer wieder. Was finden Sie heraus? Nicht wenige kommen dahin, tief und instinktiv anzuerkennen, dass alles im Wandel ist. Jede Ablenkung, die auftritt, geht mit der Zeit vorüber. Und weil unangenehme Dinge verschwinden, ist es Energieverschwendung, sich gegen sie aufzulehnen. Auf der anderen Seite verschwinden angenehme Dinge ebenso, und das macht jedes Anhaften zu einer ebensolchen Energieverschwendung. Wie oft reiten wir auf unangenehmen Dingen herum? Malen Sie sich aus, wie viel mehr Zeit und Energie Sie zur Verfügung hätten, um eine erfolgreiche Führungskraft zu sein, eine gute Partnerin, ein guter Vater, ein guter Freund zu sein, nur weil Sie sich eine Sekunde Zeit genommen haben zurückzutreten und zu erkennen, dass sich wirklich alles ändert. Je mehr Sie geübt sind, dies zu erkennen, umso leichter können Sie schwierige Lebenssituationen meistern und für die Schönheit des Lebens dankbar sein, solange sie da ist. Wenn Sie nicht mehr an den Dingen haften, die Sie mögen, oder sich gegen die Dinge wehren, die Sie nicht mögen, erlangen Sie größere Freiheit.

Einsicht 2: Glück ist eine Frage der Entscheidung

Stellen Sie sich vor, im Stau auf der Autobahn stehen zwei Autos nebeneinander, die absolut identisch sind. Beide Fahrer sind auf dem Weg zum selben Meeting. Während der eine Fahrer friedlich dasitzt und den morgendlichen Sonnenschein und die Ruhe in seinem Auto genießt, ist der andere Fahrer wütend und frustriert und alles und jeder scheint ihm im Weg zu stehen. Was unterscheidet die beiden? Wenn der Stau die eigentliche Ursache für den Frust des einen ist, müssten dann nicht beide wild hupen und sich über die schleichenden Autos vor ihnen aufregen? Auf die exakt gleiche Situation reagieren die beiden Fahrer sehr unterschiedlich. Der eine akzeptiert die Tatsache, dass er nicht schneller als der allgemeine Verkehrsstrom vorankommen kann. Statt seine Energie mit Zorn und Genervtheit zu verschwenden, nutzt er die Zeit, um eine wohlverdiente Pause zu genießen. Der zweite Fahrer ist sein eigener, schlimmster Feind. Auf seinem Sitz hinter dem Lenkrad inszeniert er ein mentales Drama, das ihn zwar keinen Deut näher ans Ziel bringt, sehr wohl aber seinen Energiehaushalt, seine Gesundheit und sein Wohlbefinden strapaziert. Und genauso wenig verursachen andere Situationen, die wir erleben, aus sich heraus Frust oder Ärger. Vielmehr werden die Probleme, denen wir im Leben begegnen, dadurch verursacht, wie wir uns zu unserer Umgebung in Beziehung setzen. Egal wie die Umstände sind, wir sind selbst die Quelle für unser Glück oder Unglück. Wir können uns von den Problemen, die wir selbst schaffen, befreien, wenn wir unsere Weltsicht verändern. Während Sie Ablenkungen beobachten, stellen Sie sich die folgenden Fragen:

- Trägt dieser Gedanke zu meinem Glück oder Unglück bei?
- Ist dieser Gedanke hilfreich, um der Mensch zu sein, der ich sein will, oder das in meinem Leben zu tun, was ich wirklich tun möchte?
- Hilft mir das, um im Leben anderer Menschen etwas Positives zu bewirken?

Jeder Gedanke beeinflusst Sie, wenn Sie es zulassen. Aber es kann sehr befreiend sein, wenn Sie die Macht erkennen, die Ihnen selbst innewohnt, um Ihre Sicht auf alles, was Sie erleben, zu ändern. Wenn Sie Ihre Gedanken neutral beobachten, werden Sie feststellen, dass einige Stress hervorrufen, andere Ärger bereiten und wieder andere vielleicht Frust auslösen. Sobald Sie sich darüber klar sind, welchen Einfluss Ihre Gedanken haben, können Sie leichter entscheiden, welche Gedanken Ihre Zeit wert sind und welche Sie eventuell lieber gehen lassen wollen. Und dadurch, dass Sie sich darin üben, Ihre Sicht auf Gedanken zu ändern, ändern Sie Ihre Lebenserfahrungen insgesamt. Offenes Gewahrsein ist der erste Schritt in diese Richtung. Es gibt eine Legende der Cherokees über einen alten Mann, der mit seinen Enkelkindern unter einem Baum sitzt und aus seinem Leben erzählt. »Wir tragen alle zwei Wölfe in uns. Der eine ist schlecht und empfindet Ärger, Neid, Eifersucht, Falschheit und Arroganz. Der andere ist gut und empfindet Liebe, Einfühlung, Ehrlichkeit, Großzügigkeit und Bescheidenheit. Die beiden kämpfen immerzu miteinander.« Einer der Enkel fragt: »Wer von den beiden gewinnt?« »Der den du fütterst«, antwortet der Alte. Offenes Gewahrsein ist die Voraussetzung dafür, dass wir sehen, wie die Wölfe in unserem Inneren miteinander kämpfen. Und es ist die Voraussetzung dafür, entscheiden zu können, welchen Wolf wir füttern.

Einsicht 3: Es gibt nichts anderes als Potenzial

Im Laufe der letzten dreißig Jahre habe Psychologen und Neurologen versucht, das Kontorollzentrum des Gehirns zu finden: der Ort, von dem die Befehle ausgehen, das Zentrum für das wahre Selbst. Obwohl es Milliarden von Neuronen im Gehirn gibt, konnte kein Kontrollzentrum als Kern eines Individuums oder Selbst ausfindig gemacht werden. Aus wissenschaftlicher Sicht scheinen wir eine erstaunliche Ansammlung extrem komplexer Systeme und Prozesse zu sein. Und obwohl kein Kontrollzentrum existiert, sind wir neurologisch darauf programmiert, der Illusion eines uns innewohnenden angeborenen Selbst anzuhaften. Wir neigen dazu, unser Selbst als klar definierte, feste Größe mit spezifischen Charakterzügen und Eigenschaften wahrzunehmen. Je größer unser Empfinden eines Selbst ist, desto größer ist die Zielscheibe, wenn andere Menschen etwas tun oder sagen, was wir nicht leiden können. Je mehr wir anerkennen, dass wir nicht so eindeutig und klar definiert sind, wie wir glauben, desto weniger verletzlich werden wir.

Vertiefen Sie diese Idee und reflektieren Sie einmal Ihre eigenen Erfahrungen, die Sie bislang mit dem Training für offenes Gewahrsein gemacht haben. Wenn Sie Ihre Gedanken beobachten – wer ist das, der da beobachtet? Wenn Sie nicht Ihre Gedanken sind, wer sind Sie dann? Nehmen Sie sich einige Zeit, um über diese Fragen und Ihre Schlussfolgerungen nachzudenken. Das heißt nicht, dass Sie nicht existieren. Es zeigt eher, dass Sie nicht so existieren, wie Sie es glauben. Sollte das für Sie merkwürdig klingen, probieren Sie es doch selbst einmal aus. Wenn Sie das nächste Mal offenes Gewahrsein trainieren und eine Empfindung irgendwo im Körper wahrnehmen, schauen Sie, ob Sie ausmachen können, wer diese Empfindung hat. Sie werden möglicherweise entdecken – wie es bereits viele Menschen vor Ihnen erkannt haben –, dass es unmöglich herauszufinden ist, wer genau die Empfindung wahrnimmt. Stattdessen werden Sie feststellen, dass es da jede Menge verschiedene Vorgänge gibt. Da werden Gedanken sein, Gefühle, Wahrnehmungen und Geräusche, aber Sie werden keinen »jemand« finden, der diese Empfindungen »hat«. Also ist die logische Schlussfolgerung: Sie sind nicht so klar definiert, wie Sie denken.

Das sind gute Neuigkeiten. Wenn es also keinen »jemand« gibt, dem die Erfahrungen zu eigen sind, eröffnet das eine

Welt von Möglichkeiten. Die Myriaden von Ablenkungen, denen wir tagtäglich ausgesetzt sind, verwandeln sich von unbedeutenden Lästigkeiten in Möglichkeiten. Es gibt nur Potenziale. Die Einsicht, dass alles möglich ist und dass es kein festes, eigenständiges Selbst gibt, heißt, dass wir uns neu definieren können. Wir können aus den engen Festlegungen, die wir von uns und anderen haben, ausbrechen. Jede Situation, in die wir hineinkommen, eröffnet neue Gelegenheiten. Wir haben die Freiheit, jeden Menschen und jede Situation auf der Grundlage unserer Sichtweisen zu beurteilen, wie eng oder weit diese auch sein mögen. Wenn alles Erdenkliche möglich ist, bietet das jedem Einzelnen von uns eine Fülle an Möglichkeiten und positive Folgen.

Was können Sie gewinnen?

Für mich und mein eigenes Leben war es entscheidend, offenes Gewahrsein zu trainieren - persönlich, aber vor allen Dingen auch beruflich. Die drei Einsichten verhalfen mir dazu, mein eigenes Potenzial zu erkennen und als Unternehmer und Führungskraft kreativ zu sein. Ich konnte so Möglichkeiten und Gelegenheiten sehen, die andere nicht sahen. Und dank dieser Einsichten konnte ich mich von Bedenken lösen, die ich in Bezug auf Erfolg, Geld und Konflikte hatte. Sie verhalfen mir dazu, präsent zu sein und schwierigen Situationen mit mehr Klarheit zu begegnen. Und ganz ähnlich wie Jakob, der überforderte Manager, den ich im ersten Kapitel beschrieben habe, habe ich durch sie eine Sekunde Vorsprung auf Ablenkungen und negative Gedanken gewonnen. Natürlich machen niemals zwei Menschen exakt die gleichen Erfahrungen, aber Tausende von Menschen in unseren Programmen berichten allgemein von ähnlichen Ergebnissen des Trainings für offenes Gewahrsein, zum Beispiel: Höhere mentale Fähigkeiten, besserer Umgang mit Gedanken, mehr Mitgefühl für sich selbst und andere.

Höhere mentale Fähigkeiten

Stellen Sie sich vor, am Schreibtisch zu sitzen und eine wichtige E-Mail zu schreiben. Während Sie dabei sind, die E-Mail zu verfassen, tauchen Gedanken auf, wie Sie am Wochenende Golf spielen oder was Sie gleich nach der Arbeit noch einkaufen müssen. Wenn Sie es zulassen, sich mit diesen Ablenkungen zu befassen, wird es Sie viel mehr Zeit kosten, diese E-Mail zu schreiben, und wahrscheinlich werden Sie auch nicht Ihr Bestes dabei geben.

Ihr Geist kann Sie zu Höchstleistungen führen, aber er kann auch Ihr schlimmster Feind sein. Wenn er sich an Dingen festhält – egal ob positiv oder negativ –, produziert er jede Menge Durcheinander. Wir alle verschwenden viel Zeit und mentale Energie damit, uns mit Ablenkungen zu beschäftigen, die uns nicht weiterhelfen. Das sind Situationen, in denen unser Geist auf Autopilot läuft, und wir die Kontrolle über unsere Gedanken abgegeben haben. Mit dem Training für offenes Gewahrsein werden Sie sich der Ablenkungen eher bewusst, ohne ihnen Ihre volle Aufmerksamkeit zu schenken. Mit dem Ergebnis, mehr mentales Leistungsvermögen für die Dinge zu haben, die Sie wirklich tun müssen. Und damit gewinnen Sie wiederum mehr Zeit für sich selbst und für die Menschen, die Ihnen im Leben wichtig sind.

Besserer Umgang mit Gedanken

Je genauer wir auf unsere Gedanken achten, desto mehr erkennen wir, dass sie ein Kreislauf von zufälligen, sich wiederholenden und oft irrelevanten Bruchstücken aus Erinnerungen, Hoffnungen und vorübergehenden Erfahrungen sind. Dinge sind nicht wahr oder wichtig, nur weil sie durch unseren Geist streifen. Lassen Sie Ihre Gedanken Gedanken sein, ohne sich einzumischen oder an ihnen festzuhalten. Ihre Gedanken sind nicht Sie. Sie sind nicht Ihre Gedanken.

Stellen Sie sich vor, dass Ihr Geist so klar und rein ist wie der Himmel. Und wenn Ihr Geist der Himmel ist, sind Ihre Gedanken die Wolken. Sie ziehen einfach durch, sie erscheinen, ohne dass es da jemanden gibt, der sie gemacht hat, und sie verschwinden, ohne dass es da jemanden gibt, der sie verscheucht hat. Es wird Tage geben, an denen Sie in Ihrem Training den Geist als wolkenlosen Himmel erleben, klar und frisch, frei von Gedanken und Ablenkungen. Aber an anderen Tagen werden Sie das Gefühl haben, dass der Himmel voller Wolken hängt, manche davon sogar dunkel und bedrohlich. Stellen Sie sich an solchen Tagen vor, Sie würden mit einem Aufzug hochfahren, bis Sie wieder über den Wolken sind, wo der Himmel unverändert klar und rein ist.

Mit dem Training von offenem Gewahrsein entwickeln Sie die Fähigkeit, sich selbst über die vielen Ablenkungen im Leben zu erheben, über die dunklen Wolken so weit hinauszugehen, bis Sie den klaren Himmel erreichen. So eine veränderte Sichtweise kann Ihnen zu einem gänzlich neuen Verhältnis zu Ihren Gedanken verhelfen: Diese werden zu vorüberziehenden Wolken. Auch wenn sie manchmal relevant sind, sind sie doch meistens eher herumliegender Unrat, der Ihre Sicht und Ihre Produktivität behindert.

Mehr Mitgefühl für sich selbst und andere

Die meisten Menschen wollen eine positive Wirkung im Leben anderer hinterlassen. Wenn wir aber geschäftig und überfordert sind oder unter Druck stehen und gestresst sind, ist es ausgesprochen schwierig, auf die Bedürfnisse anderer Menschen Rücksicht zu nehmen. Es hat gute Gründe, weshalb das chinesische Schriftzeichen für Geschäftigkeit aus zwei Teilen besteht – einmal das Symbol für »tödlich«, zum zweiten das für »Herz«.

Tödlich 忙 Herz

Das Offene-Gewahrsein-Training verhilft uns zu mehr mentaler Stille und Frieden, um die Dinge im gegenwärtigen Moment klar zu sehen und uns auf das Wesentliche zu konzentrieren. Das führt dazu, dass viele Menschen mehr Mitgefühl für sich selbst und andere empfinden. Mindfulness und eine ethische Lebensführung stehen in enger Verbindung miteinander. Einerseits ist es fast unmöglich, Mindfulness zu trainieren, wenn wir nicht mit der Umgebung im Einklang sind. Und auf der anderen Seite rufen wir weniger Unstimmigkeiten hervor, wenn wir achtsam sind. Stellen Sie sich vor, Mindfulness-Training zu absolvieren, kurz nachdem Sie sich mit jemandem gestritten haben. Sehr wahrscheinlich wird Ihr Geist vor sich hin köcheln und versuchen, die Situation zu analysieren. Es wäre sehr schwer, sich zu konzentrieren und offen wahrzunehmen. Wenn wir von negativen Gedanken und Gefühlen heruntergezogen werden, fällt uns das Mindfulness-Training sehr schwer.

Je mehr Sie Mindfulness trainieren, umso weniger werden Sie von negativen Gedanken und Gefühlen heruntergezogen. Dafür gibt es einen einfachen Grund: Sie werden sich Ihrer Gedanken, Worte, Handlungen und Umgebung bewusster. In der Folge werden Sie sich selbst auch bewusster, wie Ihre Worte und Handlungen andere beeinflussen. Normalerweise stärkt das gute Beziehungen. Und gute Beziehungen wiederum bringen mehr inneren Frieden. Und dann wird es leichter, förderliche Entscheidungen im Leben zu treffen, statt Entscheidungen, die Ihnen selbst oder anderen schaden. Mindfulness hilft uns, anderen Menschen zu helfen. Und je mehr wir anderen dazu verhelfen, glücklicher zu sein, desto besser wird unsere Achtsamkeit.

Mindfulness fürs Leben

Für mich ist dieses Training ein fester Bestandteil meines Tages geworden. Es ist Zeit ganz für mich allein. In diesen Augenblicken bereite ich meinen Geist darauf vor, einen vollen Tag als Vater, Partner und Leiter einer internationalen Organisation zu bewältigen. Das Fokustraining nutze ich, um voll für andere Menschen und meine Aufgaben da zu sein. Es hilft mir, entspannt und diszipliniert zu sein, über einen ruhigen, klaren Geist zu verfügen, auch wenn Schwierigkeiten auftauchen. Dank meines Trainings von offenem Gewahrsein schaffe ich es, unnötigen Lärm in der Außenwelt und in meinem eigenen Geist zu reduzieren. Ich komme zu tiefen Erkenntnissen über meine Gedanken und meine Umgebung. Situationen erscheinen mir weniger kompliziert, und ich kann dann auch die schwierigsten Probleme leichter angehen.

Obwohl mir die Zeit, die ich mit dem Training verbringe, von unschätzbarem Wert ist, messe ich meinen Erfolg nicht nur an der Qualität meiner Trainingssitzungen. Die wichtigste Evaluation hinsichtlich der Effektivität meines Mindfulness-Trainings besteht darin, mir anzuschauen, welchen Einfluss es auf mein Leben insgesamt hat: auf mein Mitgefühl, auf meinen Fokus und auf meine Präsenz mit anderen.

Kapitel 4
Das Leben meistern – nächste Schritte

Gratulation! Wenn Sie es bis hierhin geschafft haben, haben Sie auf jeden Fall bereits einige Vorteile von Mindfulness kennengelernt. Vielleicht haben Sie ja auch schon einiges am Arbeitsplatz umsetzen und verbessern können. Vielleicht haben Sie zudem bemerkt, dass Sie effizienter und produktiver geworden sind. Wahrscheinlich haben Sie sich ebenfalls inzwischen einen kleinen Zeitvorsprung verschaffen können, wie in Kapitel 1 beschrieben: Noch einmal: Selbst ein winziger Gewinn an Zeit kann Ihnen ganz neue Möglichkeiten eröffnen, um die eigene Steuerungs- und Leistungsfähigkeit zu verbessern.

Nun schauen wir uns an, wie Sie den Nutzen von mehr Präsenz auf andere Bereiche Ihres Lebens ausdehnen können - auf Ihr Zuhause, Ihre Familie, Ihre Freunde, Ihre Gemeinschaft. Auch wenn dieses Buch in erster Linie darauf abzielt, Mindfulness in den beruflichen Kontext zu integrieren, ist Ihr Privatleben genauso wichtig. Ähnlich wie das Geistes- und Konzentrationstraining Einfluss auf Ihre Arbeit hat, so wirkt es sich auch auf Ihre Präsenz und Ihr Wohlbefinden zu Hause aus. Aber auf diesem Weg ist Geduld erforderlich. Mindfulness-Training braucht Zeit. Der Weg zu Mindfulness ist nicht mühelos. Keine Schritt-für-Schritt-Anleitung und kein Rezept kann Sie dorthin bringen. Sie würden ja auch nicht erwarten, fliegen zu können, nachdem Sie ein Buch über Flugzeuge gelesen haben, oder? Bei Mindfulness verhält es sich wie bei jeder anderen Fertigkeit: Um etwas zu lernen, braucht es sowohl geistigen als auch körperlichen Einsatz.

Wir haben in der Regel viele Projekte, die wir im Leben verfolgen: unsere Karriere, eine gefestigte Familie, selbst in guter körperlicher Verfassung zu sein. Wie auch immer, Mindfulness sollte nicht einfach ein weiteres Projekt unter vielen anderen sein. Vielleicht sind die Minuten, in denen Sie Ihre Konzentration oder Wahrnehmung trainieren, die einzigen wenigen Minuten im Laufe eines Tages, die Ihnen ganz allein gehören. Erlauben Sie sich, sich in diesen kostbaren Augenblicken niederzulassen und zu erholen. Es geht um Ihre Zeit. Es geht um Ihren Geist. Es geht um Ihr Leben.

Daher geht es in diesem Kapitel ausschließlich um Sie. Es geht darum, Zeit für Ihr tägliches Mindfulness-Training zu reservieren und es so zu einem beständigen, regelmäßigen Aspekt Ihres Lebens zu machen. Im ersten Teil dieses Kapitels werden wir noch einmal kurz auf die Matrix für mentale Effektivität zurückkommen, gefolgt von grundlegenden Tipps, wie Sie Ihr tägliches Training strukturieren können, und einem detaillierteren Abschnitt, in dem ich erläutere, wie Sie sich selbst ein passendes Trainingsprogramm zusammenstellen. Das Kapitel endet mit Hinweisen darauf, wie Sie Mindfulness am besten in einer Organisation einführen können. Und bevor wir starten, erinnern Sie sich noch einmal daran, dass Sie, egal was Sie im Leben tun, immer die Möglichkeit haben, es mit Achtsamkeit zu tun. Die nachfolgenden Anweisungen sind relativ einfach und klar. Und so liegt es in Ihren Händen, was Sie daraus machen.

Konzentrierte Wahrnehmung: Rückkehr zur Matrix

Wie wir in den Kapitel 1, 2 und 3 gelernt haben, umfasst Mindfulness-Training zwei grundlegende Aspekte. Erstens gebündelte Aufmerksamkeit, also die Kraft, die Aufmerksamkeit bei dem Gegenstand Ihrer Wahl zu halten, und zweitens offenes Gewahrsein, also das Nach-innen-Schauen, das uns mitteilt, wenn unsere Aufmerksamkeit zu Ablenkungen abschweift. Um den eigenen Geist und das eigene Leben meistern zu können, ist eine Kombination aus Konzentration und Gewahrsein erforderlich. Vereint bilden beide die Grundlage für mentale Effektivität und verwandeln Ihren Geist in ein hochwirksames Werkzeug. Dieser Zusammenhang ist in der visuellen Darstellung der Matrix mentaler Effektivität, wie im ersten Kapitel beschrieben, leichter zu verstehen.

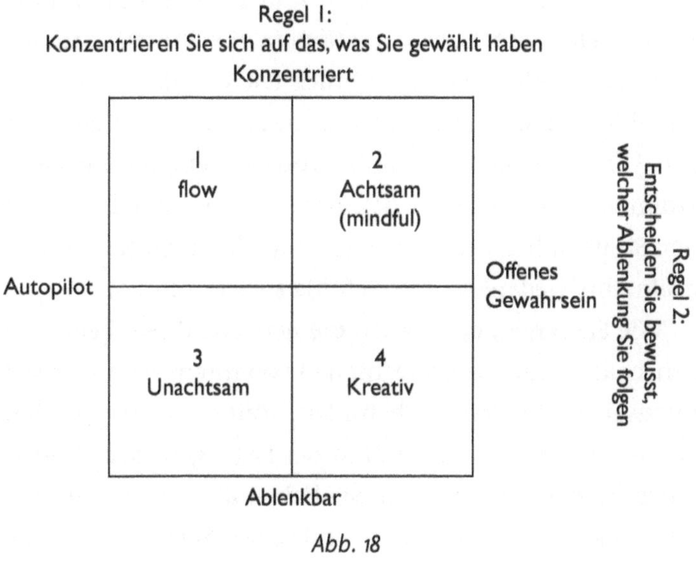

Abb. 18

In der Matrix repräsentiert die vertikale Achse das Kontinuum von absoluter Zerstreutheit beziehungsweise Abgelenktheit hin zu gerichteter, punktscharfer Konzentration. Wenn Sie sich in der Nähe des oberen Endes der Achse befinden, ist Ihre Aufmerksamkeit ausschließlich auf die aktuelle Angelegenheit gerichtet, und Sie können jegliche Ablenkung in der Regel zurückstellen. In gut trainiertem Zustand kann diese Konzentration ohne Probleme für lange Zeit aufrechterhalten werden. Wenn Sie mehr darüber erfahren wollen, wie Sie gebündelte Aufmerksamkeit trainieren können, gehen Sie das Kapitel 2 noch einmal durch.

Die horizontale Achse repräsentiert von links nach rechts gesehen das Kontinuum zwischen Autopilotmodus, sich also nach gewohnten Mustern zu verhalten, und offenem Gewahrsein. Das offene Gewahrsein versetzt Sie in die Lage, weise zu entscheiden, worauf Sie Ihre Konzentration richten. Wenn sich diese Art der Wahrnehmung entwickelt, können Sie die Dinge mit mehr Ruhe und aus einer abwägenden Perspektive betrachten. Situationen, die Ihnen normalerweise zu schaffen machen, werden leichter, da Sie nicht bereitwillig auf schwierige und unnütze Gedanken aufspringen. Um mehr über das Training von offenem Gewahrsein zu erfahren, springen Sie zurück ins vorherige Kapitel. Dort finden Sie detaillierte Anweisungen, um die Fähigkeit zu entwickeln, Ihre Gedanken und Gefühle zu beobachten.

Wie Sie sehen, erscheinen die Bereiche dieser beiden Eigenschaften im oberen rechten Quadranten. Wenn Sie sich im zweiten Quadranten befinden, können Sie Ihre Gedanken besser steuern und sind in der Lage, gewohnte Verhaltensmuster zu überwinden. Sie haben also die Fähigkeit zu entscheiden, wie Sie erstens auf das, was Sie erleben, reagieren, und zweitens, auf was Sie Ihre kostbare Aufmerksamkeit richten. So können Sie in jeder Minute für das, was Sie tun, und für die Menschen, die mit Ihnen sind, voll da sein. Wir alle haben die Möglichkeit, das in jedem Moment unseres Lebens zu tun, wenn wir Mindfulness systematisch trainieren. Das ist im Wesentlichen gemeint, wenn es darum geht, sowohl im Berufsleben als auch in allen anderen Bereichen des Lebens immer ein Stück voraus zu sein.

Durch hingebungsvolles Training werden Sie sich immer länger und häufiger im zweiten Quadranten aufhalten. Und erfreulicherweise ist es so, dass Sie in jedem Moment, in dem Sie sich dort befinden, neuronale Verbindungen in Ihrem Gehirn schaffen, die es Ihnen erleichtern, konzentriert und achtsam zu sein. Mindfulness ist eine Intervention, mit der Sie Ihr neuronales Netzwerk im Gehirn aktiv verändern. Es erleichtert Ihre Denk- und Verhaltensmuster, sodass Sie auf alltägliche Ereignisse eher antworten, statt zu reagieren, und in der Lage sind, sich schwierigen Umständen zu stellen. Wenn Sie diese neuronalen Netze aufbauen, werden Sie sich bald schon fragen, wie Sie Ihr Training zu einer regelmäßigen Gewohnheit machen können.

Wie, wann, wo

Wenn sie das Mindfulness-Training aufnehmen, stellen sich viele Menschen ein paar ganz praktische Fragen: Wie lang und wie häufig sollte ich trainieren? Wann sollte ich trainieren? Wo sollte ich trainieren? Je nachdem, unter welchen Bedingungen und zu welchem Zweck Sie das Training aufnehmen, und je nachdem, wen Sie fragen, erhalten Sie wahrscheinlich viele verschiedene Antworten. Hier finden Sie einige grundlegende Hinweise, die Ihnen helfen sollen, Ihr eigenes tägliches Mindfulness-Training zu planen und zu strukturieren.

Wie lange und wie häufig trainieren?

Nach meiner Erfahrung, die ich bei der Begleitung vieler Menschen aus verschiedenen Kulturen gesammelt habe, bringen bereits zehn Minuten tägliches Mindfulness-Training gute Ergebnisse. Sie können die Dauer des Trainings nach eigenem Empfinden Schritt für Schritt steigern. Je häufiger Sie trainieren, desto mehr werden Sie davon profitieren. Ganz ähnlich wie beim Fitnesstraining, führt mehr investierte Zeit zu besseren Trainingserfolgen. Die Qualität Ihres Trainings ist wichtiger als die Dauer. Für den Erfolg ist es bedeutend, wie konzentriert und engagiert Sie während des Trainings sind. Eine gute Sitzung von zehn Minuten ist spürbar besser als eine halbherzige von zwanzig Minuten. Was die Häufigkeit betrifft: Tägliches Üben ist der sicherste Weg für Trainingserfolg. Dann wird das Training zur Routine. Die Intensität wird sich verbessern und die Fortschritte werden greifbar. Sieben kurze tägliche Einheiten sind einer langen Einheit pro Woche vorzuziehen, vermeiden Sie es also, das Training ausschließlich zu einem Wochenendprojekt zu machen. In dieser Hinsicht ist Disziplin wirklich hilfreich. Es verhält sich genauso wie mit einem Topf Wasser. Genauso wenig wie dieser zum Kochen gebracht werden kann, wenn er nur gelegentlich ein bisschen warm gemacht wird, kann auch sporadisches Mindfulness-Training nicht die erwünschten Ergebnisse bringen. Wenn Sie neuronale Verbindungen stärken und ein neues neuronales Netz aufbauen wollen, müssen Sie durchgängig am Ball bleiben. Das könnte vielleicht eine der größten Hürden für Sie sein. Außerdem wird es wahrscheinlich eine schwierige Angelegenheit sein, ausreichend Zeit zu finden, wenn die Tage bereits so voll sind. Aber bedenken Sie, weshalb Sie Ihre mentale Fitness verbessern wollen. Welche Vorteile sind es wert, zehn Minuten Ihrer Zeit zu investieren? Besserer Schlaf? Bessere Gesundheit? Mehr Empathie für Ihre Familie und Freunde?

Betrachten Sie Mindfulness-Training als eine Zeit, die Sie sich bedingungslos selber schenken. Betrachten Sie es als eine Zeit, die Sie sich selbst schenken, um ein glücklicheres Leben zu führen. Betrachten Sie es als die Zeit, die Sie sich schenken, um besser für diejenigen, die Sie lieben, sorgen zu können. Achten Sie außerdem darauf, wie häufig Sie automatisch auf Ereignisse reagieren und wie häufig Sie in der Lage sind, einen Moment innezuhalten, um Ihre Reaktion selbst zu bestimmen. Meiner Erfahrung nach stellen Menschen, die sich auf zehn Minuten Training pro Tag verpflichten, innerhalb weniger Wochen fest, dass sich Ihre Fähigkeit, auf Situationen zu antworten, verändert.

Bevor Sie Ihr tägliches Training beginnen, sollten Sie sich Ihre Motivation vergegenwärtigen und ein Ziel für das Training setzen. Behalten Sie im Sinn, dass es schon viele Menschen gibt, die sagen, dass sich nach wenigen Wochen regelmäßigen Trainings das Gefühl einstellt, mehr Raum und Zeit zur Verfügung zu haben – auch inmitten eines hektischen Tages. Und das, obwohl sie durch das Mindfulness-Training faktisch weniger Zeit haben, um die Herausforderungen des Lebens zu meistern.

Wann sollten Sie trainieren?

Jeder von uns ist anders. Einige sind Morgenmenschen, andere sind Nachteulen. Einige essen gerne früh zu Abend, andere lieber spät. Einige lieben das Nickerchen am Nachmittag, andere bevorzugen ausgiebigen Nachtschlaf. Und genauso haben wir alle in Bezug auf die beste Zeit für Mindfulness-Training unterschiedliche Vorlieben. Aber nach meiner Erfahrung eignet sich für die meisten Menschen der Morgen. Der Geist ist noch frisch, und daher profitieren Sie am meisten vom Training. Außerdem hat es einen starken Einfluss auf den Rest des Tages, wenn Sie damit starten, sich bewusst zu konzentrieren und wahrzunehmen. Viele Menschen behaupten, am Morgen keine zehn Minuten Zeit freimachen zu können. Die einfachste Lösung ist, Ihren Wecker fünfzehn Minuten früher zu stellen als üblich. Das verschafft Ihnen Zeit aufzustehen und sich zu sammeln, bevor Sie sich zu zehn Minuten atmen, zählen und spüren niederlassen. Auf diese Weise ist es unnötig, das Training zwischen andere morgendliche Aktivitäten zu pressen.

Ich stehe auf, bevor der Rest meiner Familie wach wird. Es ist erstaunlich friedlich zu dieser Zeit am Morgen, und das unterstützt mein Training und macht mich für den Rest des Tages fit. Wenn Ihnen der Morgen nicht liegt, suchen Sie sich eine Zeit am Nachmittag oder Abend aus. Am wichtigsten ist, dass Sie eine feste Zeit reservieren, sodass Ihr Training nach ein paar Wochen zur Routine wird.

Wo sollten Sie trainieren?

Der richtige Platz für Mindfulness-Training ist in Ihrem eigenen Kopf. Sie brauchen keinen physischen Ort, der vollständig ruhig und stimmig ist. Mindfulness-Training ist weder religiös noch spirituell. Es muss nicht an sauberen, stillen Orten praktiziert werden. Vielmehr ist es ein Geisteszustand, den wir in jeder Situation trainieren und anwenden können: in der Warteschlange im Supermarkt, im Verkehrsstau, beim Geschirrspülen oder Rasenmähen. Worauf es ankommt, ist Ruhe und Einklang in sich selbst herzustellen. Demzufolge ist es für die Durchführung eines formalen Mindfulness-Trainings eine gute Hilfe, sich zu Hause einen festen Platz zu suchen. Es kann eine Ecke in Ihrem Wohn- oder Schlafzimmer sein. Es kann ein sonniges Fleckchen in einer Leseecke oder ein schattiger Platz im Keller sein. Solange Sie den Platz für Ihr Training förderlich finden, kann er überall sein. Der perfekte, einsame Ort, an dem man ungestört ist, lässt sich schwer finden. Also treffen Sie eine praktische Wahl. Egal wo Sie sitzen, Sie werden Geräusche hören. Das ist okay. Wählen Sie aber einen Ort, der am wenigsten Ablenkungen bietet und geräumig genug ist, um bequem eine aufrechte Körperhaltung einzunehmen und beizubehalten. Denn das ist die physische Grundlage für ein erfolgreiches Training. Ich möchte daran erinnern, dass die richtige Körperhaltung fünf Punkte umfasst: tief wurzelndes Gleichgewicht, einen aufrechten Rücken, entspannte Schultern, Arme und Nacken, ruhende Hände und geschlossene Augen. Damit Sie den besten Ort für Ihr Training finden, lassen Sie uns jeden dieser Punkte genauer anschauen.

- Tief wurzelndes Gleichgewicht: Stellen Sie sicher, dass Ihr Trainingsplatz eine stabile Verbindung zum Boden unter Ihnen bietet. Falls Sie auf einem Stuhl sitzen: Können Sie beide Füße bequem auf dem Boden abstellen? Falls Sie auf dem Boden sitzen: Haben Sie ausreichend Raum, um im Schneidersitz oder in einer anderen stabilen, bequemen Haltung zu sitzen? Wenn wir nicht gegen die Schwerkraft ankämpfen müssen, entspannen wir viel leichter.
- Ein aufrechter Rücken: Falls Sie auf einem Stuhl oder auf einem Sofa sitzen, achten Sie darauf, dass Ihr Rücken gerade ist. Wenn es ein Lehnstuhl oder ein anderes Möbelstück ist, das Sie einlädt, sich zurückzulehnen, sind Sie anfälliger für Schläfrigkeit.

- Entspannte Schultern, Arme und Nacken: Verfügt Ihr Plätzchen über ausreichend Raum, die Schultern und Arme zu entspannen? Können Sie Ihre Schultern nach oben und hinten rollen? Können Sie Ihre Arme ausstrecken? Sich zu dehnen, hilft zu Beginn des Trainings oft, um sich zu entspannen und auf natürliche Weise zur Ruhe zu kommen.
- Ruhende Hände: Fällt es Ihnen leicht, die Hände irgendwo bequem abzulegen? Die Knie oder der Schoß bieten sich dafür an, das heißt aber auch, dass Sie sich nicht zu nah an einen Tisch oder an ein anderes Möbelstück heransetzen sollten, das dem Ablegen Ihrer Hände im Wege steht.
- Geschlossene Augen: Manche Menschen fühlen sich ungeschützt, wenn sie für längere Zeit die Augen geschlossen halten. Bietet der von Ihnen gewählte Ort ausreichend Schutz oder Behaglichkeit, um Ihre Augen zu schließen oder leicht geöffnet zu halten?

Der Platz, den Sie für Ihr tägliches Training wählen, sollte ausreichend Raum und Bequemlichkeit bieten, um alle fünf Punkte umzusetzen. Da Sie nun die Grundsätze kennen, wie, wann und wo Sie trainieren sollten, lassen Sie uns jetzt anschauen, wie Sie Ihr persönliches Mindfulness-Training aufbauen können. Ein Training, das Sie dazu bringt, Ihr Leben neu zu gestalten – und Ihnen mit nur zehn Minuten täglich eine ganze Sekunde Vorsprung verschafft.

Selbst geleitetes Mindfulness-Programm

Mindfulness ist nicht nur eine Theorie. Mindfulness ist Training. Und wie bei jedem anderen Training auch, erreichen Sie nichts ohne Einsatz. Mindfulness-Trainingsmethoden sind über Jahrtausende entwickelt und praktiziert worden und folgen einem logischen Ablauf. Wenn Sie den Anweisungen in der vorgegebenen Ordnung folgen, werden Sie in kürzester Zeit beste Ergebnisse erzielen. Hier finden Sie nun grundlegende Anweisungen für ein zehnwöchiges selbst geleitetes Trainingsprogramm. In jeder Woche sollten Sie ...

- täglich zehn Minuten gebündelte Aufmerksamkeit oder offenes Gewahrsein trainieren,
- eine mentale Strategie aus Teil II des Buches und
- ein oder zwei Methoden aus Teil I wählen.

Klingt nicht so kompliziert, richtig? Sie erzielen die besten Resultate, wenn Sie einen Schritt nach dem anderen aus diesem Buch umsetzen. Das Trainingskonzept sieht vor, dass Sie täglich zehn Minuten praktisch üben und sich in jeder Woche auf eine Basisübung aus dem dritten Teil des Buches, eine mentale Strategie aus dem zweiten Teil und auf eine Methode aus dem ersten Teil konzentrieren. Die Tabelle auf Seite 264 gibt Ihnen einen Überblick über ein zehn-Wochen-Programm, das dem aufeinander aufbauenden Ablauf eines traditionellen Mindfulness-Trainings für gebündelte Aufmerksamkeit und offenes Gewahrsein folgt.

Das Programm startet mit Fokustraining, da dies die Basis für alle anderen Aspekte ist. Sie sollten erst zum Gewahrseinstraining wechseln, wenn Sie ein beträchtliches Maß an Konzentration aufgebaut haben – in der Regel ist das nach vier bis fünf Wochen täglicher Praxis der Fall. Nach zehn Wochen haben Sie mit beiden Richtungen Erfahrungen gesammelt und können auswählen.

Matrix für selbstgeleitetes Training

	Zehn-Minuten-Training pro Tag			Eine Methode für Woche 4 und darüber hinaus	
Woche	Basisübung	Qualität/Erkenntnis	Mentale Strategie	Methoden	
1	Gebündelte Aufmerksamkeit	Kein Schwerpunkt	Kein Schwerpunkt		
2	Gebündelte Aufmerksamkeit	Entspannung	Kein Schwerpunkt	E-Mail	Mentale Energie
3	Gebündelte Aufmerksamkeit	Entspannung und Konzentration	Präsenz	Meetings	Schlaf
4	Gebündelte Aufmerksamkeit	Entspannung, Konzentration und Klarheit	Geduld	Ziele	Ernährung & Energie
5	Gebündelte Aufmerksamkeit	Entspannung, Konzentration und Klarheit	Freundlichkeit	Prioritäten	Bewegung & Energie
6	Offenes Gewahrsein	Entspannung, Konzentration und Klarheit	Anfängergeist	Planung	Arbeitspausen
7	Offenes Gewahrsein	Entspannung, Konzentration und Klarheit	Akzeptanz	Kommunikation	Arbeitswege
8	Offenes Gewahrsein	Veränderung	Gelassenheit	Kreativität	Emotionale Balance
9	Offenes Gewahrsein	Glück	Freude	Change	Work-Life-Balance
10	Offenes Gewahrsein	Potenzial	Loslassen		
∞	Optional	Alle Qualitäten und Erkenntnisse	Ihre Wahl	Ihre Wahl	

Aber behalten Sie im Auge, dass beide Trainingsarten, sowohl gebündelte Aufmerksamkeit als auch offenes Gewahrsein, für einen gut ausgebildeten Geist gleichermaßen wertvoll und bedeutend sind. Es lohnt sich, beides fortzusetzen. Im Laufe des Zehn-Wochen-Programms wird Woche für Woche jeweils eine mentale Strategie eingeführt. Ich empfehle zwar, jede Woche eine neue Strategie anzuwenden, aber möglicherweise wollen Sie doch mehr Zeit auf eine bestimmte Strategie verwenden. Fühlen Sie sich frei, in Ihrem eigenen Tempo von einer Strategie zur nächsten zu wechseln. Und nach Ablauf der zehn Wochen können Sie jeden Tag oder jede Woche eine neue Strategie wählen. Zu diesem Zeitpunkt werden Sie wahrscheinlich mit vielen oder sogar allen Methoden aus dem ersten Teil des Buches experimentiert haben.

Der dritte Baustein des Zehn-Wochen-Programms besteht darin, in jeder Woche ein bis zwei Methoden auszuwählen und im Laufe des Arbeitstags oder zu Hause anzuwenden. Versuchen Sie zum Beispiel, Ihre E-Mails täglich in zwei oder drei dafür festgelegten Zeiträumen zu bearbeiten. Versuchen Sie im weiteren Verlauf, alle Geräte mit Monitoren, zum Beispiel Smartphones, Tablets oder Fernseher, eine Stunde vor dem Schlafengehen abzuschalten. Durch diese Praktiken werden Sie die positiven Auswirkungen Ihres Mindfulness-Trainings unmittelbar erfahren und erkennen. Und im Unterschied zu der eher formalen Zehn-Minuten-Übung bringen Sie hier eine spezielle Art der Aufmerksamkeit in die Tätigkeiten ein, die Sie ohnehin jeden Tag machen.

Um Ihnen zu helfen, Ihr selbst geleitetes Training von Woche zu Woche zu planen, habe ich ein einfaches Arbeitsblatt als Vorlage für Sie ausgearbeitet (Arbeitsbögen für selbst geleitetes Training). Außerdem finden Sie im Anhang Hinweise weitere Bücher und andere Ressourcen, die Sie dabei unterstützen können, den für Sie besten Weg zu finden, um ein formales Trainingsprogramm in Ihren Alltag zu integrieren. Nutzen Sie diese Quellen sowohl als Motivationshilfe als auch als Unterstützung auf Ihrem Weg zu Konzentration, Klarheit und Erfolg.

Fortschrittskontrolle

Wenn wir Erfolg haben, ist es leichter, die Trainingsdisziplin aufrechtzuerhalten. Obwohl der Trainingsfortschritt von Person zu Person unterschiedlich verläuft und auch schwierig in Maßeinheiten wie Prozenten zu erfassen ist, gibt Ihnen die folgende Fünf-Punkte-Liste eine Orientierung, um den eigenen Fortschritt zu messen.

1. Schwache Konzentration und geringes Gewahrsein. Nur wenige Momente mit klarer Konzentration auf die Atmung.
2. Überwiegend abgelenkt. Dennoch häufige Phasen von klarer Konzentration.
3. Phasen von klarer Konzentration und Ablenkung sind in etwa ausgeglichen.
4. Konzentration und Gewahrsein sind relativ stabil.
5. Hohe Konzentration und klares Gewahrsein.

Diese stufenweise Entwicklung von Konzentration und Gewahrsein stellt sich mit regelmäßigem Üben automatisch ein und schlägt sich nicht nur auf das formale Mindfulness-Training nieder. Diese Entwicklung findet auch im Alltag statt. Sie werden automatisch mehr für diejenigen, die Ihnen am Herzen liegen, da sein, und Sie sind auch effizienter bei allem, was Sie tun, weil Sie Ihr neuronales Netz im Gehirn stärken. Es ist wichtig, Folgendes im Blick zu halten: Mindfulness ist eine aktive Maßnahme, um das neuronale Netz im Gehirn zu verändern. Mit fortschreitendem Training wird es immer leichter. Mit fortschreitendem Training wird es Ihnen immer besser gelingen, sich Situationen offen und direkt zu stellen. Und es wird Ihnen immer besser gelingen, auf Ihre Erfahrungen angemessen zu antworten, anstatt bloß zu reagieren. Wenn Sie täglich mit Disziplin und Begeisterung trainieren, ist es möglich, die vierte oder fünfte Stufe der oben dargestellten Skala innerhalb von sechs Monaten zu erreichen.

Bringen Sie Mindfulness in Ihr Unternehmen

Bis hierher waren die Themen in diesem Buch hauptsächlich auf Sie selbst bezogen. Wir haben uns in der Tiefe angeschaut, welche Vorteile Mindfulness für Ihren persönlichen Erfolg und Ihr Wohlbefinden haben könnte. Und daher hoffe ich, dass Sie versuchen werden, diese Strategien und Anleitungen so anzuwenden, dass es auch zu mehr Achtsamkeit in Ihrem Betrieb, Ihrer Organisation oder Ihrem Unternehmen führt. Die Wahrheit ist, dass es ganz schön einsam und frustrierend sein kann, wenn Sie der oder die einzige Achtsame in einem Unternehmen sind. Sie können den Eindruck bekommen, dass Sie Vorteile genießen, die anderen vorenthalten werden. Das treibt viele Menschen an, für Mindfulness eine Lanze zu brechen und es mit anderen zu teilen. Wenn diese Methoden und Werkzeuge Ihnen helfen, effizienter und produktiver zu sein, stellen Sie sich nur mal das Potenzial vor, das freigesetzt würde, wenn ein ganzes Team, eine Abteilung oder Organisation Mindfulness praktizieren würde.

Es gibt zahlreiche messbare Vorteile von unternehmensbasierten Mindfulness-Initiativen. Dazu zählen gesteigerte Konzentration, bewusstere Wahrnehmung, verbesserte Produktivität, erhöhte Jobzufriedenheit, geringere mentale und tatsächliche Abwesenheitszeiten sowie Stressreduktion. Mittlerweile legt eine Studie nach der anderen nahe, dass Mindfulness insgesamt dazu führt, dass Arbeitnehmer sich gesünder und zufriedener fühlen. Das sind doch alles gute Gründe, um die Mindfulness-Praxis mit anderen in Ihrem Umfeld beziehungsweise in Ihrem Unternehmen zu teilen. Auf der Grundlage unserer jahrelangen Erfahrungen mit der Implementierung von unternehmensbasierten Mindfulness-Programmen erläutert der folgende Abschnitt die fünf Schlüsselfaktoren für eine erfolgreiche Einführung von Mindfulness im Unternehmen. Der erste maßgebliche Schritt liegt darin, Führungskräfte für die Idee zu gewinnen.

Die Unterstützung der Führungskräfte

Jede bedeutende Initiative in einem Unternehmen braucht die Unterstützung der Führung. Wenn das Management nicht mitzieht, ist es sehr unwahrscheinlich, dass das Unternehmen insgesamt achtsamer wird, auch wenn die einzelnen Mitarbeiter und Mitarbeiterinnen persönlich von Mindfulness profitieren. Im Grunde ist es so wie bei jeder erfolgreichen Change-Maßnahme: Die Führungskräfte müssen mit gutem Beispiel vorangehen. Führungskräfte, die sagen, dass sie ein Mindfulness-Programm befürworten, jedoch nicht an den Sitzungen teilnehmen oder das Gruppentraining nicht unterstützen oder selbst die Mitarbeiter permanent ablenken und unterbrechen, senden Doppelbotschaften, die die Initiative schwächen und die Menschen im Unternehmen verwirrt.

Dies führt zu einem wichtigen Punkt: Wenn Sie die Idee verfolgen, Mindfulness in Ihrer Organisation zu unterstützen, ist es naheliegend zu denken: »Ich brauche nur den Rückhalt von meinem Chef.« Doch meistens reicht das nicht aus. In Organisationen gibt es sowohl formale als auch informelle Führungskräfte. Die informellen sind diejenigen mit Einfluss auf andere Menschen. Allerdings sind sie nicht immer anhand ihres Titels, des Gehalts oder ihres Ranges in der Organisationshierarchie zu erkennen. Sie müssen sich sicher sein, wer genau diese Leute sind, und Beziehungen zu ihnen aufbauen. Wer fällt Entscheidungen, die sich auf Sie auswirken? Wer ist schon lange im Unternehmen? Wer hat gute Verbindungen innerhalb der Dienststelle? Wem hören andere Menschen in der Kantine oder am Getränkeautomaten interessiert zu? Wenn Sie ein Programm implementieren wollen, das zu Beginn vielleicht erst einmal Widerstand hervorruft, brauchen Sie so viel Rückhalt von Verbündeten und Unterstützern wie möglich. Die Schlüsselpersonen zu erkennen und so viele von ihnen wie möglich dazu zu bringen, fest zuzusagen und mitzumachen, ist für den Erfolg entscheidend. Das heißt nicht, dass eine Schlüsselperson beziehungsweise eine Führungskraft bei jeder Trainingseinheit dabei sein und in jedem Moment hundertprozentig achtsam sein muss. Doch diese Personen sollten darauf achten und sich immer wieder bewusst machen, dass ihr Verhalten andere beeinflusst.

Es gibt verschiedene Gründe, weshalb es so wichtig ist, Führungskräfte an Bord zu haben, die sich zu dem Programm bekennen und verpflichten. Das erste ist Rückendeckung. Das Vorhaben muss von oben abgesichert sein. Bauen Sie Vertrauen auf, wenn Sie mit Führungskräften kommunizieren. Es ist wahrscheinlich, dass diese Personen, je mehr sie von Ihnen über die Initiative erfahren, sich umso stärker für sie interessieren und ihren Erfolg unterstützen. Das wird Ihnen bei Kontroversen helfen, die rund um die Einführung eines Programms wie Mindfulness, das leicht missverstanden werden kann, auftreten können. Ein weiterer Grund, weshalb das Management aktiv teilnehmen sollte, liegt darin, dass ein unternehmensbasiertes Mindfulness-Training viele wichtige Fragen aufwirft und Diskussionen anfacht, die sich auf die Arbeitskultur im Unternehmen beziehen. Wie gehen wir mit Unterbrechungen um? Wie können wir Ablenkungen in Meetings reduzieren? Wie können wir die Work-Life-Balance erhöhen? Wenn Manager nicht aktiv einbezogen werden, ist der positive Wandel, der aus solchen Diskussionen erwachsen kann, begrenzt. Wenn Sie diese Art von Unterstützung im Unternehmen suchen, sollten Sie vertrauensvolle Beziehungen aufbauen, die darauf beruhen, dass Sie nicht versuchen, die Autorität von jemandem zu unterwandern oder außer Kraft zu setzen. Ihr Ziel sollte es stattdessen sein, die Kommunikation im Unternehmen zu öffnen, hilfreiche Erkenntnisse zu gewinnen und insgesamt die Leistungskraft des Unternehmens zu fördern. Sie sollten Managern den Eindruck vermitteln, dass sie selbst noch effizienter werden können, wenn sie sich Ihren Vorschlägen anschließen. Wirklich gute Manager wollen wissen, wie das Kapital des Unternehmens entwickelt und vergrößert werden kann: Sie wollen wissen, wie Sie Ressourcen optimal nutzen und Abteilungsleiter fördern und fordern können. Wenn Sie Vertrauen aufbauen und die Vorteile eines unternehmensbasierten Mindfulness-Trainings zum Ausdruck bringen wollen, gelingt das am besten, indem Sie auf allgemeine Unternehmensziele verweisen.

Bezug zu Unternehmenszielen

Auch wenn Mindfulness-Training aus individueller Perspektive enormen Nutzen bringt, sollten Sie – wenn es Ihr Ziel ist, ein insgesamt achtsameres Unternehmen zu schaffen – eine Verbindung zu den Grundsätzen und Zielen des Unternehmens herstellen. Mindfulness ist weder ein Allheilmittel noch eine Wunderpille, die dem Unternehmen Erfolg garantiert. Aber es ist ein Mittel, um Aufmerksamkeit, Konzentration und Produktivität zu fördern – Qualitätsmerkmale, die den Reingewinn jedes Unternehmens beeinflussen. Der Erfolg einer Initiative hängt daher sehr davon ab, inwieweit die persönlichen Vorteile von Mindfulness mit greifbaren Vorteilen für das Unternehmen verknüpft werden können. Das bedeutet in der Regel, dass Sie Mindfulness und daraus resultierende Vorteile in Bezug setzen müssen, zu der Mission des Unternehmens, zu seiner langfristigen Strategie und kurzfristigen Maßnahmen. Das könnte bedeuten, die wirtschaftlichen Vorteile explizit herauszustellen – also nicht, dass Mindfulness dazu führt, das die Menschen sich besser fühlen und besser schlafen, sondern dass Mindfulness zu einer Reduzierung der Krankentage führt, die Produktivität steigert, also Kosten senkt und Gewinne erhöht. Sich darauf zu besinnen, hilft Ihnen nicht nur, Prioritäten für ein Mindfulness-Projekt zu setzen, es wird außerdem Ihren Fokus schärfen, wenn Sie sich darauf vorbereiten, mit den verschiedenen Interessenvertretern im Unternehmen zu sprechen. Es zeigt Ihren Gesprächspartnern, dass Sie sich gewissenhaft um die größeren Belange der Organisation kümmern, und wird helfen, den Grundstein für ein Programm zu legen.

Eine amerikanische Baufirma, mit der wir zusammengearbeitet haben, hatte zum Beispiel vier Hauptwerte in ihrem

Missionsstatement: Produktivität, Sicherheit, Kunden, Mitarbeiter. Das Hauptanliegen des Geschäftsführers war, durch die Einführung von Mindfulness im Unternehmen die Gesundheit und das Wohlbefinden aller Angestellten zu verbessern. Andere Mitglieder in der Geschäftsleitung wollten wissen, wie durch Mindfulness-Training Produktivität, Sicherheit und möglichweise sogar die Art und Weise, wie die Menschen mit Kunden umgingen, verbessert werden könnten. Also haben wir die Ziele des Programms auf alle vier Schlüsselfaktoren ausgerichtet – in direktem Bezug zur Kernstrategie des Unternehmens.

Effektive Kommunikation

Auch wenn Mindfulness zurzeit relativ hoch im Trend liegt, ist das Konzept für den Unternehmenskontext immer noch neu. Die Vorstellung, sich im Laufe eines vollbeschäftigten Arbeitstages Zeit zu nehmen und sich für eine bestimmte Zeit still hinzusetzen, klingt bestenfalls ein bisschen verrückt, im schlimmsten Fall wirkt es vollkommen irrational. Das heißt, es ist wichtig, klar und effektiv über das Programm zu kommunizieren: Für wen ist es gedacht, was sind die Vorteile und warum sollten sich Menschen dazu entscheiden, es auf einen Versuch ankommen zu lassen?

Allein das Wort Mindfulness/Achtsamkeit kann die Sorge wecken, es handele sich um etwas Spirituelles, nicht Greifbares, und sofort Skepsis und Widerstand auslösen. In diesem Fall wäre es besser, diesen Ausdruck bei der Bewerbung des Programms zu vermeiden. Bei einem amerikanischen Technologiekonzern mit einer Basis in Asien wurde das Programm zum Beispiel so angekündigt: »Nutzen Sie das volle Potenzial Ihres Verstandes«, und der Fokus auf Teameffizienz und die Verbesserung der Zusammenarbeit gelegt. Bei einem kanadischen Energieunternehmen wurde das Programm so genannt: »Situationsbedingtes Bewusstsein«, und die Ziele waren Verbesserung der Umweltgesundheit und Sicherheit auf den Baustellen in Nord-Alberta. In vielen unserer Führungskräftetrainings, einschließlich jenem bei einem großen europäischen Finanzdienstleister, hießen die Programme »nachhaltig führen«.

Der Punkt ist, sich nicht selbst bei der Suche nach einem Namen oder Fokus für das Programm zu blockieren. Finden Sie lieber heraus, welche Terminologie zu der Kultur und den Zielen Ihres Unternehmens passt. Das wird anfängliche Missverständnisse oder Widerstände gegen das Programm abfangen und es wesentlich leichter machen, den nächsten wichtigen Punkt sicherzustellen.

Zeit und Verpflichtung

Mindfulness ist keine schnelle Lösung. Die vielen positiven Resultate, die dieses Training bewirkt, kommen nicht von ungefähr. Um eine Wirkung zu erzielen, braucht es sowohl individuellen Einsatz als auch Investitionen vonseiten des Unternehmens. Vor allen Dingen sind Zeit und Verbindlichkeit vonnöten. Persönliche Gewohnheiten ändern sich nur langsam, und kollektive Gewohnheiten brauchen noch länger. Wenn Sie wollen, dass ein Unternehmen von Mindfulness profitiert, lohnt es sich, den Aufwand nicht nur für einen Tag oder eine Woche zu betreiben, sondern sich für einen etwas längeren Zeitraum zu bemühen. Das ist auch der Grund, weshalb erfolgreiche, unternehmensbasierte Mindfulness-Programme in der Regel über vier Monate laufen, mit täglichem Training und einer Reihe von maßgeschneiderten Inhouseworkshops.

Wenn Sie Unterstützung im Umfeld der Führungskräfte sammeln, die Initiative zu konkreten Unternehmenszielen in Bezug setzen und effektive Kommunikation beherzigen, bildet das eine solide Basis, um die erforderliche Verbindlichkeit herzustellen. Wann immer ich mit Unternehmen gearbeitet habe, die Mindfulness erfolgreich implementiert haben, hat es sich ausgezahlt, viele dieser Details von Beginn an klar zu definieren. Dennoch gibt es einen weiteren entscheidenden Faktor, um Mindfulness innerhalb einer größeren Gruppe zu etablieren.

Seien Sie die Veränderung, die Sie sich wünschen

Mindfulness ist eine Art des Seins – eines, um mit Freundlichkeit, Offenheit und Präsenz durchs Leben zu gehen. Die beste Art, anderen Menschen die Vorteile dieser Art zu sein zu veranschaulichen, ist, sie selbst zu verkörpern. Je freundlicher, offener und präsenter Sie selbst sind, umso mehr wird es anderen auffallen. Und sobald es ihnen auffällt, sind sie erpicht darauf, das gleiche Gebaren an den Tag legen zu können. Sie wollen den gleichen Frieden empfinden und Wohlbefinden genießen wie Sie. Wenn ich unterrichtet und angeleitet habe, habe ich immer wieder erlebt, dass Mindfulness ansteckend ist. Wenn Sie wirklich wollen, dass sich Ihre Organisation für ein unternehmensbasiertes Mindfulness-Training interessiert, kann ich Ihnen nur den Rat geben, lieber selbst achtsam zu sein, als Achtsamkeit zu predigen.

Den Kreis schließen

Die Welt verändert sich. Wir haben immer größere Häuser, bessere Autos und smartere Telefone. Aber macht es uns auch glücklicher? Ich glaube nicht. Glück ist eine innere Qualität. Die Baustelle, auf der Glück entsteht, ist der eigene Geist oder Verstand. Und Mindfulness ist der erste Schritt – das Fundament. Dadurch, dass Sie sich Zeit für dieses Buch genommen haben, haben Sie bereits einen Wandel in sich selbst angestoßen. Dafür haben Sie sowohl Zeit als auch Geld investiert. Um diesen Anstoß zum Wandel wirksam zu erhalten, möchte ich Sie ermutigen, mindestens drei Dinge aus diesem Buch zu wählen, die Sie inspiriert haben, und diese weiterzuverfolgen. Stellen Sie den Autopiloten ab. Seien Sie präsent für Ihre Kollegen, für Ihre Freunde oder Ihre Lieben. Und schaffen Sie Raum für die beste Version Ihrer selbst. Dabei ist das Wichtigste, die tägliche Praxis beizubehalten. Mit ihr fängt alles an. Natürlich weiß ich, dass das in einer Welt, in der es immer mehr um sofortige Befriedigung geht und die angefüllt ist mit permanenten Störungen und Unterbrechungen, leichter gesagt als getan ist. Aber der Einsatz lohnt sich, denn Mindfulness macht uns glücklicher und gütiger. Und glückliche, gütige Menschen sorgen für eine glücklichere, gütigere Gesellschaft. Ich habe in den letzten zwei Jahrzehnten persönlich erlebt und gesehen, wie sich Tausende Menschen und zahlreiche Organisationen verändert haben. Sie können das auch. Wenn Sie vom Pferd fallen – wenn Sie also vergessen zu üben oder einfach zu beschäftigt sind, um sich morgens hinzusetzen –, erinnern Sie sich daran, dass Sie jederzeit wieder aufsteigen können. Mindfulness ist bereits ein Teil von Ihnen – Sie brauchen ihn nur in Ihr Leben einzuladen.

Und falls Sie im Laufe Ihrer Mindfulness-Reise etwas erleben, was Sie mitteilen möchten, lassen Sie es mich wissen. Vielleicht wird Ihre Geschichte einmal für andere inspirierend und motivierend sein, so wie es viele Geschichten in diesem Buch sind. Sie können mir mailen unter rasmus.hougaard@potentialproject.com oder sprechen Sie mich an, wenn wir jemals das Glück haben sollten, dass sich unsere Wege kreuzen. Ich wünsche Ihnen das Beste!

Anhang

Arbeitsbogen für ein selbst geführtes Training

Woche ______________________________
Basisübung ______________________________
Qualität/Erkenntnis ______________________________
Mentale Strategie ______________________________
Methode ______________________________
Notizen ______________________________
____
____
____
____
____

Wählen Sie jeweils eine Alternative aus jeder Kategorie:

- Basisübung: Gebündelte Aufmerksamkeit, offenes Gewahrsein
- Qualität/Erkenntnisse: Entspannung; Entspannung und Konzentration; Entspannung, Konzentration und Klarheit, Veränderung; Glück; Potenzial
- Mentale Strategie: Präsenz, Geduld, Freundlichkeit, Anfängergeist, Akzeptanz, Gelassenheit, Freude, Loslassen

- Methode: E-Mails, Meetings, Ziele, Prioritäten, Planung, Kommunikation, Kreativität, Change, mentale Energie, Schlaf, Ernährung und Energie, Bewegung und Energie, Arbeitspausen, Arbeitswege, emotionale Balance , Work-Life-Balance

Anmerkungen

Einleitung

1 Derek Dean und Caroline Webb (2012), »Recovering from Information Overload«, McKinsey Quarterly, January.

2 E. M. Hallowell (2005), »Overloaded Circuits: Why Smart People Underperform«, Harvard Business Review, January: 55–62.

3 Viktor E. Frankl, Man's Search For Meaning (Beacon Press, 1959).

Methoden

1 C. J. L. Murray und A. D. Lopez (1996), »Evidence Based Health Policy: Lessons from the Global Burden of Disease Study«, Science Vol. 274, No. 5288: 740–743.

Den eigenen Geist beherrschen – erste Schritte

1 M. A. Killingsworth und D. T. Gilbert (2010), »A Wandering Mind Is an Unhappy Mind«, Science 12, Vol. 330, No. 6006: 932.

2 T. H. Davenport und J.C. Beck (2001), The Attention Economy: Understanding the New Currency of Business (Boston, MA: Harvard Business Review Press).

3 Killingsworth und Gilbert, «A Wandering Mind,« 932.

4 Eyal Ophir, Clifford Nass und Anthony D. Wagner (2009), »Cognitive Control in Media Multitaskers«, Proceedings of the National Academy of Sciences of the United States of America, Vol. 106, No.37:15583–15587.

5 D. Bawden und L. Robinson (2009), »The Dark Side of Information: Overload, Anxiety and Other Paradoxes and Pathologies,« Journal of Information Science, Vol. 25, No. 2: 180–191.

6 T. M. Amabile, C. N. Hadley und S. J. Kramer (2002), »Time Pressure and Creativity in Organizations – A Longitudinal Field Study«, Harvard Business School Working Paper, No. 02-073.

7 S. Shellenbarger (2003), »New Studies Show Pitfalls of Doing Too Much at Once«, The Wall Street Journal, February 27, wsj.com/articles/SB1046286576946413103.

8 E. M. Hallowell und J. J. Ratey (2006), Delivered from Distraction-Getting the Most Out of Lift with Attention Deficit Disorder (New York: Ballantine Bocks).

9 R. J. Davidson u. a. (2003), »Alterations in Brain and Immune Function Produced by Mindfulness Meditation«, Psychosomatic Medicine, Vol. 65, No. 4: 564–570.

10 S. Rosenzweig, D. K. Reibel, J. M. Greeson, J. S. Edman, S. A. Jasser, K. D. McMearty und B. J. Goldstein (2007), »Mindfulness-Based Stress Reduction Is Associated with Improved Glycemic Control in Type 2 Diabetes Mellitus«, Alternative Therapies in Health and Medicine, Vol. 13, No. 5: 36–38.

11 F. Zeidan, S. K. Johnson, N. S. Gordon und P. Goolkasian (2010), »Effects of Brief and Sham Mindfulness Meditation on Mood and Cardiovascular Variables«, Journal of Alternative and Complementary Medicine, Vol. 16, No. 8: 867–873. Einige Studien legen nahe, dass Mindfulness-Training die Zellalterung verlangsamt. T. L. Jacobs u. a. (2010), »Intensive Meditation Training, Immune Cell Telomerase Activity, and Psychological Mediators«, Psychoneuroendocrinology, Vol. 36, No. 5: 664–681.

12 L. E. Carlson und S. N. Garland (2005),«Impact of Mindfulness Based Stress Reduction (MBSR) on Sleep, Mood, Stress and Fatigue Symptoms in Cancer Outpatients«, International Journal on Behavioral Medicine, Vol. 12, No. 4: 278–285.

13 Christian G. Jensen, »Corporate-Based Mindfulness Training in Denmark – Three Validation Studies«, Neurobiological Research Unit, Copenhagen University Hospital (forthcoming).

14 G. Pagnoni und M. Cekic (2007), »Age Effects on Gray Matter Volume and Attentional Performance«, Neurobiology of Aging, Vol., 28, No. 10: 1623–1627.

15 F. Zeidan, S. K. Johnson, B. Diamond, Z. David, und P. Goolkasian (2010), »Mindfulness Meditation Improves Cognition-Evidence of Brief Mental Training«, Consciousness and Cognition, Vol. 19, No. 2: 597–605.

16 K. A. MacLean u. a. (2010), »Intensive Meditation Training Improves Perceptual Discrimination and Sustained Attention«, Psychological Science, Vol. 21, No. 6: 829–839.

17 J. Greenberg, K. Reiner und N. Meiran, »Mind the Trap,« e36206.

18 J. Greenberg, K. Reiner und N. Meiran (2012), »Mind the Trap: Mindfulness Practice Reduces Cognitive Rigidity«, PLoS ONE, 7(5): e36206.

19 Zeidan u. a., »Effects of Brief and Sham Mindfulness Meditation«.

20 Grundlage bilden Studien von Professor Jochen Reb an der Managementuniversität in Singapur anhand von CBMT-Trainings bei Carlsberg und if Versicherungen. Bis zum Zeitpunkt der Buchveröffentlichung wurden diese Ergebnisse auf verschiedenen Konferenzen präsentiert, jedoch noch nicht offiziell veröffentlicht. Die Ergebnisse wurden 2013 in Auszügen unter www.youtube.com/potentialproject und www.potentialproject.com veröffentlicht. Ein Wissenschaftler der Universität Kopenhagen konnte ähnliche Wirkungen im Rahmen eines Neun-Wochen-Programms an einer privaten Klinik nachweisen. Jensen, »Corporate-Based Mindfulness Training in Denmark.«

21 M. Murphy und S. Donovan (1999), The Physical and Psychological Effects of Meditation: A Review of Contemporary Research with a Comprehensive Bibliography,1931–1996 (2. Aufl.; Sausalito, CA: Institute of Noetic Sciences).

22 T. L. Giluk (2010), »Mindfulness-Based Stress Reduction: Facilitating Work Outcomes through Experienced Affect and High-Quality Relationships«, PhD Diss., University of Iowa.

23. B. Barrett, M. S. Hayney, D. Muller, D. Rakel, A. Ward, C. N. Obasi, R. Brown, Z. Zhang, A. Zgierska, J. Gern, R. West, T. Ewers, S. Barlow, M. Gassman und C. L. Coe (2012), »Meditation or Exercise for Preventing Acute Respiratory Infection: A Randomized Controlled Trial«, Annals of Family Medicine, Vol. 10, No. 4: 337–346.

24 S. L. Shapiro, H. Jazaieri und P.Goldin (2012), »Mindfulness-Based Stress Reduction Effects on Moral Reasoning and Decision Making«, Journal of Positive Psychology, Vol. 7, No. 6: 504–551.

Methode 1 – E-Mails

1 The Radicati Group, Inc. (2011), E-mail Statistics Report, www.radicati.com/?p 7261; Pew Internet, www.pewinternet.org.

2 The Radicati Group, Inc., E-mail Statistics Report.

3 The Radicati Group, Inc., E-mail Statistics Report.
4 M. Koneya und A. Barbour (1976), Louder Than Words ... Nonverbal Communication (New York: Merrill).

Methode 2 – Meetings

1 R. Williams (2012), »How Meetings Kill Productivity«, Financial Post, April18, business.financialpost.com/2012/04/18/how-meetings-kill-productivity.
2 L. Belkin (2007), »Time Wasted? Perhaps It's Well Spent«, The New York Times, May 31, www.nytimes.com/2007/05/31/fashion/31work.html.
3 http://www.bcbusiness.ca/lifestyle/bryan-dysons-30-second-speech.

Methode 4 – Prioritäten

1 K. Kogon, A. Merrill und L. Rinne (2015), The 5 Choices: The Path to Extraordinary Productivity (New York: Simon & Schuster).
2 H. Bruch und S. Ghoshal (2002),«Beware the Busy Manager«, Harvard Business Review, February.

Methode 6 – Kommunikation

1 https://en.wikiquote.org!wiki/Alan_Greenspan

Methode 7 – Kreativität

1 K. H. Kim (2011), »The Creativity Crisis: The Decrease in Creative Thinking Scores on the Torrance Tests of Creative Thinking«, Creativity Research Journal, Vol. 23, Issue 4: 285–295.
2 V. Capurso, F. Fabbro und C. Crescentini (2013), »Mindful Creativity: The Influence of Mindfulness Meditation on Creative Thinking«, Frontiers in Psychology, Vol. 4: 1020.
3 https://en.wikipedia.orglwikUHans_Hofmann.
4 T. M. Amabile, J. S. Mueller, W. B. Simpson, C. N. Hadley, S. J. Kramer und L. Fleming (2002), »Time Pressure and Creativity in Organizations – A Longitudinal Field Study«, Harvard Business School Working Paper: No. 02-073.

Methode 8 – Change

1 David Rarnilton (2005), Social Cognition: Key Readings (New York: Psychology Press).

Methode 9 – Mentale Energie

1 John Ding-E Young und Eugene Taylor (1998), »Meditation as a Voluntary Hypometabolic State of Biological Estivation«, American Physiological Society, Issue 13: 149–153, http://www.ncbi.nlm.nih.gov/pubmed/11390779.
2 Matthew A. Killingsworth und Daniel T. Gilbert (2010), »A Wandering Mind Is an Unhappy Mind«, Science 12, Vol. 330, No. 6006: 932.

Methode 10 – Guten Schlaf fördern

1 John Medina (2008), Brain Rules (Seattle: Pear Press).
2 Linda E. Carlson (2005), »Impact of Mindfulness Based Stress Reduction (MBSR) on Sleep, Mood, Stress and Fatigue Symptoms in Cancer Outpatients«, International Journal on Behavioral Medicine, Vol. 12, No. 4: 278–285.
3 A. Brzezinski (1997), »Melatonin in Humans«, The New England Journal of Medicine, 336: 186–195.
4 Brzezinski, »Melatonin in Humans«, ebd.
5 M. G. Figueiro, B. Wood, B. Plitnick und M. S. Rea (2011), »The Impact of Light from Computer Monitors on Melatonin Levels in College Students«, Neuroendocrinology Letters, Vol. 32, No. 2: 158-163.
6 J. C. Pruessner, O. T. Wolf, D. H. Hellhammer, A. Buske-Kirschbaum, K. van Auer, S. Jobst, F. Kaspers und C. Kirschbaum (1997), »Free Cortisol Levels after Awakening«, Life Science Journal, Vol. 61, No. 26: 2539–2549.

Methode 11 – Ernährung und Energie

1 Brian Wansink (2010), »From Mindless Eating to Mindlessly Eating Better«, Physiology & Behavior, Vol. 100: 454–463.
2 Robert E. Thayer (1987), »Energy, Tiredness, and Tension Effects of a Sugar Snack Versus Moderate Exercise«, Journal of Personality and Social Psychology, Vol. 52, No. 1: 119–125.

Strategie 1 – Präsenz

1 E. M. Hallowell (January 2005), »Overloaded Circuits: Why Smart People Underperform«, Harvard Business Review: 55–62.
2 Hallowell, »Overloaded Circuits«.
3 Hallowell, »Overloaded Circuits«.
4 Hallowell, »Overloaded Circuits«.

Strategie 2 – Geduld

1 P. D. MacLean (1990), The Triune Brain in Evolution - Rote in Paleocerebral Functions (New York: Plenum Press); S. T. Robin, I. M. Dunbar und S. Shultz (2007), »Evolution in the Social Brain«, Science, Vol. 317, No. 5843: 1344–1347.

Strategie 3 – Freundlichkeit

1 J. Vahtera, M. Kivimaki, A. Uutela, J. Pentti (2000), »Hostility and Ill Health: Role of Psychosocial Resources in Two Contexts of Working Life«, Journal of Psychosomatic Research, Vol. 48, Issue 1: 89–98.
2 G. Rein, M. Atkinson und R. McCraty (1995), »The Physiological and Psychological Effects of Compassion and Anger«, Journal of Advancement in Medicine, Vol. 8, No. 2: 87–105.
3 C. Peterson, N. Park und M. E. P. Seligman u. a. (2005), »Orientations to Happiness and Life Satisfaction: The Full Life vs. the Empty Life«, Journal of Happiness Studies, Vol. 6: 25–41.

Strategie 4 – Anfängergeist

1 Ann M. Graybiel (1998), »The Basal Ganglia and Chunking of Action Repertoires«, Neurology of Learning and Memory, Vol. 70; Charles Duhigg (2012), The Power of Habit, New York: Random House.
2 J. Greenberg, K. Reiner, und N. Meiran (2012), »Mind the Trap: Mindfulness Practice Reduces Cognitive Rigidity«, PLOS, doi: 10.1371/journal.pone.0036206.

Strategie 6 – Gelassenheit

1 Tor Nørretranders: Mærk Verden – En beretning om bevidsthed [Notice the world – a report about consciousness] (2000), (Copenhagen: Gyldendal).

2 Y. Xinjun, M. Fumoto, Y. Nakatani, T. Sekiyama, H. Kikuchi, Y. Seki, I. Sato-Suzuki und H. Arita (2011), »Activation of the Anterior Prefrontal Cortex and Serotonergic System Is Associated with Improvements in Mood and EEG Changes Induced by Zen Meditation Practice in Novices«, International Journal of Psychophysiology, Vol. 80, No. 2: 103–111; B. K. Hölzel, J. Carmody, M. Vangel, C. Congleton, S. M. Yerramsetti, T. Gard und S. W. Lazar (2011), Psychiatry Research: Neuroimaging, Vol. 191:36–43.

Strategie 7 – Freude

1 B. L. Fredrickson (2003), »The Value of Positive Emotions«, American Scientist, Vol. 91: 330–335.

2 J. Fowler und N. Christakis (2008), »Dynamic Spread of Happiness in a Large Social Network: Longitudinal Analysis over 20 Years in the Framingham Heart Study«, British Medical Journal, Vol. 337, No. a2338, doi: 10.1136.

3 D. Lohmar (2006), »Mirror Neurons and the Phenomenology of Intersubjectivity«, Phenomenology and the Cognitive Sciences, Vol. 5, No. 1: 5–16.

Kapitel 2 – Gebündelte Aufmerksamkeit

1 Grundlage bilden Studien von Professor Jochen Reb an der Managementuniversität in Singapur anhand von CBMT-Trainings bei Carlsberg und if Versicherungen. Bis zum Zeitpunkt der Buchveröffentlichung wurden diese Ergebnisse auf verschiedenen Konferenzen präsentiert, jedoch noch nicht offiziell veröffentlicht. Die Ergebnisse wurden 2013 in Auszügen unter www.youtube.com/potentialproject und www.potentialproject.com veröffentlicht. Ein Wissenschaftler der Universität Kopenhagen konnte ähnliche Wirkungen im Rahmen eines Neun-Wochen-Programms an einer privaten Klinik nachweisen. Jensen, »Corporate-Based Mindfulness Training in Denmark«.

2 M. A. Killingsworth und D. T. Gilbert (2010), »A Wandering Mind Is an Unhappy Mind«, Science 12, Vol. 330, No. 6006: 932.

3 Killingsworth und Gilbert, a. a. O. 932.

Danksagung

Dieses Buch konnte nur mit der großartigen Unterstützung von Menschen entstehen, die sehr viel weiser und erfahrener sind als ich selbst. Ich stehe sprichwörtlich auf den Schultern von Giganten im Bereich Mind-Training, Forschung und Wirtschaft und widme dieses Buch den Lehrmeistern, die mich mit Liebe und Großherzigkeit unterrichtet und mich gelehrt haben, meinen Geist zu steuern und mich in den Dienst der Menschen zu stellen. Zu ihnen gehören der Dalai Lama, Lama Zopa Rinpoche, Lama Yeshe, Lakha Lama, Yangsi Rinpoche, Alan Wallace, Matthieu Ricard, Ven. Antonio Satta, Stephan Pende, Nyingje Chichester, Ven Charles und Michael Lobsang Yeshe.

Unsere Arbeit bei Potential Project wurde von vielen fantastischen Wissenschaftlern inspiriert und unterstützt. Es sind zu viele, um sie alle zu nennen, daher geht unser ausdrücklicher Dank stellvertretend an Jochen Reb, Daniel Siegel, Jeremy Hunter, Richard Davidson und Paul Ekman.

Viele großartige Menschen aus verschiedenen Organisationen in der ganzen Welt haben zu der Entstehung von Potential Project und unseren Trainingsprogrammen beigetragen. Unser besonderer Dank geht an Loren Shuster, Manish Chopra, Kenneth Egelund Schmidt, Christian Stadil, Adam Engle und Jesper Askjær.

Ich werde allen Kolleginnen und Kollegen bei Potential Project auf immer dankbar sein und sie in meinem Herzen bewahren. Sie alle haben zu unserem Programm und damit auch zu diesem Buch beigetragen. Ich danke Euch, liebe Freunde. Allen voran Jaqueline, Gillian, Erick, Martin, Wolfgang, John, Jude und Jane.

Dem Scharfsinn unserer Lektoren Jeff Leeson, Rachel Livsey, Nic Albert und Julie Kerr bei Benson-Collister Publishing Solutions ist es zu verdanken, dass aus einem guten ein sehr gutes Buch wurde. Vielen Dank. Auch an Laurie Harting, unserer bemerkenswerten Lektorin bei Palgrave, die wirklich verstanden hat, was uns ausmacht.

Dieses Buch ist auch meiner wunderbaren Familie gewidmet: meiner Frau Caroline, meiner Tochter Florien und meinen Söhnen Joris und Emil sowie meinen Eltern, Schwestern und Brüdern.

Rasmus Hougaard